Epilepsie

dr. Boudewijn Gunning,

dr. Frans Leijten

[red.]

EPILEPSIE

BASISBOEK

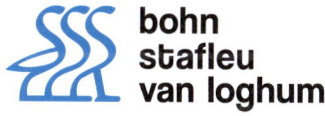

Houten 2018

ISBN 978-90-368-2057-8   ISBN 978-90-368-2058-5 (eBook)
DOI 10.1007/978-90-368-2058-5

© Bohn Stafleu van Loghum, onderdeel van Springer Media B.V. 2018

Alle rechten voorbehouden. Niets uit deze uitgave mag worden verveelvoudigd, opgeslagen in een geautomatiseerd gegevensbestand, of openbaar gemaakt, in enige vorm of op enige wijze, hetzij elektronisch, mechanisch, door fotokopieën of opnamen, hetzij op enige andere manier, zonder voorafgaande schriftelijke toestemming van de uitgever.
Voor zover het maken van kopieën uit deze uitgave is toegestaan op grond van artikel 16b Auteurswet j° het Besluit van 20 juni 1974, Stb. 351, zoals gewijzigd bij het Besluit van 23 augustus 1985, Stb. 471 en artikel 17 Auteurswet, dient men de daarvoor wettelijk verschuldigde vergoedingen te voldoen aan de Stichting Reprorecht (Postbus 3060, 2130 KB Hoofddorp). Voor het overnemen van (een) gedeelte(n) uit deze uitgave in bloemlezingen, readers en andere compilatiewerken (artikel 16 Auteurswet) dient men zich tot de uitgever te wenden.

Samensteller(s) en uitgever zijn zich volledig bewust van hun taak een betrouwbare uitgave te verzorgen. Niettemin kunnen zij geen aansprakelijkheid aanvaarden voor drukfouten en andere onjuistheden die eventueel in deze uitgave voorkomen.

NUR 870

© Omslagontwerp: Chaïm Stavenuiter.

Bohn Stafleu van Loghum
Walmolen 1
Postbus 246
3990 GA Houten
www.bsl.nl

INHOUD

Redactie
Verantwoording   9

I   BASISKENNIS VAN EPILEPSIE

1   W.B. Gunning
Classificatie   13

2   F.S.S. Leijten
EEG en epilepsie   19

3   E. Achten
Het gebruik van medische beeldvorming bij epilepsie   25

4   E.H. Brilstra
Klinisch genetisch onderzoek   37

5   J. Schieving
Stofwisselingsziekten en epilepsie   43

6   W.B. Gunning
Behandeling van epilepsie   57

II   DE KLINISCHE PRAKTIJK

7   R.D. Thijs
Een aanval op het terras   63

8   C.A. van Donselaar
De eerste aanval: hoe snel te handelen?   75

9	J.A. Carpay	
	Is het migraine?	83
10	A.W. de Weerd	
	Epilepsie en slaperigheid overdag	91
11	W.B. Gunning	
	Aanvallen en moeilijk gedrag	101
12	B. Ceulemans	
	Koortsconvulsies en epilepsie met koorts	107
13	J. Nicolai	
	Goedaardige aanvallen?	113
14	G.J. de Haan	
	Een tonisch-clonische aanval bij een jongvolwassene	119
15	K.P.J. Braun	
	Epilepsiechirurgie bij een gegeneraliseerde epileptische encefalopathie?	127
16	F.S.S. Leijten	
	Een patiënt met een voorgevoel	135
17	F.E. Jansen	
	Voor de geboorte al een hoog risico op epilepsie	141
18	L. Lagae	
	Infantiele epileptische encefalopathie: medicatieresistent en niet operabel, wat nu?	149
19	M.C.Y. de Wit	
	Focale epilepsie en een streepje op de MRI	159
20	H. Stroink	
	Wanneer stoppen met anti-epileptica?	165
21	O.F. Brouwer	
	Een ongewoon beloop na herpes encefalitis	173
22	E.E.O. Hagebeuk	
	Kinderen met gestoorde ontwikkeling en epilepsie	181

23	I. Wegner	
	Een jonge vrouw met epilepsie	191
24	J.J. Ardesch	
	Eerste hulp bij aanvallen thuis	199
25	M.J.A.M. van Putten	
	Status epilepticus	205
26	J.C. Reijneveld	
	Een patiënt met een hersentumor	215
27	R.P.W. Rouhl	
	Epilepsie bij ouderen	221
28	D.G.A. Kasteleijn-Nolst Trenité	
	Uitgelokte aanvallen	229
29	K. Vonck, S. Carrette, A. Meurs en P. Boon	
	Aanvallen na een ongeval	235
30	F.S.S. Leijten	
	Een jongen met moeilijk behandelbare aanvallen	245
31	M.J.M. Majoie	
	De richtlijn als leidraad in de klinische praktijk	251
	Personalia	261
	Register	265

VERANTWOORDING

Dit basisboek *Epilepsie* is uniek. Voor zover bij ons bekend bestaat er geen actueel en omvattend standaardwerk voor artsen in het Nederlands taalgebied. Omdat er wél veel uitstekende leerboeken in de Engelse taal voorhanden zijn, is hier voor een andere opzet gekozen.

Allereerst hebben we geprobeerd om alle lezers (van assistent tot specialist) op één gezamenlijk basiskennisniveau te brengen waar het gaat om actuele definities, classificatie en state-of-the-art-behandelopties. (Voor clinici hebben de eerste zes hoofdstukken uiteraard primair een naslagfunctie.)

Vervolgens gaan we uitvoerig naar de praktijk. We hebben zo veel mogelijk verschillende auteurs gevraagd om een klinische les te schrijven rond een thema. Stapsgewijs wordt zo steeds aan de hand van een casus de klinische redeneertrant van een expert beschreven. Terecht lijkt ons. Zoals ook blijkt uit de richtlijn Epilepsie van de Nederlandse Vereniging voor Neurologie is veel in ons vak immers gebaseerd op 'expert opinion' en weinig op wetenschappelijke 'evidence'. Daarom moeten de aanbevelingen ook niet als dogmatisch worden opgevat.

We hopen zo een praktisch boek te brengen dat bruikbaar is voor assistenten in opleiding en specialisten neurologie en kindergeneeskunde en alle andere artsen die in hun werk geregeld te maken hebben met de diagnostiek en behandeling van patiënten met epilepsie.

Boudewijn Gunning en Frans Leijten

1 BASISKENNIS VAN EPILEPSIE

1 CLASSIFICATIE

W.B. Gunning

De Nederlandse Liga tegen Epilepsie is de vereniging van professionals in de epilepsiezorg, heeft de status van werkgroep binnen de Nederlandse Vereniging voor Neurologie en is onderdeel van de International League Against Epilepsy (ILAE). De ILAE Commission on Classification and Terminology doet al jaren moeite om de ILAE-aanvalstypeclassificatie uit 1981 en de epilepsiesyndroomclassificatie uit 1989 te herzien. Zolang er onvoldoende wetenschappelijke basis ligt voor een nieuwe classificatie spreekt de ILAE over de 'organisatie' van de epilepsieën en blijven de oude classificaties formeel van kracht. Ook is nog geen onderzoek beschikbaar waarin de classificaties uit 1981/1989 en de nieuwe, in ontwikkeling zijnde classificatie zijn vergeleken. Hoewel met de nieuwe 'organisatie' van de epilepsieën een verbetering beoogd wordt, is hier dus nog geen bewijs voor. Ook is die 'organisatie' nog in beweging en bestaat er wereldwijd nog geen consensus over.

De werkgroep die de richtlijn 2013 van de Nederlandse Vereniging voor Neurologie heeft opgesteld, is van mening dat het overgaan op een nieuwe classificatie pas van start dient te gaan wanneer de invulling hiervan definitief is en wanneer de beoogde verbetering in classificatie aannemelijk is gemaakt. Dit neemt niet weg dat terminologie en concepten al grondig zijn aangepast, waarmee bepaalde termen uit de nog geldige classificaties voorgoed zijn verdwenen (Engel, 2001; Berg e.a., 2010). Ook is de definitie van epilepsie aangepast (Fisher e.a., 2014). In dit hoofdstuk geven we een overzicht van wijzigingen die zijn doorgevoerd of waaraan wordt gewerkt (www.ilae.org). De aanvalstypeclassificatie 1981, de epilepsiesyndroomclassificatie 1989 en de organisatie van aanvallen en epilepsieën uit 2010 staan in tabelvorm in de Nederlandse richtlijn (http://epilepsie.neurologie.nl).

1.1 Epilepsie

De ILAE heeft de definitie van epilepsie aangepast. De ILAE spreekt bij epilepsie niet langer van een stoornis, maar van een ziekte van de hersenen. Een stoornis impliceert een functieverstoring die niet noodzakelijk blijvend hoeft te zijn. Door epilepsie als een hersenziekte te zien, wil de ILAE benadrukken dat er, net als bij kanker en diabetes, bij epilepsie sprake is van een langer durende functieverstoring.

De grens voor de diagnose epilepsie is komen te liggen bij een duidelijk verhoogde kans op nieuwe aanvallen. Na twee niet-geprovoceerde aanvallen is de kans binnen vier jaar nog een aanval te krijgen 60-90%. Patiënten met een laat-symptomatische aanval hebben een vergelijkbare herhalingskans. Is de kans 60% of hoger dan vindt de ILAE dat de diagnose epilepsie moet worden overwogen. Per individu is een afweging nodig. Dit geldt ook voor reflexepilepsie (een aanval achter de computer en vervolgens met EEG een sterke fotoparoxismale respons) en voor epilepsiesyndromen. Is bijvoorbeeld de diagnose Rolandische epilepsie op zijn plaats, dan heeft een kind epilepsie, ook al is de kans op nieuwe aanvallen klein. Bij iemand met een duurzame aanleg tot het krijgen van aanvallen kan een lichte trigger voldoende zijn om een aanval te krijgen. De term niet-geprovoceerd mist dan ook precisie. Evengoed sluit een geprovoceerde aanval (na traumatisch hersenletsel, met koorts, in reactie op alcoholonthouding) niet uit dat sprake is van een duurzame epileptogene afwijking. Het stellen van de diagnose epilepsie betekent niet dat altijd behandeling moet worden ingesteld. Dat besluit vergt in goed overleg met de patiënt een individuele afweging van risico's en baten. Tegen deze achtergrond is er in ieder in de volgende situaties sprake van epilepsie:

- ten minste twee niet-geprovoceerde (of reflex)aanvallen met meer dan 24 uur ertussen;
- één niet-geprovoceerde (of reflex)aanval en ten minste 60% kans op nieuwe aanvallen in de komende tien jaar;
- de patiënt voldoet aan de criteria voor een epilepsiesyndroom, bijvoorbeeld Rolandische epilepsie.

De ILAE heeft ook vastgesteld wanneer er geen sprake meer is van epilepsie. Bij een leeftijdsgebonden epilepsiesyndroom is dat zodra de patiënt de van toepassing zijnde leeftijdsfase achter zich heeft gelaten en geen aanvallen meer heeft. In andere situaties is dit zodra de patiënt ten minste tien jaar aanvalsvrij is, waarvan de laatste vijf jaar zonder anti-epileptica.

1.2 Classificatie van aanvalstype en epilepsiesyndroom

In de diagnostiek van epilepsie zijn drie niveaus te onderscheiden die elkaar aanvullen:
1. classificatie van het aanvalstype;
2. de organisatie van de epilepsieën op het niveau van elektroklinische syndromen (bijvoorbeeld West-syndroom) en syndromen die op basis van specifieke laesies of oorzaken hun klinisch nut bewezen hebben (bijvoorbeeld mesiotemporaalkwabepilepsie met hippocampale sclerose);
3. de organisatie op het niveau van etiologieën.

Voor het classificeren van het aanvalstype is een ooggetuigenverslag voldoende, voor het classificeren van het epilepsiesyndroom is aanvullend onderzoek vereist (EEG, MRI, etiologie).

1.3 Veranderingen in terminologie en concepten

Het onderscheid focaal (partieel) versus gegeneraliseerd was bijna verlaten omdat er geen werkelijk gegeneraliseerde epileptische aanvallen of syndromen zijn en focale aanvallen of syndromen soms niet goed zijn terug te voeren op een af te grenzen focaal epileptogeen proces. Toch is het onderscheid behouden omdat het zinvol is bij de keuze van een anti-epilepticum en bij de vraag of een patiënt misschien in aanmerking komt voor epilepsiechirurgie. Er zijn ook patiënten die kenmerken van zowel gegeneraliseerd als focaal laten zien in aanvalstoedracht of EEG. Dat is het geval bij het Dravet-syndroom, het West-syndroom, het Lennox-Gastaut-syndroom en bij patiënten die tot voor kort de diagnose symptomatisch gegeneraliseerde epilepsie kregen. Ten slotte zijn er aanvalstypen (bijvoorbeeld salaamkrampen) waarbij nog niet valt uit te maken of ze gegeneraliseerd of focaal zijn; die vormen in de aanvalsclassificatie uit 2010 de categorie 'onbekend'.

De indeling 'eenvoudig partieel' en 'complex partieel' is verlaten omdat die indeling een precisie veronderstelt in de betrokken mechanismen die er niet is; zowel limbische als neocorticale aanvallen kunnen al dan niet gepaard gaan met een verandering van het bewustzijn. Er is wel voor gekozen bij focale aanvallen te beschrijven of het bewustzijn, het besef van de situatie en het reactievermogen gestoord zijn; deze aanvallen heten dan 'discognitief'. In de nieuwe terminologie is een complex partiële aanval een 'focale discognitieve aanval', een eenvoudig partiële aanval een 'focale aanval met behouden bewustzijn en besef van de situatie' en een aura 'een aanval die zich beperkt tot subjectieve zintuiglijke of psychische symptomen'. De term secundair gegeneraliseerde aanval heeft plaatsgemaakt voor 'focale aanval, evoluerend naar een bilaterale convulsieve aanval'.

De termen 'catastrofaal' en 'benigne' zijn verlaten. De eerste vanwege de emotionele lading, de tweede omdat deze term voorbijgaat aan de complicaties die zich bij deze epilepsieën (bijvoorbeeld de Rolandische epilepsie) voor kunnen doen. Er ligt een voorstel de term benigne te vervangen door 'self-limited en farmacoresponsief'.

De in 2006 geïntroduceerde term 'epileptische encefalopathie' is behouden en de definitie is ongewijzigd gebleven: een aandoening waarbij de epileptische activiteit (meer dan op basis van het grondlijden te verwachten valt) lijkt bij te dragen aan ernstige cognitieve en gedragsproblemen die met de tijd kunnen toenemen. In deze definitie zit de verwachting dat het doen afnemen van de epileptische activiteit de prognose cognitief en qua gedrag ten goede kan komen.

De elektroklinische syndromen 2010 komen overeen met de epilepsiesyndroomclassificatie uit 1989, maar zijn nu op leeftijd van debuut geordend. Elektroklinische syndromen zijn soms naar diverse etiologieën te herleiden. Zo kan het West-syndroom zich ontwikkelen in de context van een hypoxisch-ischemische encefalopathie, een aanlegstoornis van de hersenen, tubereuze sclerose complex of mutaties van uiteenlopende genen zoals ARX of STXBP1.

De etiologische categorieën 'idiopathisch', 'cryptogeen' en 'symptomatisch' zijn vervangen door 'genetisch', 'structureel/metabool' en 'onbekend'. De reden om de oude termen te verlaten was om de clinicus te helpen een beeld in termen van etiologie breder te zien dan wat het op basis van de oude termen leek: om bij een kinder-absence-epilepsie bijvoorbeeld te denken aan de mogelijkheid van een glucosetransporter 1-deficiëntie. Op dit moment ligt er bij de ILAE een voorstel om het aantal etiologieën uit te breiden naar zes: genetisch, structureel, metabool, immuun, infectieus en onbekend. Het idee hierachter is om etiologieën te kunnen combineren. Zo is de etiologie bij glucosetransporter 1-deficiëntie metabool-genetisch. Bij structurele afwijkingen kan het onderliggende proces genetisch zijn of verworven. Polymicrogyrie bijvoorbeeld kan ontstaan door een mutatie in het GPR56-gen, maar kan ook het gevolg zijn van een intra-uteriene CMV-infectie. Bij tubereuze sclerose complex is de etiologie zowel genetisch als structureel. Het nauwkeurig diagnosticeren van de etiologie geeft toegang tot specifieke behandelopties. De categorie 'onbekend' blijft gereserveerd voor patiënten bij wie over de etiologie niet meer valt te zeggen dan de elektroklinische diagnose (bijvoorbeeld frontaalkwabepilepsie).

Naast de epilepsieën die in termen van syndroom en/of etiologie zijn te karakteriseren, blijven er epilepsieën over die geen plek zijn gegeven. De verwachting is dat door een steeds nauwkeuriger fenotypering en het volgen van het klinisch beloop nieuwe subgroepen met een etiologische diagnose het licht doen zien. Een voorbeeld is de door mutaties in het DEPDC5-gen veroorzaakte familiaire focale epilepsie met variabele foci.

Samenvattend kunnen de epilepsieën op basis van debuutleeftijd, aanvalstypen, eeg-afwijkingen en etiologie steeds beter worden gerangschikt ('georganiseerd') met behulp van een flexibele multidimensionale benadering. Op den duur zal dit proces naar verwachting leiden tot een nieuwe classificatie ter vervanging van die uit 1981 en 1989.

Literatuur

Berg AT, et al. Revised terminology and concepts for organization of seizures and epilepsies: Report of the ILAE Commission on Classification and Terminology, 2005-2009. Epilepsia. 2010;51:676-85.

Commission on Classification and Terminology of the International League Against Epilepsy. Proposal for revised clinical and electrographic classification of epileptic seizures. Epilepsia. 1981;22:489-501.

Commission on Classification and Terminology of the International League Against Epilepsy. Proposal for revised classification of epilepsies and epileptic syndromes. Epilepsia. 1989;30:389-99.

Engel J. A proposed diagnostic scheme for people with epileptic seizures and with epilepsy: Report of the ILAE Task Force on Classification and Terminology. Epilepsia. 2001;42:796-803.

Fisher RS, et al. A practical clinical definition of epilepsy. Epilepsia. 2014;55:475-82.

2 EEG EN EPILEPSIE

F.S.S. Leijten

Het EEG is een belangrijk diagnosticum voor epilepsie. Het wordt vooral gebruikt voor classificatie, maar ook om de diagnose aannemelijk te maken en om iets over de prognose te zeggen. Een EEG is een elektrische meting van de potentiaalverschillen over de schedel. Gemiddeld worden daar twintig elektroden voor gebruikt die zodanig worden aangebracht dat de relatieve positie van een elektrode voor een grote of kleine schedel hetzelfde is. Zo kan gesproken worden van 'elektrode C4' waarbij de C staat voor de gebieden rond de centrale windingen ter hoogte van de handrepresentatie. Het maakt niet uit of het om een neonaat of een volwassene gaat. De EEG-laborant meet de positie relatief ten opzichte van markeringspunten op de schedel en in verhouding tot de afmeting van de schedel. Dit maakt het mogelijk om activiteit te correleren met een hersenkwab.

De meerwaarde van het EEG voor epilepsie is dat het interictale epileptische activiteit kan aantonen ('inter' = tussen, 'ictus' = aanval; dus: tussen aanvallen in). Deze wordt meestal epileptiform genoemd. Interictale epileptiforme activiteit is een verschijnsel dat vrijwel alleen voorkomt bij mensen met epilepsie. Het heeft dus een hoge specificiteit. De essentie is dat het een EEG-activiteit is die je niet kunt correleren aan bepaald gedrag van die persoon op dat moment en dat diegene ook niets daarvan voelt of kan aangeven. In het EEG nemen interictale epileptische verschijnselen de vorm aan van pieken, piekgolfcomplexen of polypiekgolfcomplexen. Een piek is een kortdurend, scherp signaal dat uitsteekt boven de achtergrond. Een piekgolfcomplex is een combinatie van een piek met een trage golf (figuur 2.1). Een polypiekgolfcomplex is een piekgolfcomplex met meer dan één piek. Polypiekgolfcomplexen zijn geassocieerd met myoclonusepilepsie.

In het verslag van een EEG wordt gesproken van het (achter)grondpatroon. Dat zegt iets over de algemene toestand van de hersenen. Een gestoord grondpatroon wijst op een metabole verstoring (figuur 2.2), delier of intoxica-

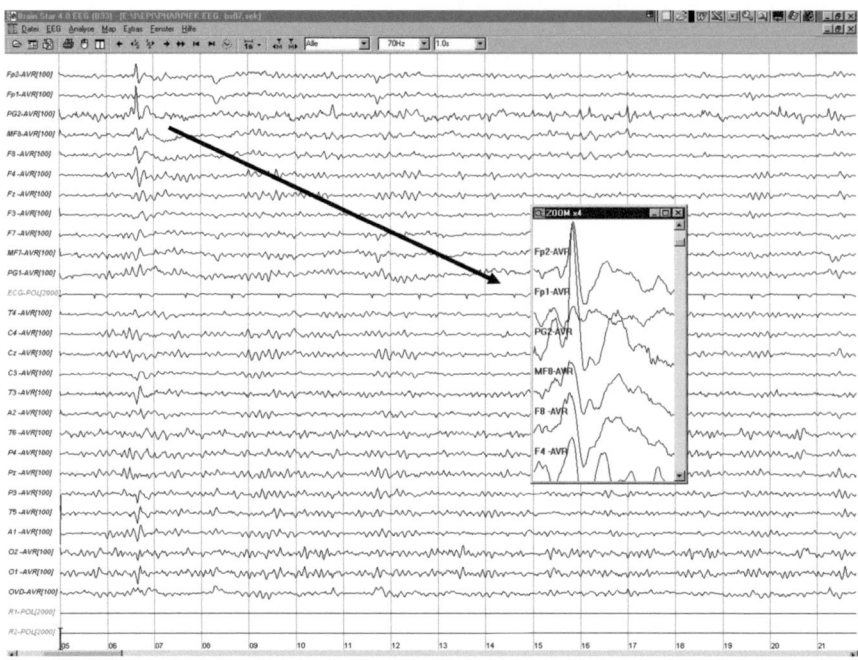

Figuur 2.1   Interictaal piekgolfcomplex met uitvergroting.

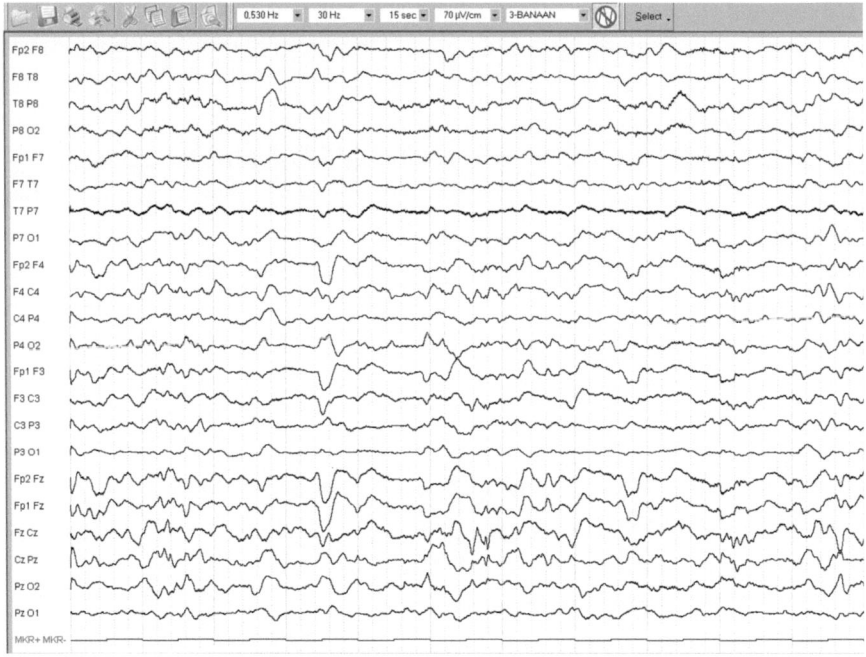

Figuur 2.2   Gestoord grondpatroon bij patiënt met metabole encefalopathie; vergelijk dit met figuur 2.4.

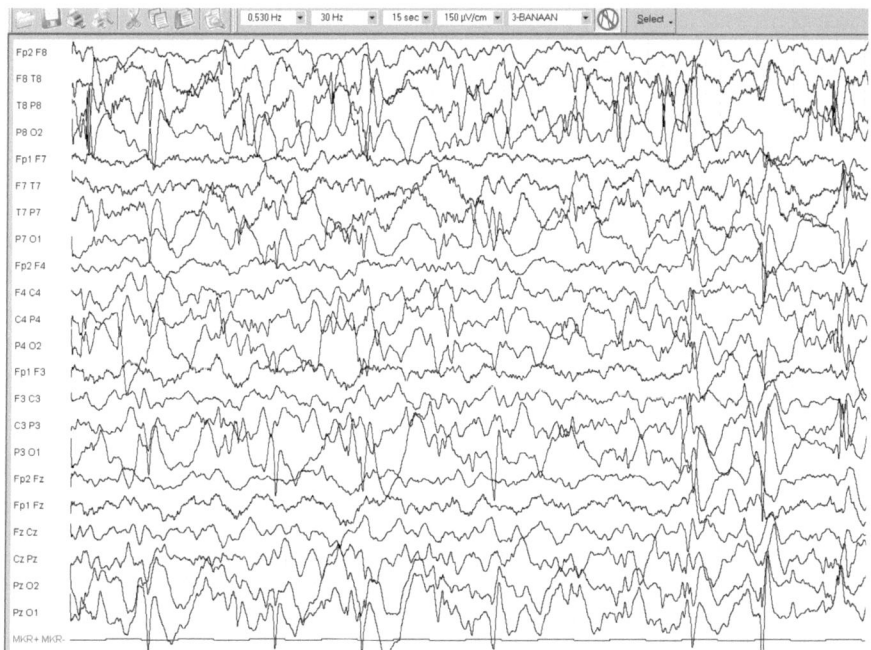

Figuur 2.3 Epileptische encefalopathie, syndroom van West; gestoord grondpatroon met piekgolfcomplexen.

tie, degeneratieve aandoening, of bij jonge kinderen soms op bedreigde ontwikkeling. Het grondpatroon kan ook verstoord zijn door voortdurende, soms onmerkbare (en dus ook interictale) epileptische activiteit. Er wordt dan gesproken van een epileptische encefalopathie (figuur 2.3). Het beste is om dit zo veel mogelijk in een syndroom te plaatsen.

De oude ILAE-classificatie van epilepsie uit de jaren tachtig is geheel gebaseerd op de combinatie van kliniek en EEG: het is een elektroklinische classificatie. Hoewel er veel op aan te merken is, is het nog steeds een classificatie die in de praktijk bruikbaar is, hoewel er veel bezwaar is tegen de termen (zie hoofdstuk 1). In deze classificatie staat idiopathisch tegenover symptomatisch en focaal (of lokalisatiegebonden) tegenover gegeneraliseerd. Wanneer een epilepsie als idiopathisch wordt geduid, is het grondpatroon van het EEG altijd normaal. Dat geldt voor idiopathisch gegeneraliseerde epilepsie (zoals juveniele myoclonusepilepsie) en voor idiopathische focale epilepsie (zoals Rolandische epilepsie). Bij symptomatische focale epilepsie is er sprake van een lokale stoornis met epileptiforme activiteit. Bij symptomatisch gegeneraliseerde epilepsie is er een gestoord grondpatroon met epilepsie. Beter dan deze algemene classificatie is het om een syndroomdiagnose te stellen. Bijvoorbeeld om in plaats van symptomatisch gegeneraliseerde epilepsie te komen tot West-syndroom

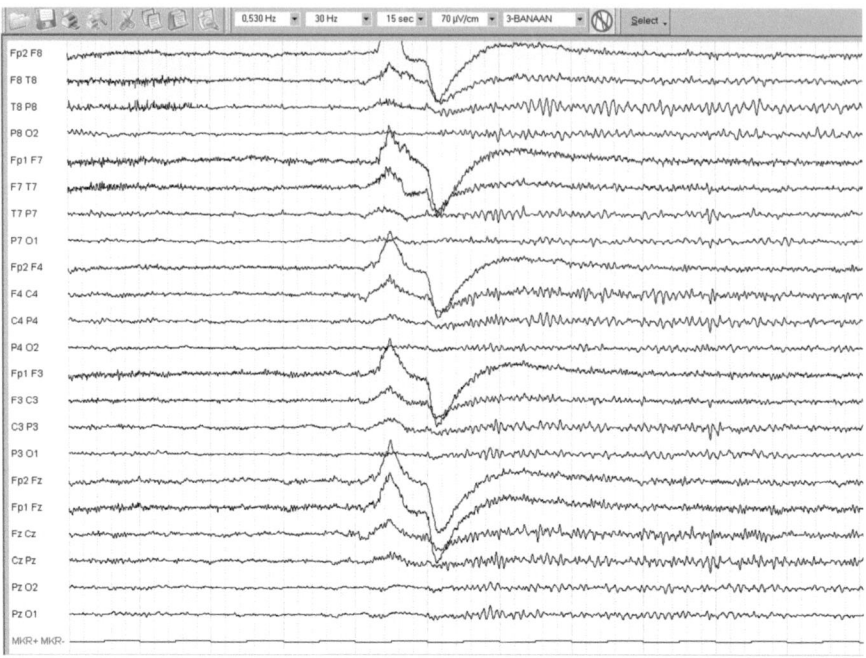

Figuur 2.4 Normaal EEG (circa 10 s); na het sluiten van de ogen (artefact in het midden) ontstaat een α-ritme.

of Lennox-Gastaut-syndroom, of in plaats van idiopathische focale epilepsie te spreken van Rolandische epilepsie. De lijst van bekende syndromen breidt zich steeds verder uit en staat op de website van de ILAE.

De opbrengst van een EEG is het grootst bij kinderen en jongvolwassenen. Dat komt omdat deze groepen met epilepsie vaak meer interictale activiteit vertonen en omdat veel syndromen op jonge leeftijd beginnen. Bij iemand die op 50-jarige leeftijd epilepsie krijgt na een beroerte, is aanvullend EEG-onderzoek minder interessant omdat classificatie (symptomatisch focaal) en etiologie vanzelfsprekend zijn.

Bij een standaard-EEG wordt rekening gehouden met de bekendste provocatiemethoden voor epilepsie: lichtflitsprikkeling met stroboscopisch licht en hyperventilatie. Voor beoordeling van het grondpatroon worden tests gedaan met ogen openen en sluiten (α-ritme; figuur 2.4) en handbewegingen (μ-ritme). Het onderzoek zelf duurt ongeveer 30 minuten, maar met het voorbereiden (opmeten en plakken van de elektroden) en schoonmaken erbij moet iemand rekening houden met een onderzoek van 90 minuten.

Het vangen van interictale epileptiforme activiteit is een kwestie van kans. Deze spontane activiteit kan veel of weinig optreden. Daarom loont het om het EEG te herhalen wanneer een eerste EEG geen afwijkingen vertoont.

Een normaal EEG sluit de diagnose epilepsie nooit uit. Ongeveer 25-30% van de mensen met epilepsie vertoont geen interictale afwijkingen op EEG's. Bedenk ook dat er gebieden in de hersenen zijn die ver van de elektroden op de schedel liggen, zoals interhemisferisch, frontobasaal en mesiotemporaal. Wanneer een tweede EEG wordt aangevraagd zal dat meestal een EEG na slaaponthouding zijn of (bij kinderen) na melatoninetoediening. Dat zorgt ervoor dat in dat EEG ook slaap wordt gevangen; sommige vormen van epilepsie vertonen vooral interictale pieken in slaap. Dit geldt voor de meeste vormen van temporaalkwabepilepsie, voor juveniele myoclonusepilepsie en voor Rolandische epilepsie.

Wanneer er twijfel is over de diagnose epilepsie, vooral wanneer er een verdenking is op psychogene niet-epileptische aanvallen, of wanneer de mogelijkheid van epilepsiechirurgie wordt onderzocht kan een aanvalsregistratie worden gedaan met video-EEG. Dan wordt met een speciale techniek geplakt zodat de elektroden langdurig vastzitten en wordt gedurende dagen tot weken geregistreerd, net zolang totdat er aanvallen optreden. Meestal wordt er gezocht naar een vorm van aanvalsprovocatie, zoals het stoppen of verminderen van anti-epileptica. Aanvalsregistratie met video-EEG wordt verricht in de epilepsiecentra en in enkele academische ziekenhuizen. Omdat er risico's aan verbonden zijn, zoals het optreden van zwaardere aanvallen dan normaal wanneer medicatie wordt afgebouwd, moet dit onder gespecialiseerde verpleegkundige supervisie plaatsvinden.

Omdat de aanvalsfrequentie bij kinderen hoger is dan bij de meeste volwassenen en bepaalde syndromen vaker voorkomen verdient het aanbeveling om een EEG bij kinderen altijd te combineren met video. Dit maakt het mogelijk om aanvallen te bestuderen, met ouders te bekijken en om aan te tonen dat iets wat interictaal lijkt, feitelijk ictaal is, zoals een schokje in de schouder tijdens een polypiekgolfcomplex.

Literatuur
Zwarts M, Dijk G van, Putten M van, Mess W, red. Leerboek klinische neurofysiologie.
    Houten: Bohn Stafleu van Loghum, 2014.
Epilepsiesyndromen: http://www.epilepsydiagnosis.org

3 HET GEBRUIK VAN MEDISCHE BEELDVORMING BIJ EPILEPSIE

E. Achten

De pathologie van epilepsie is zeer divers en epileptische aanvallen kunnen dan ook voorkomen bij patiënten met de meest uiteenlopende pathologische condities waarvan vele gedetecteerd kunnen worden door medische beeldvorming. Tabel 3.1 geeft een overzicht van de meest voorkomende hersenaandoeningen die gepaard gaan met epilepsie, waarbij een heelkundige interventie een oplossing zou kunnen bieden. Daarom is medische beeldvorming bij epilepsie ook steeds aangewezen, behalve in een aantal specifieke gevallen die hieronder worden beschreven.

Tabel 3.1 Aandoeningen die gepaard gaan met epilepsie en die behandelbaar zijn door middel van chirurgie

Genetische syndromen en ontwikkelingsstoornissen
– Sturge-Weber-Dimitri-syndroom
– neurofibromatose
– tubereuze sclerose
– congenitale porencefale cyste
– congenitale tumoren en arterioveneuze malformaties
– neuronale migratiestoornissen: onder meer corticale dysplasie, hemimegalencefalie
Verworven aandoeningen
– Rasmussen-encefalitis
– tumoren: primaire en metastasen
– infectieuze laesies: meningitis, abces, encefalitis
– subarachnoïdale bloeding
– infarct
– contusio cerebri
– mesiale temporale sclerose

3.1 Algemene richtlijnen voor gebruik van medische beeldvorming bij epilepsie

De richtlijnen voor zorgvuldig gebruik van medische beeldvorming zijn duidelijk. MRI is de enige techniek die in staat is om met grote zekerheid laesies verantwoordelijk voor epilepsie te detecteren (figuur 3.1). Toch zal in acute situaties vaak nog een CT-onderzoek worden uitgevoerd, vooral indien de patiënt ten gevolge van epilepsie op de spoedeisende hulp terechtkomt.

Ongeveer 5 tot 10% van de bevolking zal tijdens zijn leven een of meer epileptische aanvallen hebben. Alhoewel zulke aanvallen dikwijls eenmalig zijn, zullen veel van deze patiënten vaak worden verwezen voor beeldvorming. De

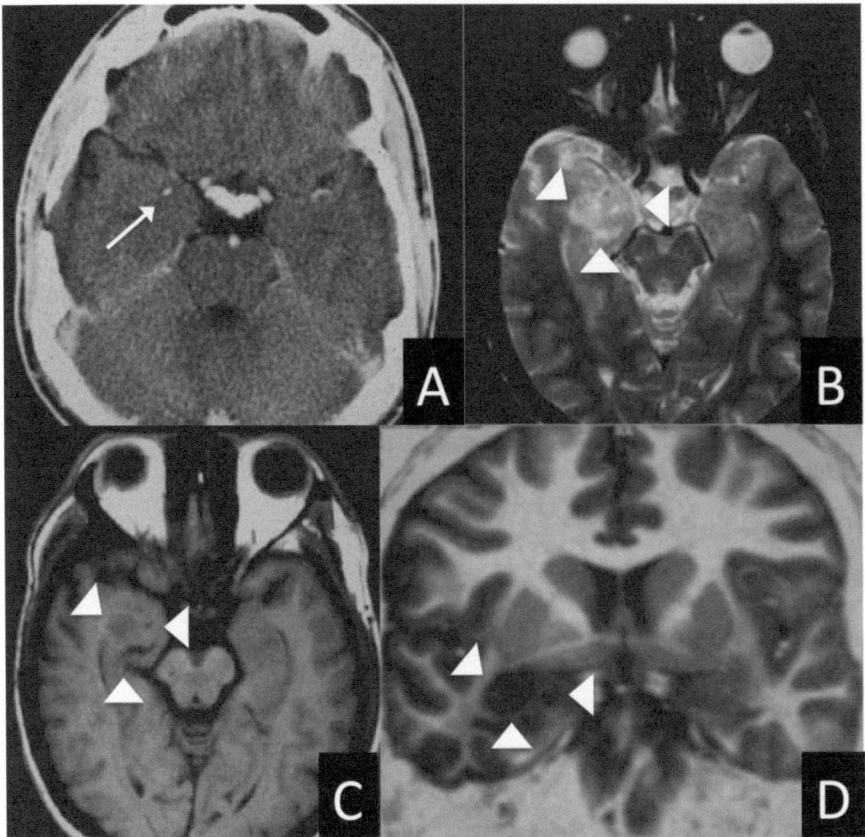

Figuur 3.1 CT of MRI? Illustratie van de gevoeligheid van MRI. CT- en MR-onderzoek van een patiënt met focale epilepsie. De beelden zijn gemaakt na de tweede aanval. Het enige wat te zien is op het CT-onderzoek is een kleine calcificatie (pijl) in de rechteramygdala (A). T2W- (B) en T1W-beelden (C) laten een uitgebreide signaalanomalie zien in die regio. Coronale inversion-recovery T1W-beelden verschaffen het hoogste contrast (pijlpunten).

aanpak hangt af van de leeftijd van de patiënt en de klinische en paraklinische bevindingen. Bij een eerste episode van koortsstuipen bij jonge kinderen is geen beeldvorming geïndiceerd. Bij kinderen en jongvolwassenen met één aanval die niet door koortsstuipen is veroorzaakt, met een negatieve klinische voorgeschiedenis en zonder neurologische symptomen zijn structurele afwijkingen zelden de oorzaak. Een screenend MRI-onderzoek kan worden overwogen.

Patiënten met neurologische uitval of veranderde mentale status na een epileptische aanval moeten worden verwezen voor beeldvorming. Buiten de eventuele oorzakelijke pathologie kan soms focale gyrale zwelling met diffusierestrictie en aankleuring na contrast worden gevonden. Het gaat dan om postictale veranderingen die meestal van voorbijgaande aard zijn, alhoewel soms permanente schade zal optreden.

Patiënten met chronisch gegeneraliseerde epilepsie of bepaalde epileptische syndromen met gegeneraliseerde aanvallen kunnen zelden worden geholpen met een chirurgische ingreep. Een partiële of complete callostomie is bij sommigen ongeveer het enige wat voor hen kan worden gedaan om een vermindering van de spreiding van de epileptische aanvallen tegen te gaan. Dit resulteert meestal in een verminderde ernst van de aanvallen, een verbeterende kwaliteit van leven en verminderde mogelijke secundaire schade aan de hersenen. Beeldvorming kan uiteraard helpen in de preoperatieve planning van callostomie en is vaak nuttig als postoperatieve controle om het resultaat te beoordelen.

3.2 Beeldvorming bij patiënten met focale epilepsie

Ongeveer 25% van de patiënten met focale epilepsie wordt medicatieresistent en voor deze patiënten is chirurgie vaak het enige echte alternatief van behandeling. Voor hen heeft medische beeldvorming met MRI een bijzondere waarde. Het betreft de identificatie van laesies die behandelbaar zijn door middel van resectie op maat, de objectivering of lateralisatie van eenzijdige schade in de hippocampus en temporale neocorticale regio's bij temporaalkwabepilepsie ('temporal lobe epilepsy', TLE), en de detectie van vaak microscopische corticale afwijkingen in gevallen van extratemporale focale epilepsie (ETLE). De bedoeling is ook om het oorzakelijk verband aan te tonen tussen epilepsiefocus, laesie en eloquente cortex wanneer resectie in de buurt van zulke eloquente regio's noodzakelijk is.

Grote of macroscopische laesies die in aanmerking komen voor een resectie op maat, worden in om het even welk deel van de hersenen makkelijk herkend met MRI. Met of zonder toediening van intraveneus contrast kan meestal een redelijke differentiële diagnose worden voorgesteld. Wanneer bij een patiënt met focale epilepsie die refractair is voor medicatie een MRI-laesie

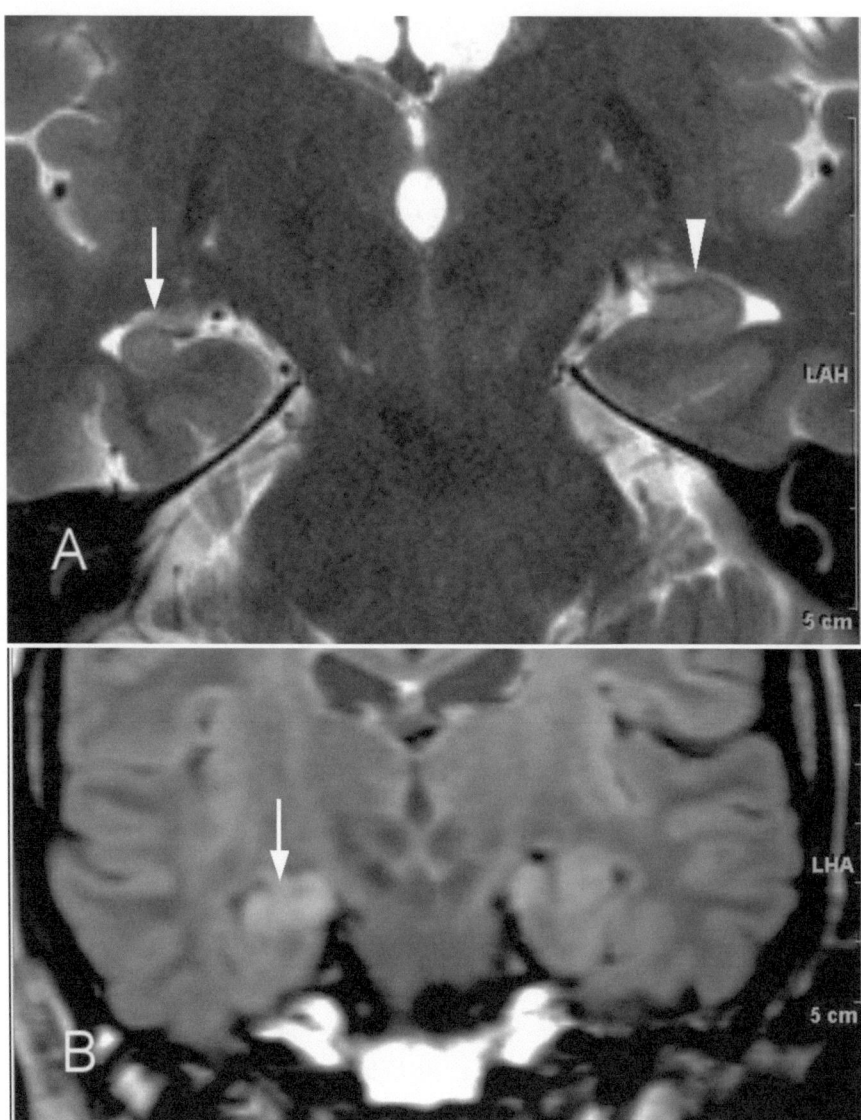

Figuur 3.2 HCS op coronale beelden. Gekantelde coronale T2W-opname (A) en coronale reconstructies van de 3D FLAIR (B) gecentreerd op de hippocampus in een patiënt met temporaalkwabepilepsie en rechtszijdige hippocampale sclerose. In A duidt de pijlpunt de normale hippocampus aan waarin een duidelijk normale interne structuur kan worden herkend; de verschillende onderdelen van de cornu amonis en de gyrus dentatus, normaal signaal en dikte. Aan de andere kant is de hippocampus veel kleiner (pijl), de interne structuur is niet meer zichtbaar en het signaal is te hoog, dat is het best zichtbaar op de FLAIR-reconstructie (B).

wordt gevonden, wordt die patiënt kandidaat voor epilepsiechirurgie of de heelkundige verwijdering van de epilepsiefocus. De patiënt ondergaat dan een uitgebreide prechirurgische evaluatie met een neurologisch onderzoek, interictaal EEG, video-EEG-monitoring, neuropsychologisch onderzoek, functionele beeldvorming, metabole mapping (PET) en eventueel MR-spectroscopie. Deze onderzoeken dienen om informatie over de lokalisatie en de lateralisatie van de initiële epileptische activiteiten te verkrijgen. Het resultaat van al deze tests wordt in een multidisciplinair overleg besproken om consensus te bereiken over waar de epileptische activiteit ontstaat. Op dat ogenblik kan de patiënt naar de neurochirurg worden verwezen.

Ongeveer 70% van de patiënten met refractaire focale epilepsie heeft temporaalkwabepilepsie (TLE), vaak ten gevolge van schade aan de hippocampus (figuur 3.2). Drie belangrijke afwijkingen zijn karakteristiek voor hippocampale schade: een verminderd volume, signaalveranderingen en structurele veranderingen. Structurele schade is het gevolg van gliose die, wanneer die ernstig is, zal leiden tot signaalveranderingen op zowel T2W- als op T1W-beelden. Uit pathologische studies weten we dat volumeverlies en gliotische verandering zich vaak buiten de hippocampus uitbreiden in de aangrenzende temporaalkwab en dat dikwijls bilaterale schade vast te stellen is.

Waar ongeveer 70% van de patiënten met complex partiële epilepsie lijdt aan TLE wordt de overige 30% soms wel eens gemeenschappelijk geklasseerd onder de noemer 'extratemporaalkwabepilepsie' (ETLE). Bij deze epilepsievormen zijn laesies die gerelateerd zijn aan de focus vaak klein en niet detecteerbaar met de bestaande beeldvormende technieken. Het betreft bijvoorbeeld subtiele corticale laesies zoals focale corticale dysplasie (figuur 3.3). Hoge resolutie oppervlaktespoel MR-beeldvorming, MR-spectroscopie, functionele MR-beeldvorming, PET en magneto-encefalografie (MEG), alleen of in combinatie, hebben bijgedragen tot het vinden van focale laesies die onder de drempel van detectie waren bij conventionele MR-technieken.

Een nieuwe techniek voor niet-invasieve lokalisatie van focale epileptogene ontladingen is EEG-getriggerde functionele MR-beeldvorming (fMRI) gecombineerd met EEG-bronlokalisatie om primaire elektrische epileptische bronnen met hoge spatiële resolutie te mappen. Alhoewel deze techniek niet mogelijk is bij alle patiënten door het gebrek aan voldoende interictale afwijkingen lijkt deze toch veelbelovend bij sommige voor lokalisatie van epileptische foci.

In een groeiend aantal patiënten kan de epileptische focus niet worden gevonden met geoptimaliseerde MRI; men spreekt dan van MRI-negatieve focale epilepsie. Het kan ook zijn dat er wel laesies worden gevonden die potentieel gelinkt zijn aan de epilepsie, maar twijfel ontstaat omdat andere tests zoals EEG, kliniek of neuropsychologie niet-congruente bevindingen tonen. Bij dergelijke patiënten wordt vaak overgegaan tot invasieve monitoring door middel van het plaatsen van intracraniële diepte-elektroden en corticale strips en grids. In veel gevallen zal aan de hand van het invasieve EEG dat zo wordt verkregen, kunnen worden vastgesteld waar de epileptische focus is.

Na een operatie worden dikwijls controle-MRI-onderzoeken uitgevoerd om eventuele complicaties op te sporen. Zulke complicaties zoals bloedingen en infarcten zijn gelukkig zeldzaam. Met MR-beeldvorming kan ook de positie van diepte-elektroden en subdurale strips en grids veilig in beeld worden gebracht. Alhoewel een zeker theoretisch risico bestaat voor stimulatie gedurende het MR-onderzoek klaagde geen van de patiënten over enig gevoel of afwijking. Door het gebruik van MRI na implantatie van elektroden wordt een accuraat beeld verkregen over de positie en eventuele complicaties.

3.3 Welke soort MRI-beelden voor epilepsiepatiënten?

Bij gebruik van geoptimaliseerde MRI-onderzoeksprotocollen in handen van gespecialiseerde neuroradiologen stijgt de opbrengst bij patiënten met een focale epilepsie van 50 naar 91%.

Geoptimaliseerde MRI voor focale epilepsie bestaat uit hoge resolutie T1W- en FLAIR-opnamen, meestal worden 3D-sequenties gebruikt om de resolutie isotroop tot onder 1 mm te brengen. Op deze manier kunnen vele subtiele corticale en subcorticale afwijkingen worden gevonden. Ze zijn echter niet van voldoende resolutie om ook subtiele hippocampale afwijkingen te zien en daarom wordt het MRI-onderzoek aangevuld met hoge resolutie (0,25 mm in plane) gekantelde coronale IRT1W- of TSET2W-opnamen loodrecht op de hippocampus. Hiermee zullen ook subtiele hippocampale afwijkingen worden vastgesteld die niet gepaard gaan met forse gliose die gemakkelijk wordt opgepikt op gekantelde coronale reconstructies van de 3D FLAIR. Bij patiënten met een voorgeschiedenis van trauma zal een gradiënt echo T2-gewogen opname worden gemaakt om hemosiderineneerslagen op te sporen. Omdat deze informatie vaak niet wordt doorgegeven is een T2*W-opname steeds in een geoptimaliseerd MRI-protocol voor epilepsie opgenomen. Ten slotte is het ook nuttig om een DWI-opname te maken indien de patiënt recentelijk een epilepsieaanval doormaakte. Op deze manier kunnen daaraan gerelateerde afwijkingen worden onderscheiden. Aangezien informatie over recente aanvallen meestal niet beschikbaar is en een DWI-opname slechts maximaal 1,5 minuut duurt, kan die ook het beste worden opgenomen in een standaard geoptimaliseerd MRI-protocol. Tabel 3.2 toont het geoptimaliseerde standaard-MRI-protocol van de auteur. Merk op dat een dergelijk onderzoeksprotocol inclusief de zorg- en instellingstijd 40 minuten in beslag neemt.

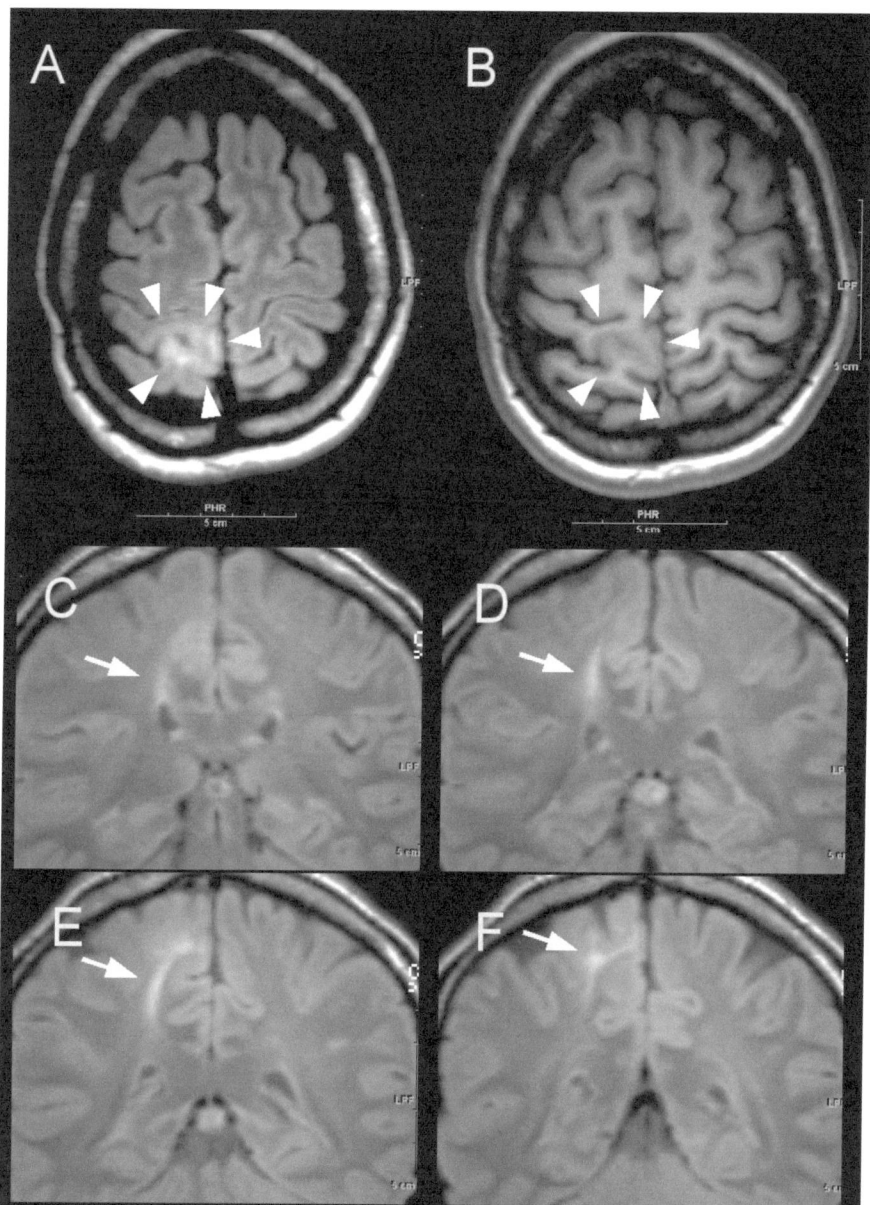

Figuur 3.3   Ontwikkelingsstoornissen in de hersenen. Focale corticale dysplasie, Taylor type II, in het rechter mediale centrale windingengebied. De typische verstoring van de architectuur van de neocortex kan gemakkelijk worden waargenomen op de hoge axiale reconstructies van de 3D FLAIR (A) en de 3D MPRAGE (B): onregelmatige verdikking, veranderd signaal en uitwissen van de normale interface tussen witte en grijze stof (pijlpunten). Een spoor van signaalveranderingen is zichtbaar op opeenvolgende coronale reconstructies van de 3D FLAIR (C-F) startend aan de rand van het ventrikel, vermoedelijk ontstaan tijdens de fout in het migratieproces (pijlen).

Tabel 3.2 Voorbeeld van een geoptimaliseerd onderzoekprotocol bij focale epilepsiepatiënten op een 3T-MRI-scanner (data UZ Gent)

sagittale MPRAGE	snelle T1W 3D-sequentie met isotrope voxels van 0,9 0,9 0,9 mm³	T_{acq} = 5'	anatomisch detail, hippocampaal volume
sagittale 3D FLAIR	snelle T2W 3D-sequentie met waterattenuatie, isotrope voxels van 0,9 0,9 0,9 mm³	T_{acq} = 7'	zones van gliotische veranderingen, veranderingen in myelisatie, inflammatoire veranderingen, oedema
axiale 3D TSE volgens AC-PC-lijn	hoge resolutie T2W-sequentie met snededikte van 3 mm en in-plane-resolutie van 250 µm	T_{acq} = 5'	anatomisch detail buiten de temporale kwab
coronale 3D TSE perpendiculair op de HC	hoge resolutie T2W-sequentie met snededikte van 3 mm en in-plane-resolutie van 250 µm	T_{acq} = 5'	anatomisch detail van de hippocampi en de neocortex van de temporale kwabben
axiale T2*W GE volgens AC-PC-lijn	gradiënt echosequentie met 3 mm dikke sneden	T_{acq} = 3'	hemosiderine, calcificaties, veneuze vasculaire structuren
DWI volgens AC-PC-lijn	EPI-sequentie met diffusiegewogen voorbereiding	T_{acq} = 1'	differentiatie van acute postictale afwijkingen
sagittale MPRAGE na gadolinium-injectie	snelle T1W 3D-sequentie met isotrope voxels van 1 1 1 mm³	T_{acq} = 3'	bij bevindingen op andere beelden: tumoren, vasculaire afwijkingen

Bij patiënten die komen na een eerste aanval of voor een nieuwe epilepsiediagnose wordt er vaak een sneller maar toch efficiënt MRI-protocol toegepast waarin de 3D-opnamen vervangen worden door axiale T2W- en FLAIR-opnamen. Een dergelijk protocol duurt op 1,5T slechts 20 minuten en op 3T 15 minuten.

Het gebruik van gadolinium bij epilepsie kan het beste worden geleid door de bevindingen van het screeningsonderzoek. Van tijd tot tijd kan inderdaad een focale laesie worden gevonden waarbij de beeldvorming zal worden bijgestuurd om eventueel gebruik te maken van gadolinium als intraveneus

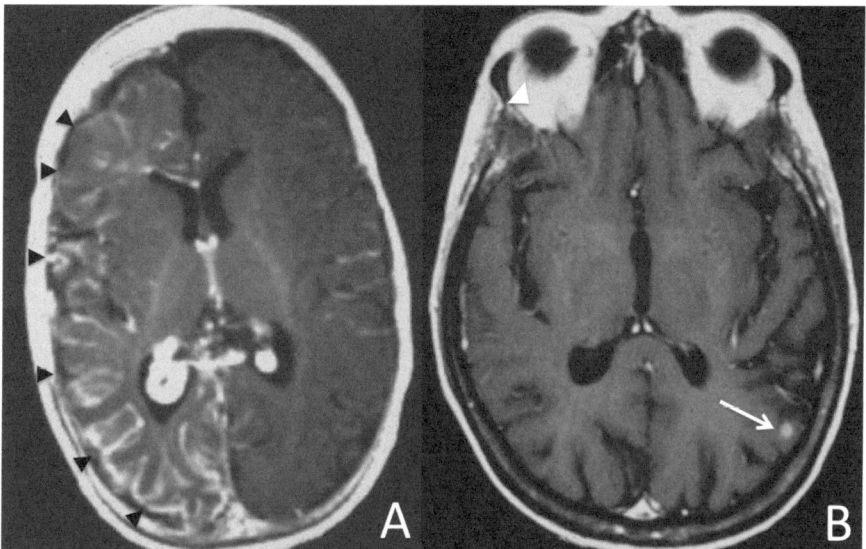

Figuur 3.4 Alhoewel gadolinium zelden wordt gebruikt bij epilepsiescreening is het gebruik hiervan soms noodzakelijk. Links (A) een voorbeeld van Sturge-Weber-angioom (zwarte pijlpunten) dat pas goed kan worden afgelijnd na een gadoliniuminjectie. Rechts (B) een patiënt met borstkanker met recente epilepsie waar in de hersenen een solitaire metastase (pijl) pas werd gezien na gadoliniumgebruik.

contrastmiddel (figuur 3.4). In onze ervaring is het ook raadzaam om intraveneus contrast te gebruiken bij patiënten met een sterke verdenking op een infectieuze of metastatische aandoening, zelfs wanneer de standaardscreeningsbeelden negatief zijn. Tevens zijn we van mening dat bij patiënten van 55 jaar of ouder steeds het beste intraveneus contrast kan worden gebruikt om mogelijke ruimte-innemende processen te detecteren.

3.4 Neurochirurgie: risico-inschatting

Alvorens over te gaan tot een neurochirurgische interventie bij epilepsiepatiënten wil de neurochirurg het risico inschatten van de ingreep die vrijwel altijd bestaat uit het wegnemen van een deel van de hersenen.

Epilepsiechirurgie bij TLE, de frequentste vorm van focale epilepsie, houdt vaak het wegnemen in van een hippocampus; meestal wordt ook een deel van de anterieure temporaalkwab en de amygdala weggenomen. Bij corticale dysplasieën wordt de verkeerd aangelegde cortex volledig weggenomen omdat bewezen is dat dit minimaal nodig is voor goede resultaten. De behandeling van hersentumoren en bloedvatafwijkingen kan vaak ook niet zonder een deel van de hersenen weg te nemen of te beschadigen.

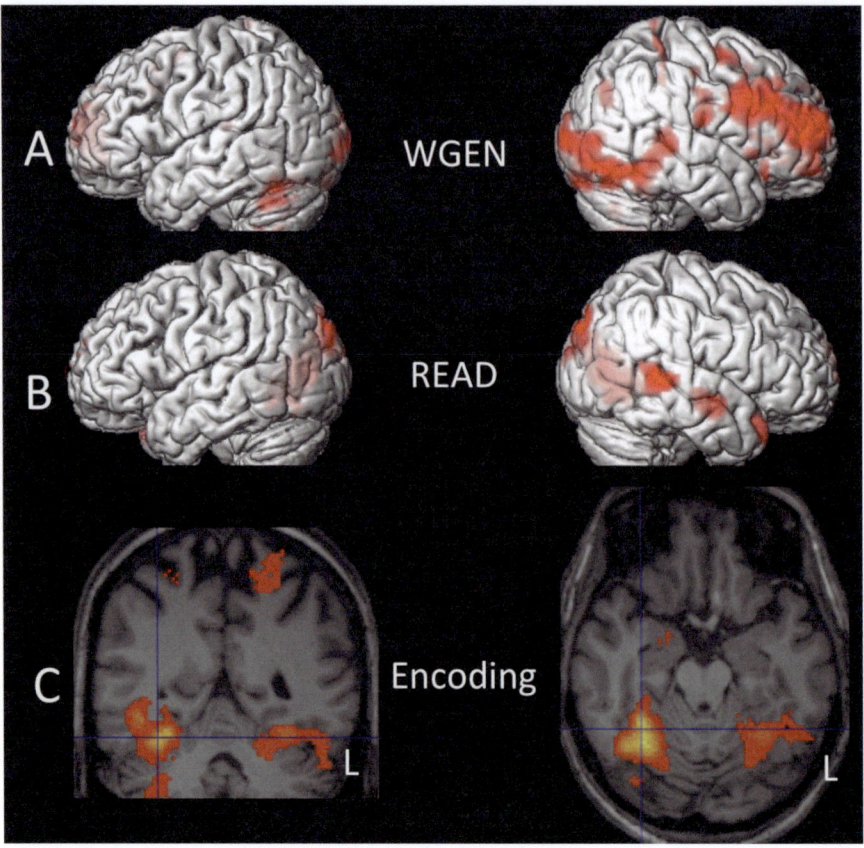

Figuur 3.5 Taal- en geheugen-fMRI bij een patiënt met langdurige tle en linkszijdige hippocampale sclerose. De taaltaken WGEN (woordgeneratie, A) en READ (lezen, B) laten zien dat bij de gekozen statistische drempels (respectievelijk T > 5 en T > 3,5) de activatie voornamelijk rechtszijdig is. Deze patiënt is dus rechts taaldominant. Het resultaat van de geheugentaak (encoding, C) toont meer activatie in de rechter fusiforme en parahippocampale gyri, hetgeen overeenstemt met goede ondersteuning van het geheugen door de gezonde hippocampus en slechte ondersteuning door de zieke hippocampus. Het risico van de ingreep in de linkertemporaalkwab is daardoor klein.

De inschatting van het risico gebeurt aan de hand van de kennis van de neurofunctionele anatomie, geholpen door functionele tests in de neuropsychologie en sinds geruime tijd ook met functionele MRI (fMRI) en tractografie van de wittestofvezels door middel van diffusie tensor beeldvorming (DTI). fMRI steunt op lokale signaalveranderingen die zichtbaar zijn op snelle T2*W-opnamen (EPI) in de functionele cortex. Voor afwijkingen in de neocortex wordt een beroep gedaan op de kennis van neurofunctionele anatomie om taken te bedenken die de cortex in de buurt van de resectiezone moet activeren om zo de nabijheid te bestuderen. Indien de functionerende cortex vlakbij een weg te snijden gebied ligt, zal de neurochirurg zeer voorzichtig te werk moeten gaan om geen ongewenste functionele schade te veroorzaken. Patiënten met TLE bij wie een resectie van de hippocampus en een deel van de temporaalkwab gepland staat, zullen onderworpen worden aan een WADA-test en aan een taal- en geheugen-fMRI (figuur 3.5). Het is immers bewezen dat neurochirurgische resectie in een taaldominante hemisfeer, die goed kan worden bepaald door een taal-fMRI, meer kans geeft op een taalstoornis. Verder is het ook belangrijk dat het geheugen van de patiënt goed ondersteund wordt door de contralaterale, niet weg te nemen hippocampus. Anders riskeert de patiënt na de operatie een ernstige amnesie. Dit kan worden aangetoond door middel van het geheugendeel van de WADA-test maar ook door een geheugen-fMRI.

Tractografie van wittestofbanen aan de hand van DTI-opnamen is gebaseerd op de mogelijkheid om de richting van de beweeglijkheid van water in elk deel van de hersenen weer te geven. De beweeglijkheid van water in elke voxel kan beschreven worden als een waarschijnlijkheidsdensiteitsfunctie die een sfeer is wanneer water in alle richtingen evengoed kan bewegen, zoals in de ventrikels. In de witte stof daarentegen zal de vrije beweging van water worden belemmerd door de myeline die rond de axonen is gewikkeld. De beweging van water zal daarom makkelijker zijn in de richting van de axonen dan loodrecht daarop. De waarschijnlijkheidsdensiteitsfunctie is nu veranderd in een ellipsoïde met de langste as in de richting van de axonen. Door de beweging te bestuderen in aangesloten voxels kan men afleiden waar de grote wittestofbanen in de hersenen lopen. Deze techniek wordt meer en meer gebruikt om de neurochirurg informatie te verschaffen welke strategie het beste kan worden gehanteerd om laesies in de hersenen te benaderen en te helpen het risico van een ingreep beter in te schatten.

Literatuur

Carrette E, Vonck K, De Herdt V, et al. Predictive factors for outcome of invasive video-EEG monitoring and subsequent resective surgery in patients with refractory epilepsy. Clin Neurol Neurosurg. 2010;112:118-26.

Jette N, Reid AY, Wiebe S. Surgical management of epilepsy. CMAJ. 2014;186:997-1004.

Radhakrishnan A, James JS, Kesavadas C, et al. Utility of diffusion tensor imaging tractography in decision making for extratemporal resective epilepsy surgery. Epilepsy Res. 2011;97:52-63.

Rathore C, Dickson JC, Teotónio R, et al. The utility of 18F-fluorodeoxyglucose PET (FDG PET) in epilepsy surgery. Epilepsy Res. 2014;108:1306-14.

Seeck M, Lazeyras F, Michel CM, et al. Non-invasive epileptic focus localization using EEG-triggered functional MRI and electromagnetic tomography. Electroencephalogr Clin Neurophysiol. 1998;106:508-12.

4 KLINISCH GENETISCH ONDERZOEK

E.H. Brilstra

Casus

Een 14-jarig meisje bezoekt het klinisch-genetisch spreekuur met de vraag of een genetische oorzaak voor haar verschijnselen is aan te wijzen. Op de leeftijd van 8 jaar had zij een langdurige epileptische aanval, waarna aanvallen zijn blijven optreden met afwezig zijn, staren en smakken. Op een EEG worden veel interictale epileptiforme afwijkingen gezien passend bij een focale epilepsie vanuit de linkerhemisfeer. Een MRI-scan van de hersenen laat geen afwijkingen zien. Behandeling met valproaat ging gepaard met veel bijwerkingen en behandeling met carbamazepine was niet effectief. Met lamotrigine is de epilepsie redelijk onder controle. Er treedt nog ongeveer één keer per maand een aanval op. Na een aanval heeft ze hoofdpijn die soms een uur duurt, maar ook tot de volgende ochtend kan aanhouden. Naast de aanvallen met staren en smakken treedt er circa een keer in de week een aanval op van duizeligheid en evenwichtsstoornissen. Deze verschijnselen houden enkele tot 15 minuten aan en beperken haar in haar functioneren.
Als baby had ze een 'paroxysmal tonic upgaze' (PTU). Dit is een aandoening die meestal optreedt op de leeftijd van 6 tot 24 maanden, waarbij de ogen aanvalsgewijs omhoogdraaien. Vanaf de jonge kinderleeftijd heeft zij een milde ataxie.

4.1 Is er bij deze patiënt een indicatie voor genetische diagnostiek?

Omdat ze epilepsie heeft met daarbij ook andere aanvalsgewijze neurologische verschijnselen wordt aan een genetische oorzaak gedacht. De combinatie van epilepsie, PTU en ataxie kan passen bij een mutatie (ziekteveroorzakende verandering) in het *CACNA1A*-gen. Met DNA-onderzoek van dit gen wordt inderdaad een mutatie aangetoond.

Kijkend naar epilepsie vanuit genetisch perspectief kunnen we vier categorieën genetische aandoeningen onderscheiden (metabole aandoeningen en cerebrale aanlegstoornissen buiten beschouwing latend).

1. 'Epilepsy only', met een familiair voorkomen: er is uitsluitend epilepsie, maar wel in de familie voorkomend volgens een mendeliaans overervingspatroon. Een voorbeeld is BFNC (benigne familiaire neonatale convulsies) ten gevolge van een *KCNQ2*-mutatie.
2. Epilepsie die gepaard gaat met andere aanvalsgewijze neurologische verschijnselen: naast de epilepsie treden ook aanvallen van (hemiplegische) migraine, episodische ataxie of van dyskinesie op. Deze nietepileptische aanvallen zijn soms aanwezig bij de persoon met epilepsie of alleen bij familieleden, dus een gedetailleerde (familie)anamnese is van belang. De aandoening van de beschreven patiënt is daarvan een voorbeeld.
3. Epileptische encefalopathie: ernstige epilepsie is bij de aandoeningen in deze categorie een op de voorgrond staand verschijnsel en wordt verondersteld (ten dele) oorzaak te zijn van de ontwikkelingsachterstand en verstandelijke beperking die in alle gevallen aanwezig is. De bekendste aandoening binnen deze categorie is het Dravet-syndroom (een ernstige koortsgevoelige epileptische encefalopathie) dat meestal wordt veroorzaakt door een mutatie in het *SCN1A*-gen.
4. Encefalopathie gepaard gaande met epilepsie: in deze categorie past een groot aantal genetische syndromen waarbij het kind vanaf het begin een vertraagde ontwikkeling heeft en in de loop van de eerste jaren daarnaast epilepsie kan krijgen. Bij veel syndromen zijn ook aangeboren afwijkingen en dysmorfe kenmerken aanwezig. Voorbeelden zijn het Angelman-syndroom en het Rett-syndroom.

4.2 Wat is de genetische differentiële diagnose?

De combinatie van verschijnselen passend bij episodische ataxie type 2 (aanvallen van duizeligheid en evenwichtsstoornissen die tot 15 minuten kunnen aanhouden) en PTU in de voorgeschiedenis is zeer suggestief voor een mutatie in het *CACNA1A*-gen. Ook de epilepsie, zeker gezien de hoofdpijn waarmee haar epileptische aanvallen gepaard gaan, past bij een dergelijke oorzaak. Deze specifieke combinatie van verschijnselen is niet beschreven bij mutaties in andere genen.

De belangrijkste monogene epilepsiesyndromen die gepaard kunnen gaan met andere aanvalsgewijze neurologische verschijnselen zijn:

- epilepsie + hemiplegische migraine/episodische ataxie type 2 (*CACNA1A*-gen);
- epilepsie + hemiplegische migraine (*ATP1A2*-gen);
- infantiele convulsies + paroxismale dyskinesie en/of hemiplegische migraine (*PRRT2*-gen);
- epilepsie + episodische ataxie type 1 (*KCNA1*-gen);
- epilepsie + paroxismale kinesiogene dyskinesie (*SLC2A1*-gen);
- gegeneraliseerde epilepsie + paroxismale non-kinesiogene dyskinesie (*KCNMA1*-gen).

4.3 Wat is het belang van de genetische diagnose?

Het is bekend dat bij episodische ataxie type 2 behandeling met acetazolamide effectief kan zijn; acetazolamide is geen klassiek anti-epilepticum. Bij onze patiënte werd gestart met deze behandeling. Hierop werd zij vrijwel volledig aanvalsvrij zowel wat betreft de aanvallen passend bij episodische ataxie als de epileptische aanvallen. Op de lange termijn kan de effectiviteit van behandeling met acetazolamide afnemen. Bovendien kunnen hinderlijke bijwerkingen optreden zoals nierstenen, tintelingen en vermoeidheid en treedt een bijna niet te corrigeren proximale tubulaire acidose op, waarbij er op de langere termijn een verhoogde kans is op osteoporose. Uit recent onderzoek is gebleken dat ook behandeling met 4-aminopyridine effectief is bij deze aandoening.

Een genetische diagnose bij epilepsie kan dus om meerdere redenen van belang zijn.

- Er kunnen gevolgen zijn voor de anticonvulsieve behandeling. Voorbeelden hiervan zijn het Dravet-syndroom, waarbij behandeling met natriumkanaalblokkers gecontra-indiceerd is, en het GLUT1-deficiëntiesyndroom, waarbij er vaak een gunstige respons is op de behandeling met het ketogeen dieet.
- Genetische diagnostiek is relatief weinig belastend (een bloedafname volstaat) en een genetische diagnose kan een patiënt veel, vaak invasief en belastend etiologisch onderzoek besparen.
- Na de genetische diagnose kan aan de patiënt en/of ouders informatie worden gegeven over de kenmerken van de aandoening en de prognose en over de genetische aspecten ervan. Als er nog kinderwens is kunnen de mogelijkheden worden besproken van prenatale diagnostiek of eventueel ivf met embryoselectie als daar een indicatie voor is.

4.4 Zou de genetische diagnostiek in het huidige tijdperk van 'next generation sequencing' anders zijn verlopen?

Nee, we zouden bij deze patiënte niet hebben gekozen voor een test waarbij alle (relevante) epilepsiegenen in één keer worden onderzocht met gebruikmaking van 'next generation sequencing' (NGS). Op basis van de klinische kenmerken bestond er een verdenking specifiek op een mutatie in het *CACNA1A*-gen, waardoor nog steeds de gerichte analyse van alleen dit gen de aangewezen diagnostiek zou zijn.

- Dankzij belangrijke innovaties op het gebied van de moleculaire technologie kunnen we nu voor de DNA-diagnostiek gebruikmaken van NGS. Deze techniek onderscheidt zich van het conventionele Sanger-sequencen doordat niet van één enkel gen de basepaarvolgorde wordt bepaald maar in één test van een groot aantal genen tegelijk, het volledige exoom (alle genen) of zelfs het volledige genoom (het volledige DNA).
- Het voordeel van NGS is dat waarschijnlijk bij meer patiënten een genetische diagnose zal kunnen worden gesteld, vooral bij aandoeningen waarbij er een grote genetische heterogeniteit is. Dit wil zeggen dat deze aandoeningen veroorzaakt kunnen worden door mutaties in meerdere genen.
- Er zijn ook nadelen verbonden aan deze nieuwe technieken. Als gebruik wordt gemaakt van 'exome sequencing' of 'whole genome sequencing' bestaat de mogelijkheid dat bij toeval de genetische aanleg voor een andere aandoening wordt aangetoond dan bedoeld was. Dit worden toevalsbevindingen of niet-gezochte bevindingen genoemd. Het kan bijvoorbeeld gaan om de aanleg voor erfelijke kanker. Naast de mogelijkheid van het doen van toevalsbevindingen zullen varianten worden aangetoond waarvan de klinische relevantie onduidelijk is. Hierbij gaat het om varianten die niet eerder zijn gezien in controlegroepen, maar ook niet bij aangedane personen. De varianten kunnen gelokaliseerd zijn in genen waarvan de functie niet bekend is, maar ook in bekende ziektegenen, waarbij dan op basis van de aard van de variant soms niet kan worden geconcludeerd of het een pathogene mutatie of een neutrale variant betreft. Dit kan tot onzekerheid en medicalisering aanleiding geven.
- Vanwege de beschreven nadelen blijft het belangrijk om goed te fenotyperen (de klinische verschijnselen in kaart te brengen) en zorgvuldig af te wegen of met gerichte analyse van een of enkele genen kan worden volstaan, om zo de kans op toevalsbevindingen en varianten met onduidelijke klinische relevantie te vermijden.

Literatuur

Olson HE, Poduri A, Pearl PL. Genetic forms of epilepsies and other paroxysmal disorders. Semin Neurol. 2014;34:266-79.

Scheffer IE. Epilepsy genetics revolutionizes clinical practice. Neuropediatrics. 2014;45:70-4.

Thomas RH, Berkovic SF. The hidden genetics of epilepsy – a clinically important new paradigm. Nat Rev Neurol. 2014;10:283-92.

5 STOFWISSELINGSZIEKTEN EN EPILEPSIE

J. Schieving

Casus 1

Kay is een jongen van 2 weken oud, eerste kind van twee gezonde ouders. De familieanamnese toont geen bijzonderheden. Tijdens de zwangerschap en de bevalling hebben zich geen bijzonderheden voorgedaan. Kay had een geboortegewicht van 3700 gram en een apgarscore van 9/10. De eerste week na de geboorte deden zich geen bijzonderheden voor. Toen Kay 2 weken oud was kreeg hij aanvallen met schokjes van beide armen en beide benen gedurende 30 seconden. Per dag waren er vijf tot tien van deze aanvallen. Kay werd hiervoor opgenomen in het ziekenhuis. Het EEG toont een normaal achtergrondpatroon voor de leeftijd met sporadisch een piek rechts of links temporo-occipitaal. Tijdens het EEG deden zich geen aanvallen voor. Hij wordt behandeld met een oplaad- en onderhoudsdosering fenobarbital, wat er gedurende een week voor zorgt dat er geen nieuwe aanvallen meer gezien worden. Een week na starten van deze medicatie komen de aanvallen weer terug. Hierop wordt een behandeling met pyridoxine erbij gestart zonder dat dit effect heeft.

In de zoektocht naar de onderliggende oorzaak van zijn epilepsie wordt een MRI-cerebrum gemaakt die geen intracerebrale afwijkingen laat zien. Routinebloedonderzoek toont geen bijzonderheden. Er worden bloed en urine afgenomen voor stofwisselingsonderzoek en er wordt een lumbaalpunctie verricht. Bloedglucose voor afname van de lumbaalpunctie is 4,5 en liquorglucose is 1,2 mmol/l; liquorlactaat is 0,6 mmol/l. Beide waarden zijn verlaagd en passen bij de diagnose GLUT1-deficiëntiesyndroom. Hierop wordt besloten om Kay in stellen op een ketogeen dieet in de vorm van KetoCal® 3:1-zuigelingenvoeding via de fles. Kay drinkt deze voeding goed. Bloedcontroles tonen aan dat hij goed in ketose is (ketonen tussen de 3 en 4 mmol/l). Sinds instellen van het ketogeen dieet is Kay aanvalsvrij. De fenobarbital en de pyridoxine worden afgebouwd. DNA-onderzoek wordt ingezet en toont een de novo mutatie in het SLC2A1-gen aan, waarmee de diagnose GLUT1-deficiëntiesyndroom ook op genetisch niveau bewezen is.

Casus 2

Joep is een 3 jaar oude jongen, geboren na een normale zwangerschap en bevalling als tweede kind van twee gezonde niet-consanguïene ouders. Zijn ontwikkeling verloopt vertraagd, maar gaat wel vooruit. Joep kon los lopen op de leeftijd van 2 jaar en sprak rond die tijd ook zijn eerste woordjes. De ontwikkeling van Joep gaat wel altijd vooruit en vertoont geen knik. Hij heeft veel behoefte aan structuur in de dag, afwijkingen van deze structuur zorgt bij hem voor woedeaanvallen. Op de leeftijd van 3 jaar krijgt hij aanvallen waarbij zijn ogen wegdraaien, hij verstijft en krijgt vervolgens schokken met zijn armen en zijn benen. Deze aanvallen komen ongeveer vier keer per week op wisselende tijden voor. Hij wordt gezien door de kinderneuroloog en krijgt het anti-epilepticum levetiracetam voorgeschreven. Hiermee verminderen de aanvallen. In het kader van de zoektocht naar de oorzaak van zijn epilepsie wordt bloedonderzoek verricht. Het bloed is normaal. Er worden bloed en urine ingezet voor stofwisselingsonderzoek en er wordt een MRI-scan met MRS gemaakt (magnetische resonantiespectroscopie). Op deze MRS-scan valt op dat er geen creatinepiek aanwezig is, waarmee het vermoeden op een stoornis in de creatinebiosynthese ontstaat. Joep wordt behandeld met creatinemonohydraat. Omdat de aanvallen daarna nog aanwezig blijven en metabool bloedonderzoek een verhoogd guanodineacetaat toont, wordt hij ook ingesteld op een argininearm dieet en krijgt hij suppletie van ornithine. Daarna komen de aanvallen nog maar sporadisch voor (drie keer per jaar) en zijn Joep en zijn ouders tevreden met deze aanvalscontrole. DNA-onderzoek bevestigt een mutatie in het *GAMT*-gen waarmee de diagnose stoornis van de creatinebiosynthese ook genetisch bewezen is.

Het terrein van de stofwisselingsziekten maakt bij veel artsen wat angstige en onzekere gevoelens los. Zoveel stofjes, zoveel enzymen, zoveel 'pathways', te veel om allemaal te kunnen onthouden, zeker wanneer je geen arts metabole ziekten bent en je je niet dagelijks hiermee bezighoudt. De uitslag van ingezet metabool onderzoek laat vaak wel enkele afwijkingen zien. Maar wat moet je daar dan mee? Tel de kans van 1% dat de epilepsie van uw patiënt wordt veroorzaakt door een stofwisselingsziekte daarbij op, dan zou dit samen al snel kunnen leiden tot de gedachte dat het niet nuttig is om onderzoek te doen naar stofwisselingsziekten bij patiënten met epilepsie. Maar dat is een onjuiste gedachte, waarmee een bepaalde groep patiënten tekortgedaan zal worden. Vaak wordt ook gedacht dat je alleen aan stofwisselingsziekten hoeft te denken bij neonaten, bij patiënten met het aanvalstype myoclonieën, bij patiënten met specifieke afwijkingen op het EEG of bij patiënten met wittestofafwijkingen op de MRI-scan. Ook dit is niet waar.

Stofwisselingsziekten als oorzaak van epilepsie kunnen op elke leeftijd voorkomen, bij elke type EEG en bij elk type MRI-scan.

Een praktisch overzicht voor de praktijk is dus gewenst.

5.1 Principe van stofwisselingsziekten

Het principe van de stofwisselingsziekten is eigenlijk eenvoudig te onthouden.
- Stof A wordt door een enzym omgezet in stof B.
- Bij een stofwisselingsziekte ontbreekt een enzym, waardoor A niet wordt omgezet in B. Dit kan op drie manieren zorgen voor een probleem waardoor epilepsie ontstaat:
  - er is te veel aan stof A, wat schadelijk is;
  - er is een tekort aan stof B;
  - het teveel aan A wordt omgezet in de schadelijke stof C.

Mogelijke behandelingen voor stofwisselingsziekten zijn dan ook het aanvullen van het tekort aan B, zorgen dat er minder A het lichaam binnenkomt (dieet), het vervangen van het enzym of het tegengaan van de omzetting van A naar C. Voor een aantal stofwisselingsziekten die epilepsie veroorzaken bestaat zo'n behandeling. Veel van deze behandelingen zijn gewoon verkrijgbaar bij de drogist om de hoek.

5.2 Handreiking voor de praktijk

Een van die praktische manieren van aanpak is om in elk geval die stofwisselingsziekten aan te tonen of uit te sluiten waarvoor een specifieke behandeling bestaat anders dan de gebruikelijke behandeling van epilepsie. Daarmee

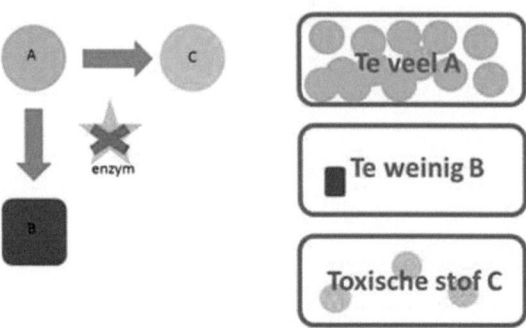

Figuur 5.1   Het principe van de stofwisselingsziekten.

wordt het veld al een stuk overzichtelijker. Voor de praktijk is het handig om de patiënten in drie leeftijdsgroepen te verdelen. Zo'n indeling blijft uiteraard wel arbitrair, maar geeft in de praktijk houvast. Bepaalde stofwisselingsziekten komen namelijk op een bepaalde leeftijd meestal tot uiting.

De drie leeftijdscategorieën zijn:
- neonaten;
- zuigelingen;
- grotere kinderen (en ook volwassenen).

In tabel 5.1 staan de stofwisselingsziekten genoemd die de oorzaak kunnen zijn van epilepsie op een bepaalde leeftijd. **Vet cursief** staan de aandoeningen die u niet moet missen omdat ze bepaalde behandelmogelijkheden impliceren anders dan het geven van anti-epileptica. Hiermee wordt het terrein van aan te tonen of uit te sluiten groepen metabole aandoeningen al beperkt tot maximaal acht.

Tabel 5.1 Metabole oorzaken voor epilepsie, per leeftijdscategorie

Neonaten	Zuigelingen	Kinderleeftijd en ouder
pyridoxineafhankelijke epilepsie (inclusief de folinezuurafhankelijke epilepsie)	*pyridoxineafhankelijke epilepsie*	*creatinesynthese- en creatinetransporterdefect*
PNPO-*deficiëntie*	*biotinidasedeficiëntie*	GLUT1-*deficiëntiesyndroom*
biotinidasedeficiëntie en holocarboxylase-deficientie	*creatinesynthesedefect*	*Niemann-Pick type C*
non-ketotische hyperglykemie	GLUT1-*deficiëntiesyndroom*	*co-enzym Q10-deficiëntie*
serinebiosynthesedefecten	non-ketotische hyperglykemie	*thiaminetransporter-deficiëntie*
ziekte van Menkes	organische acidurieën *L-2-hydroxyglutaaracidurie* *3-OH-isobutyryl-CoA-hydroxylase* methylmalonzuuracidurie succinaat-semialdehyde dehydrogenasedeficiëntie ethylmalonzuuracidurie	mitochondriële aandoeningen (**POLG**, MELAS, MERFF, MIRAS, SCAE, MEMSA)
peroxisomale aandoeningen (Zellweger-syndroom)	*cerebrale folaatdeficiëntie*	lysosomale stapelingsziekten (GM2-gangliosidose, Gaucher type III, Niemann-Pick type C)
congenitale ceroïd lipofucsinose (cathepsine D-deficiëntie)	*thiaminetransporter-deficiëntie*	progressieve myoclonusepilepsie: Lafora disease, Unverricht-Lundborg, North Sea progressieve myoclonusepilepsie
molybdeencofactor- en sulfietoxidasedeficiëntie	infantiele ceroïd lipofucsinose (CLN1 en CLN2)	juveniele ceroïd lipofucsinose (CLN3)
organische acidurieën	congenital disorders of glycosilation (CDG)	aandoeningen van purinemetabolisme

ureumcyclusdefect	lysosomale stapelingsziekten (sialidose, gangliosidose)	peroxisomale aandoeningen
GABA-transaminasedeficiëntie	ureumcyclusdefect	
aandoeningen van O-glycosilatie	mitochondriële aandoeningen (POLG e.a.)	
neonatale mitochondriële aandoeningen (RARS2-mutatie, SCL25A22-mutatie, lipoic acid synthetase deficiency)	aandoeningen van purinemetabolisme	
aandoeningen van purinemetabolisme: adenylosuccinaat lyasedeficiëntie	aminoacidopathieën	
neonatale adrenoleukodystrofie	co-enzym Q10-deficiëntie	
dihydrofolaat reductasedeficiëntie	peroxisomale aandoeningen	

5.3 Aanvullend onderzoek naar stofwisselingsziekten

Het aanvullend onderzoek dat verricht moet worden om een stofwisselingsziekte aan te tonen of uit te sluiten is in de praktijk ook eenvoudig:
- routinebloedonderzoek (glucose, lactaat, ammoniak, bloedgas);
- een buisje heparine-bloed;
- een portie urine;
- een buisje liquor (nuchter afgenomen).

Vaak zal tegelijk ook een buisje EDTA-bloed worden afgenomen om een bepaalde stofwisselingsziekte ook op genniveau aan te tonen.

In tabel 5.2 staan de bevindingen bij aanvullend onderzoek van de stofwisselingziekten die epilepsie veroorzaken en die een consequentie hebben voor een ander type behandeling. In de tabel zijn ze op alfabetische volgorde geordend en niet meer op leeftijdscategorie.

Tabel 5.2 Diagnostiek van metabole ziekten die geassocieerd zijn met epilepsie

Stofwisselings-ziekte	Bloed	Urine	Liquor
biotinidase-deficiëntie	verhoogd lactaat verlaagde biotinidase-activiteit laag biotine mutatie in *BTD*-gen	verhoogde organische zuren laag biotine	
cerebrale folaatdeficiëntie			sterk verlaagd 5-MTHF
co-enzym Q10-biosynthese-defect	lage waarde CoQ10 in lymfocyten mutatie in CoQ2, PDSS1, PDSS2, CoQ9 CoQ6 (zuigelingen) ADCK3 (kinderleeftijd)		
creatinebio-synthesedefect	lage spiegels van creatine en creatinine mutatie GAMT, GMAT		
creatine-transporterdefect	mutatie in *SLC6A8*		
GLUT1-deficiëntie	*SLC2A1*-mutatie verlaagde glucose-uptake in erytrocyten		glucose < 2,5 mmol/l of ratio liquor/bloedglucose < 0,5 (nuchter gemeten) normaal of verlaagd lactaat

holocarboxylase-deficiëntie	verhoogd lactaat verhoogd ammoniak verhoogde organische zuren verlaagde carboxylase-activiteit in fibroblasten of lymfocyten mutatie in *HCLS*-gen	verhoogde organische zuren	verhoogd lactaat verhoogde organische zuren
Menkes	verlaagd koper verlaagd ceruloplasmine mutatie in *ATP7A*-gen	ratio dopamine/ noradrenaline verhoogd	
molybdeen-cofactor-deficiëntie	verlaagd urinezuur soms verlaagd homocysteïne mutatie in *MoCS1*- of *MoCS2*-gen	sulfiet en sulfocysteïne in de urine afwijkende urinepurinen met verhoogd xanthine	
Niemann-Pick type C	mutatie in *NPC1*- en *NPC2*-gen		
non-ketotische hyperglycinemie	hoog glycine mutatie in *GLDC*-, *AMT*- en *GCSH*-gen		hoog glycine
organische acidurieën		verhoogde organische zuren	
PNPO-deficiëntie	mutatie *PNPO*-gen		verlaagd PLP verlaagde monoaminen

pyridoxine-afhankelijke epilepsie	hoog glycine en threonine (soms) laag calcium en magnesium verhoogd pipecolinezuur mutatie in *ALDH7A1*-gen	verhoogd AASA verhoogd pipecolinezuur	verhoogd AASA verhoogd pipecolinezuur verlaagd PLP verhoogd glycine
pyruvaat-dehydrogen-asedeficiëntie	lactaat verhoogd activiteit PDHC in fibroblasten verlaagd mutatie *PDHA1*-gen	lactaat verhoogd	lactaat verhoogd
serinebiosynthese-defect	verlaagd serine en glycine (niet altijd) mutatie *PSAT*-gen		laag serine en vaak ook laag glycine (6 uur voor de LP nuchter houden)
thiamine-transporter-deficiëntie	verhoogd lactaat verhoogd leucine en isoleucine mutatie in *SLC19A3*-gen	lactaat verhoogd α-ketoglutaraat verhoogd	lactaat verhoogd

Bij de meeste kinderen met epilepsie zal ook een MRI-scan van de hersenen gemaakt worden. De MRI-scan kan helemaal normaal zijn bij kinderen met een stofwisselingsziekte, maar kan ook afwijkingen tonen die soms richting geven aan de onderliggende diagnose (tabel 5.3).

Tabel 5.3 MRI-bevindingen bij metabole ziekten die geassocieerd zijn met epilepsie

MRI-bevinding	Stofwisselingsziekte
hypomyelinisatie	serinebiosynthesedefect folaatreceptordeficiëntie
hypoplasie corpus callosum	non-ketotische hyperglycinemie antiquitinedeficiëntie
polymicrogyrie	peroxisomale aandoening
signaalafwijkingen in striatum, thalamus en cortex	mitochondriële aandoening thiaminetransporterdeficiëntie

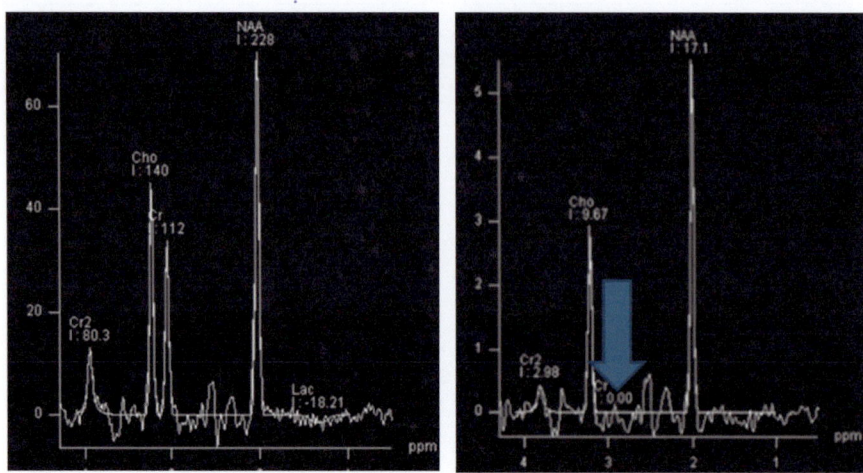

Figuur 5.2 Magnetische resonantiespectroscopie: normaal spectrum (links) en ontbrekende creatinepiek (Cr) ten gevolge van een creatinebiosyntheseaandoening (rechts; pijl).

Het toevoegen van de MRS-techniek kan ook waardevol zijn voor het opsporen van stofwisselingsziekten. Bij de stofwisselingsziekten creatinebiosynthesedefect of creatinetransporterdefect is met MRS-onderzoek een verlaagde creatinepiek zichtbaar (figuur 5.2). Ook gevonden lactaatpieken kunnen behulpzaam zijn bij het stellen van de juiste diagnose.

De niet specifiek behandelbare aandoening GABA-transaminasedeficiëntie kan zorgen voor een verhoogde GABA-piek op de MRS.

De oogarts kan behulpzaam zijn bij het vaststellen van lysosomale stapelingsziekten. Bij een aantal van deze aandoeningen is een 'cherry red spot' zichtbaar op de retina. Voor deze groep aandoeningen bestaat echter geen specifieke behandeling. Ditzelfde geldt voor de groep van progressieve myoclonusepilepsieën. Hier kan een huidbiopt waardevolle informatie geven, maar ook hiervoor geldt dat dit geen specifieke behandelconsequenties heeft en dus bij de praktische aanpak van niet te missen stofwisselingsziekten niet hoeft te worden uitgevoerd. In Nederland zitten aandoeningen als fenylketonurie, holocarboxylasedeficiëntie en biotinidasedeficiëntie in de hielprikscreening.

Minimaal onderzoek om stofwisselingsziekten met een behandelconsequentie uit te sluiten/aan te tonen: twee buisjes bloed (heparine en EDTA), een portie urine en een buisje liquor.

5.4 Behandeling van metabole aandoeningen met epilepsie

In tabel 5.4 staat de behandeling weergegeven voor die groep van stofwisselingsziekten die epilepsie veroorzaken en waarvoor een speciale behandeling bestaat of waarvoor een specifieke behandeling in onderzoeksfase verkeert. De meeste van deze behandelingen zijn gewoon als vitaminepreparaat of voedingssupplement verkrijgbaar via de drogist. Dit levert overigens nog wel eens problemen op met vergoeding van deze kosten door de verzekeraar. Vaak zal apart overleg met de verzekeraar nodig zijn om aan te geven waarom deze vitamines of voedingssupplementen juist voor deze specifieke groep patiënten nodig zijn.

Tabel 5.4   Behandelbare metabole ziekten die geassocieerd zijn met epilepsie en hun behandeling

Metabole aandoening	Behandeling
biotinidasedeficiëntie	5-10 mg biotine per dag (soms tot 40 mg/dag)
co-enzym Q10-biosynthesedefect	co-enzym Q10 10-30 mg/kg/dag in 3 giften
creatinebiosynthese- en creatinetransporterdefect	creatinemonohydraat oraal 400-500 mg/kg/dag voor GAMT-deficiëntie daarnaast ook argininearm dieet (max. 0,4-0,7 g eiwit/kg/dag in het dieet) en ornithinesuppletie 100 mg/dag
dihydrofolaatreductasedeficiëntie	folinezuur 30 mg/dag
ethylmalonzuuracidurie	carnitine en riboflavine
folaatreceptordefect	folinezuur 5 mg/dag
GLUT1-deficiëntiesyndroom	ketogeen dieet acetazolamide
holocarboxylasedeficiëntie	10-40 mg biotine per dag (niet altijd effect)
L-2-hydroxyglutaaracidurie	riboflavine 3-20 mg/kg/dag L-carnitine
3-hydroxy-isobutyryl-CoA-hydroxylase	L-carnitine valinebeperkt dieet N-acetylcysteïne
hyperprolinemie type II	soms effect van 5-15 mg pyridoxine/kg/dag of pyridoxaalfosfaat
MELAS	arginine citrulline
Menkes	koperhistidineinjecties (helaas vaak weinig effect op neurologische symptomen)

methylmalonzuuracidurie	hoge dosis vitamine B_{12} en betaïne
molybdeencofactordeficiëntie met een mutatie in het MOCS1-gen	in onderzoeksfase behandeling met intraveneus cyclische pyranopterine monofosfaatkuren
Niemann-Pick type C	studie met glucasylceramidesynthase
non-ketotische hyperglycinemie	ketogeen dieet natriumbenzoaat folinezuur
fenylketonurie	fenylalaninearm dieet
PNPO-deficiëntie	10-30 mg pyridoxaal-5-fosfaat/kg/dag
pyridoxineafhankelijke epilepsie	100 mg i.v. tijdens EEG in NICU-setting of 30 mg pyridoxine/kg/dag eerste week, daarna 5-15 mg pyridoxine/kg/dag of pyridoxaalfosfaat (bij koorts tijdelijk de dosis verdubbelen) bij onvoldoende effect 3-5 mg folinezuur/kg/dag toevoegen
pyruvaatdehydrogenasedeficiëntie	ketogeen dieet thiamine 25-100 mg/kg/dag (grotere kinderen 500-1500 mg/dag) α-lipoic acid 5-50 mg/dag
serinebiosynthesedefect	L-serine 300-600 mg/kg/dag glycine 200 mg/kg/dag
succinaat-semialdehyde dehydrogenasedeficiëntie	behandelen met vigabatrine
thiaminetransporterdeficiëntie	200-300 mg thiamine/dag

Soms lukt het om met deze specifieke behandelingen de epilepsie als gevolg van de stofwisselingsziekte volledig onder controle te krijgen, soms is aanvullend nog een anti-epilepticum nodig. Over het algemeen bestaat er geen voorkeur voor een bepaald anti-epilepticum en gelden dezelfde regels als bij andere oorzaken van epilepsie.

Belangrijk is nog wel voorzichtig te zijn met de anti-epileptica genoemd in tabel 5.5 indien er verdenking bestaat op genoemde aandoeningen.

Hopelijk is hiermee een overzicht gegeven waarmee u in de praktijk uit de voeten kunt en waarmee wij er allemaal voor kunnen zorgen dat er geen patiënten zijn met epilepsie en een stofwisselingsziekte waarvoor een specifieke behandeling bestaat die hun onthouden wordt.

De indruk moet niet gewekt zijn dat het niet zinvol is om onderzoek te verrichten naar stofwisselingsziekten waarvoor geen specifieke behandeling

Tabel 5.5 Contra-indicaties voor anti-epileptica bij enkele metabole ziekten met epilepsie

Metabole aandoening	Behandeling
Alpers-syndroom (POLG) en andere mitochondriële depletiesyndromen	geen valproaat geen pentobarbital
GLUT1-deficiëntiesyndroom	geen fenobarbital geen chloralhydraat voorzichtig met benzodiazepinen als onderhoud
Unverricht-Lundborg	geen fenytoïne

bestaat. Dat is wel degelijk nuttig om patiënten duidelijkheid te geven wat er met hen aan de hand is, om iets te vertellen over toekomstperspectieven en informatie te geven over familiecounselling. Hier kan echter de tijd voor genomen worden, terwijl het voor de behandelbare aandoeningen van belang is om deze diagnose zo snel mogelijk te stellen om te starten met de juiste behandeling.

Literatuur

Dhamija R, Patterson MC, Wirrell EC. Epilepsy in children – when should we think neurometabolic disease? J Child Neurol. 2012;27:663-71.

Dulac O, Plecko B, Gataullina S, Wolf NI. Occasional seizures, epilepsy, and inborn errors of metabolism. Lancet Neurol. 2014;13:727-39.

Leuzzi V, Mastrangelo M, Battini R, Cioni G. Inborn errors of creatine metabolism and epilepsy. Epilepsia. 2013;54:217-27.

Papetti L, Parisi P, Leuzzi V, et al. Metabolic epilepsy: an update. Brain Dev. 2013;35:827-41.

Rahman S, Footitt EJ, Varadkar S, Clayton PT. Inborn errors of metabolism causing epilepsy. Dev Med Child Neurol. 2013;55:23-36.

6 BEHANDELING VAN EPILEPSIE

W.B. Gunning

Het doel van een epilepsiebehandeling is aanvalsvrijheid. De ILAE heeft aanvalsvrijheid gedefinieerd als het wegblijven van alle aanvallen gedurende een jaar of drie keer de tijd die er vóór behandeling maximaal lag tussen de aanvallen (wat meestal neerkomt op langer dan een jaar). Een patiënt heeft een medicatieresistente epilepsie als het met twee goed verdragen, goed gekozen en juist gedoseerde anti-epileptica (als monotherapie of in combinatie) niet is gelukt aanvalsvrijheid te bereiken. Met deze definitie heeft 33% van de volwassenen met epilepsie een medicatieresistente epilepsie.[1] Is vervolgens de optie epilepsiechirurgie verkend en waar van toepassing benut, dan is de kans om met een ketogeen dieet, stimulatie van de nervus vagus of toch weer een ander anti-epilepticum een aanvalsreductie van > 50% te bereiken 30-40%.

Het zal iedereen opvallen dat er veel anti-epileptica zijn en dat er voortdurend nieuwe op de markt komen. Omdat het onethisch is om mensen met een actieve epilepsie bloot te stellen aan monotherapie met placebo (of een geneesmiddel dat nog niet bewezen effectief is), vindt therapie-effectonderzoek eerst plaats in placebogecontroleerde trials bij patiënten die onvoldoende baat hebben gevonden bij bestaande behandelingen (add-on). Het onderzoeksgeneesmiddel wordt daarbij aan de bestaande behandeling toegevoegd. In de bijwerkingen (moeheid, slaperigheid, duizeligheid) is dit vaak terug te vinden. Therapieonderzoek waarbij het ene anti-epilepticum na randomisatie wordt vergeleken met het andere (head-to-head) komt nog nauwelijks voor. De afgelopen twintig jaar zijn placebogecontroleerde trials met nieuwe middelen vooral gedaan bij patiënten met een focale epilepsie.

Therapieonderzoek maakt onderscheid tussen onderzoek naar de werkzaamheid van behandelingen in onderzoeksverband (efficacy trials) en onderzoek naar de effectiviteit en doeltreffendheid van die behandelingen in de dagelijkse praktijk (effectiveness trials). Uitkomstmaten zijn in efficacy trials aanvalsvrijheid en > 50% aanvalsreductie (betrekking hebbend op een behandelperiode van doorgaans twaalf weken), en in efficacy trials het percentage patiënten dat langere tijd een middel blijft gebruiken en er niet mee stopt.

Als bromide, acetazolamide en sultiam niet worden meegerekend zijn vijf anti-epileptica (van de eerste generatie) vóór 1970 ontwikkeld: diazepam,[2] fenobarbital, fenytoïne, carbamazepine, valproïnezuur en ethosuximide. De anti-epileptica van de tweede generatie zijn later ontwikkeld (in chronologische volgorde): vigabatrine, felbamaat, gabapentine, lamotrigine, topiramaat, tiagabine, levetiracetam, oxcarbazepine, zonisamide, pregabaline, stiripentol, rufinamide, lacosamide, eslicarbazepine, retigabine en perampanel. Vanwege de kans op ernstige bijwerkingen beschouwt de Nederlandse richtlijn Epilepsie felbamaat (bloeddyscrasieën en hepatotoxiciteit), retigabine (mogelijke pigmentveranderingen in huid, lippen, nagels en oculaire structuren) en vigabatrine (concentrische gezichtsveldbeperking) als derdekeusmiddelen. De US Food and Drug Administration (FDA) en de European Medicines Agency (EMA) ondersteunen alleen de veterinaire toepassing van kaliumbromide. In Duitsland wordt de toepassing als anti-epilepticum bij mensen (met name kinderen) toegestaan. De FDA ondersteunt sultiam niet, de EMA ondersteunt het in Oostenrijk en Duitsland. In tabel 6.1 staan de anti-epileptica met hun officiële afkorting, stofnaam en meest gangbare spécialiténaam.

Tabel 6.1   Anti-epileptica met hun afkorting[3] en stofnaam (spécialité tussen haakjes)

AZM	acetazolamide (Diamox)	MDZ	midazolam (Dormicum)
CBD	cannabidiol (Epidiolex*)	NTZ	nitrazepam (Mogadon)
CBZ	carbamazepine (Tegretol)	OXC	oxcarbazepine (Trileptal)
CH	chloralhydraat	PER	perampanel (Fycompa)
CLB	clobazam (Frisium)	PGB	pregabalin (Lyrica)
CLZ	clorazepaat (Tranxene)	PHT	fenytoïne (Diphantoïne)
CZP	clonazepam (Rivotril)	PB	fenobarbital
DZP	diazepam (Valium, Stesolid)	RFM	rufinamide (Inovelon)
ESL	eslicarbazepine (nog niet in NL)	RTG	retigabine (Trobalt)
ESM	ethosuximide (Ethymal, Zarontin**)	STM	sultiam (Ospolot**)
FBM	felbamaat (Taloxa)	STP	stiripentol (Diacomit)
GBP	gabapentine (Neurontin)	TGB	tiagabine (nog niet in NL)
KBR	kaliumbromide (Dibro-Be**)	TPM	topiramaat (Topamax)
LCM	lacosamide (Vimpat)	VGB	vigabatrine (Sabril)
LEV	levetiracetam (Keppra)	VPA	valproïnezuur (Depakine, Orfiril)
LTG	lamotrigine (Lamictal)	ZNS	zonisamide (Zonegran)
LZP	lorazepam (Temesta)		

* *In Nederland in trialverband (GWPharma).*
** *Met een artsenverklaring via International Pharmacy.*

Off-label gebruik betekent het voorschrijven van een geneesmiddel voor een indicatie, leeftijdsgroep of toepassing waar het middel niet voor is geregistreerd. Dit komt in de epilepsiezorg geregeld voor, met name in de zorg voor kinderen. Het College ter Beoordeling van Geneesmiddelen registreert een geneesmiddel op grond van veiligheid, kwaliteit en bijwerkingen voor specifiek omschreven indicaties. Op de website www.cbg-meb.nl is te vinden voor welke indicaties een geneesmiddel is geregistreerd. Zo is topiramaat als monotherapie toegestaan bij kinderen van 6 jaar en ouder met partiële aanvallen of gegeneraliseerde tonisch-clonische aanvallen, als adjuvante therapie bij kinderen van 2 jaar en ouder met partiële aanvallen of gegeneraliseerde tonisch-clonische aanvallen en voor de behandeling van aanvallen geassocieerd met het Lennox-Gastaut-syndroom. Stiripentol komt op deze website niet voor, maar wel op die van de EMA (www.ema.europa.eu): het heeft goedkeuring gekregen onder de voorwaarde dat de firma meer data verzamelt over de effectiviteit en veiligheid op korte en op lange termijn. Op de website van de EMA (2013) is te vinden dat sultiam gebruikt wordt bij epilepsie maar dat er behoefte is aan gegevens over farmacokinetiek, veiligheid en effectiviteit. Rufinamide is door de EMA toegelaten als weesgeneesmiddel voor de behandeling van het Lennox-Gastaut-syndroom. Op de EMA-website is te vinden dat kaliumbromide is toegestaan voor veterinair gebruik.

Als een arts besluit om off-label voor te schrijven, moet hij of zij zich van de Geneesmiddelenwet aan de volgende regels houden.
- De arts informeert de patiënt dat hij een off-label geneesmiddel krijgt voorgeschreven. De patiënt verleent daarvoor zijn toestemming (informed consent). Het is aan te raden dit zorgvuldig te documenteren.
- De arts moet nagaan of een acceptabele andere behandeling met een voor die aandoening geregistreerd geneesmiddel beschikbaar is.
- De arts maakt een goede afweging tussen eventuele risico's en het nut van het off-label geneesmiddel.

Wanneer epilepsie medicatieresistent is, moet epilepsiechirurgie worden overwogen. Epilepsiechirurgie geeft uitzicht op aanvalsvrijheid en genezing van (focale) epilepsie. Van genezing is sprake wanneer na een operatie langdurige aanvalsvrijheid optreedt na stoppen van alle medicatie. Meestal wordt medicatie afgebouwd bij mensen die aanvalsvrij zijn geworden na een half jaar (kinderen) tot 1 à 2 jaar (volwassenen). Epilepsiechirurgie heeft veel succes (50-70% langdurige aanvalsvrijheid) maar dit hangt af van de patiëntenselectie. De resultaten zijn het best bij kinderen en bij patiënten met temporaalkwabepilepsie of een duidelijke laesie op MRI. Verwijzing voor epilepsiechirurgie kan naar de polikliniek van een epilepsiecentrum (SEIN, Kempenhaeghe) of een betrokken academisch ziekenhuis (Utrecht, Maastricht, Amsterdam). Bij verwijzing is het niet nodig dat de patiënt een MRI-afwijking heeft en is het geen punt als de classificatie van de epilepsie gegeneraliseerd is. Vaak wordt bij revisie van MRI in een gespecialiseerd centrum toch een afwijking gezien, of blijkt de epilepsieclassificatie niet te kloppen en is er toch een focus.

Wanneer een patiënt medicatieresistent is en afgewezen voor epilepsiechirurgie zijn er nog enkele niet-medicamenteuze mogelijkheden. Dat betreft stimulatie van de nervus vagus en een ketogeen dieet. Daarnaast lopen er studies met experimentele behandelingen zoals diepe hersenstimulatie en met cannabidiol.

Noten

1 In een onderzoek van Téllez-Zenteno e.a. (2014) lag dit percentage bij patiënten met een symptomatische epilepsie hoger dan bij een cryptogene en een idiopathische epilepsie (respectievelijk 39,6%, 28,5% en 20%) en bij patiënten met een lokalisatiegebonden epilepsie was het hoger dan bij een gegeneraliseerde epilepsie (37% en 28%). De verschillen waren echter niet significant. In onderzoeken bij kinderen worden lagere percentages gevonden, waarschijnlijk door een groot aandeel patiënten met self-limiting kinderepilepsiesyndromen.
2 De andere bij epilepsie toegepaste benzodiazepinen kwamen na 1970 beschikbaar: clonazepam, clobazam, nitrazepam, lorazepam en midazolam.
3 Er bestaan geen officiële afkortingen. De in de tabel gebruikte zie je vaak.

Literatuur

Costa J, et al. Clinical comparability of the new antiepileptic drugs in refractory partial epilepsy: A systematic review and meta-analysis. Epilepsia. 2011;52:1280-91.
Kwan P, et al. Definition of drug resistant epilepsy: Consensus proposal by the ad hoc Task Force of the ILAE Commission on Therapeutic Strategies. Epilepsia. 2010;51:1069-77.
Nikanorova M, et al. Orphan drugs in epilepsy. Parijs: John Libbey Eurotext, 2011.
Rheims S, et al. Factors determining response to antiepileptic drugs in randomized controlled trials. A systematic review and meta-analysis. Epilepsia. 2011;52:219-33.
Téllez-Zenteno, et al. 2014.

II DE KLINISCHE PRAKTIJK

7 EEN AANVAL OP HET TERRAS

R.D. Thijs

Casus

Een 20-jarige man bezoekt de eerste hulp in verband met een wegraking. Hij was met vrienden op het terras tapas aan het eten en voelde zich niet lekker worden, hij werd licht in het hoofd, zag wazig en raakte vervolgens weg. Zijn vrienden zijn erg geschrokken; zij zagen enkele schokken en vonden dat hij lijkbleek was. Zijn ogen waren geopend en draaiden naar boven. De aanval zou 5 minuten geduurd hebben. Het eerste wat hij weer weet, is de aankomst van de ambulance. Na afloop is hij misselijk en vermoeid. Er is geen sprake van verwardheid, tongbeet of urineverlies.

Vraag 1. Wat is de differentiële diagnose?

De patiënt presenteert zich met een wegraking: een 'kennelijk', kortdurend en niet-traumatisch bewustzijnsverlies met een spontaan herstel. Een wegraking is een veelvoorkomende presentatie met een uitgebreide differentiële diagnose (figuur 7.1). De meest voorkomende oorzaak van een wegraking is reflexsyncope, wat in het merendeel van de gevallen vasovagale syncope betekent. De differentiële diagnose omvat ook een gegeneraliseerd tonisch-clonisch insult, cardiale syncope, syncope in het kader van orthostatische hypotensie en psychogene wegrakingen. Tot slot zijn er enkele zeldzame aandoeningen die tot een wegraking leiden, zoals een vertebrobasilaire TIA of het 'subclavian steal syndrome'. Deze bijzondere oorzaken gaan echter altijd gepaard met verschijnselen van vertebrobasilaire ischemie zoals diplopie, dysartrie of ataxie.

In de definitie wordt met opzet over een kennelijke bewusteloosheid gesproken; de bewusteloosheid is immers over het algemeen een veronderstelling

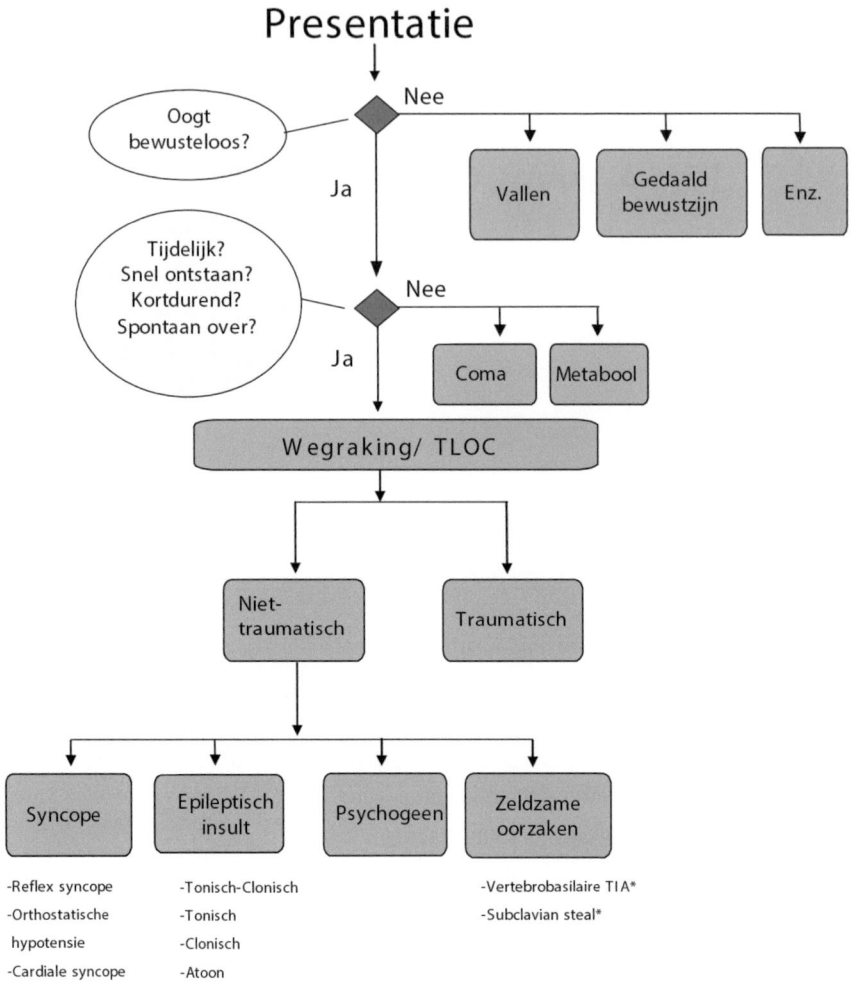

* *Wegraking met neurologische uitvalsverschijnselen waaronder vertigo, diplopie, dysartrie, hemiparese of ataxie.*

Figuur 7.1 Klinische presentatie van wegrakingen (in de Angelsaksische literatuur ook wel bekend als 'transient loss of consciousness', TLOC).

die na afloop van de gebeurtenis gemaakt wordt op basis van (hetero)anamnestische gegevens. Deze aanname berust op drie observaties. Ten eerste was er geen normale respons op aanspreken of aanraken. Ten tweede was de motoriek afwijkend; er is sprake van een abnormale tonus (de patiënt is slap ofwel stijf, met of zonder trekkingen) wat kan leiden tot een val. Ten slotte heeft de betrokkene een amnesie voor het gebeuren.

Vraag 2. Welke vervolgstappen stelt u voor?

Het beste 'aanvullende onderzoek' is een verdere uitbreiding van de anamnese. Het is erg verleidelijk om uitgebreid aanvullend onderzoek in te zetten, maar de praktijk leert dat dit alleen maar leidt tot 'diagnostische ruis'. De anamnese heeft veel kenmerken van syncope maar dit is niet de enige mogelijke verklaring. De klachten voorafgaand aan de wegraking (lichtheid in het hoofd, wazig zicht) passen bij cerebrale hypoperfusie; het feit dat de ogen open waren tijdens de aanval pleit voor syncope maar ook voor een gegeneraliseerd tonisch-clonisch insult. Hetzelfde geldt voor de schokken, zowel syncope als een gegeneraliseerd tonisch-clonisch insult kunnen gepaard gaan met schokken. De lange duur van de bewusteloosheid is ongewoon voor syncope en pleit meer voor epilepsie of een psychogene niet-epileptische aanval. Het herstel daarentegen is weer vlot, zonder enige tekenen van verwardheid, wat syncope waarschijnlijker maakt. Tot slot lijkt de aanval niet helemaal 'toevallig' te ontstaan; de omstandigheden op het terras kunnen zeker een rol gespeeld hebben maar op dit punt moet de anamnese eerst meer uitgediept worden. Andere cruciale informatie is het optreden van eerdere aanvallen. De ervaring leert dat er op de spoedeisende hulp vaak een overmatige aandacht is voor die ene atypische aanval, terwijl eerdere, typische aanvallen niet aan bod komen.

Syncope is een wegraking veroorzaakt door algehele cerebrale hypoperfusie. Syncope is een symptoom met verscheidene oorzaken. Zo kan syncope berusten op een abnormale reflex, een cardiale ziekte of een stoornis in de bloeddrukregulatie. Met name bij langzaam verlopende bloeddrukdalingen zoals bij orthostatische hypotensie of vasovagale syncope wordt het bewustzijnsverlies voorafgegaan door voorgevoelens, maar bij een abrupte circulatiestilstand (bijvoorbeeld cardiale syncope) worden deze prodromen vaak niet gerapporteerd. De eerste symptomen van een dreigende syncope zijn het gevolg van retina-ischemie. Dit wordt verklaard door het feit dat de nettoperfusiedruk van de retina lager is dan die van de hersenen, dankzij de extra druk in de oogbol. Patiënten klagen over een verlies van kleurenzicht, uitval van het perifere gezichtsveld en uiteindelijk visusverlies ('zwart zien voor de ogen'). Dit wordt gevolgd door klachten berustend op cerebrale ischemie: lichtheid in het hoofd, vertraging van het denktempo, oorsuizen en de beleving dat alles zich op een afstand afspeelt. Een complete circulatiestilstand van circa 7 seconden of een systolische bloeddruk van < 60 mmHg leidt over het algemeen tot bewusteloosheid. Dit gaat gepaard met een val, tenzij de patiënt ligt of overeind gehouden wordt. Veelal is dit omvallen slap, maar stijf omvallen is ook mogelijk. Schokken kunnen optreden, maar het hoeft niet. De aard van de schokken is van belang; bij syncope zijn de schokken meestal asynchroon en veel minder grof dan bij een gegeneraliseerd insult. Van *dit gegeven kan gebruikgemaakt worden door een ooggetuige te vragen om de schokken te imiteren of door ze als arts voor te doen. Bij een gegeneraliseerd insult kunnen de schokken vóór de val beginnen, maar bij syncope niet. De duur van de bewusteloosheid blijft vaak beperkt tot 20 seconden. Tijdens de wegraking zijn de ogen geopend. Soms is er sprake van een tonische opwaartse deviatie van de ogen, al dan niet voorafgegaan door enkele slagen downbeat nystagmus. Het bijkomen na syncope gebeurt over het algemeen snel en vlot. Wel kan er na afloop sprake zijn van extreme vermoeidheid. Met name bij vasovagale syncope kunnen de aanvallen gemakkelijk terugkeren als de patiënt te snel gemobiliseerd wordt. Dit kan soms leiden tot veel onrust op de spoedeisende hulp (een zogenoemde 'status vasovagalis'). Incontinentie voor urine komt bij ongeveer 25% van de aanvallen voor en is niet behulpzaam bij de differentiatie tussen syncope en een epileptisch insult. Fecale incontinentie is hoogst ongebruikelijk. Syncope kan leiden tot verwondingen en soms ook tot een tongbeet. Een tongbeet als het gevolg van syncope bevindt zich op de punt van de tong. Het vóórkomen van een laterale tongbeet pleit daarom sterk voor een gegeneraliseerd tonisch-clonisch insult. Syncope kan ook gepaard gaan met tekenen van 'autonome activatie': misselijkheid, braken, pupilverwijding of veelvuldig zweten. Ook bleekheid in het gelaat is een gevolg van deze autonome activatie aangezien dit berust op actieve vasoconstrictie. Autonome activatie is een klassiek symptoom van reflexsyncope en wordt zelden gezien bij cardiale syncope of orthostatische hypotensie.*

> Op de spoedeisende hulp wordt de patiënt gezien door een neuroloog en de cardioloog. Er wordt een ECG, een CT-hersenen en uitgebreid laboratoriumonderzoek verricht; op de polikliniek volgt een EEG en een MRI-hersenen. Alle onderzoeken zijn normaal. Patiënt wordt gerustgesteld en terugverwezen naar de huisarts.

Vraag 3. Kan epilepsie of een cardiale syncope nu uitgesloten worden?

Nee, een normaal EEG of ECG sluit beide aandoeningen niet uit. Als stelregel kan aanvullend onderzoek bij wegrakingen het beste pas ingezet worden bij een redelijke voorafkans. Bij een lage voorafkans voor epilepsie, zoals bij deze patiënt, dreigt er namelijk een gevaar van een vals-positieve EEG-uitslag. Het EEG kan misleidend zijn door interpretatiefouten. Omgekeerd kan een normaal EEG epilepsie niet uitsluiten, de sensitiviteit van een eenmalig EEG is immers beperkt (circa 40%). Een MRI-hersenen is alleen van belang als u op zoek wilt naar een oorzaak van mogelijke focale epilepsie, maar niet bij twijfel over de aard van een wegraking. Laboratoriumonderzoek is niet geïndiceerd bij de analyse van een wegraking. Een hypoglykemie of andere metabole verstoring kan zeker leiden tot bewusteloosheid, maar dit bewustzijnsverlies is óf niet kort van duur óf er is geen spontaan herstel. Ook voor het ECG geldt dat de sensitiviteit beperkt is. Toch wordt de inzet van het ECG bij een onbegrepen wegraking wel aanbevolen vanwege de hoge mortaliteit van cardiale syncope, de lage kosten van een ECG en de makkelijke inzetbaarheid.

> De geruststelling was maar kort van duur; een maand later maakt hij een nieuwe aanval door. Ditmaal tijdens een presentatie die hij moet geven op zijn nieuwe ICT-baan. Vanwege de ongerustheid wordt hij opnieuw verwezen, dit keer naar een syncope-unit.
> De omstandigheden van de aanvallen worden verder uitgediept. Bij de aanval op het terras had hij twee glazen bier gedronken. De aanval trad aan het eind van de dag op. Hij had tussen de middag normaal gegeten. Het was een warme dag in juli. De klachten ontstonden terwijl hij zat. Toen hij wegraakte hielden zijn vrienden hem overeind. Bij de recente aanval op zijn werk was hij erg gespannen voor zijn eerste voordracht. Desgevraagd heeft hij eerder nog twee aanvallen doorgemaakt op de middelbare school, een keer staand in de kleedkamer na een coopertest en een keer op het toilet tijdens een buikgriep.

Vraag 4. Wat is nu de meest waarschijnlijke diagnose?

De aanvullende anamnese sterkt de gedachte dat het gaat om vasovagale syncope. De aanvallen treden niet geheel toevallig op. Bij alle aanvallen zijn er factoren in het spel die bloeddrukdaling faciliteren. Een zittende/staande houding: de veneuze terugvloed neemt af en op den duur ontstaat er een afname van het centrale bloedvolume; gebruik van alcohol en warmte: die leiden beide tot vaatverwijding. Inspanning zorgt ook voor vasodilatatie, maar leidt tot een nettobloeddrukstijging door het gebruik van de spierpomp. Daarmee is inspanning zelf niet een provocerend moment, maar het staken van inspanning wel; zeker als, zoals bij onze patiënt, dit gepaard gaat met stilstaan. Al de genoemde factoren zullen geen cardiale syncope uitlokken; hierbij zijn óf geen óf andere triggers in het spel (tabel 7.1). De omstandigheden van de aanvallen pleiten daarom voor reflexsyncope of orthostatische hypotensie. Bij de aanval op het werk zal vermoedelijk niet alleen het staan maar ook stress een rol gespeeld hebben, dit maakt reflexsyncope waarschijnlijker. Bij orthostatische hypotensie lokken emoties geen bloeddrukdaling uit, hier zijn alleen mechanische triggers in het spel. Bovendien ontstaat orthostatische hypotensie pas op oudere leeftijd en vaak in de context van medicatiegebruik of neurologisch lijden (polyneuropathie of hypokinetisch-rigide syndroom). De lange duur van de bewusteloosheid leek eerst tegen syncope te pleiten maar is ook nu beter te begrijpen; zijn vrienden hielden hem overeind waardoor het bewustzijnsverlies langer aanhield en heviger verliep.

Tabel 7.1 Overzicht van de verscheidene elementen van nut bij de (hetero)anamnese van wegrakingen

Omstandigheden	Pleit voor
geen triggers	cardiale syncope, gegeneraliseerd tonisch-clonisch insult
emoties	reflexsyncope, psychogene wegraking
pijn	reflexsyncope
lang staan/zitten	reflexsyncope, orthostatische hypotensie
opstaan	reflexsyncope, orthostatische hypotensie
staken inspanning	reflexsyncope, orthostatische hypotensie
na de maaltijd	reflexsyncope, orthostatische hypotensie
hoesten	reflexsyncope
mictie	reflexsyncope
druk op de hals	reflexsyncope
lichtflitsprikkeling	gegeneraliseerd tonisch-clonisch insult
inspanning	cardiale syncope
schrik	cardiale syncope
liggend	cardiale syncope, gegeneraliseerd tonisch-clonisch insult
duiken	cardiale syncope
Klachten voor de wegraking	
pijn op de borst	cardiale syncope
palpitaties	cardiale syncope
wazig zicht/zwarte vlekken	syncope (alle vormen)
dyspneu	cardiale syncope
aura/focaal insult	gegeneraliseerd tonisch-clonisch insult

lichtheid in het hoofd	syncope (alle vormen)
bleekheid	reflexsyncope
zweten	reflexsyncope
misselijk	reflexsyncope
Verschijnselen tijdens de wegraking	
schokken	gegeneraliseerd tonisch-clonisch insult, syncope, psychogene wegraking ('psychogene niet-epileptische aanval')
ogen dicht	psychogene wegraking
cyanose	gegeneraliseerd tonisch-clonisch insult, cardiale syncope
fluctuerend beloop van de schokken	psychogene wegraking
hoofdraai	gegeneraliseerd tonisch-clonisch insult, syncope (alle vormen)
deviatie van de ogen	gegeneraliseerd tonisch-clonisch insult, syncope (alle vormen)
nystagmus	gegeneraliseerd tonisch-clonisch insult, syncope (alle vormen)
slap	syncope (alle vormen), psychogene wegraking ('psychogene pseudosyncope'), atone aanval
verstijving	gegeneraliseerd tonisch-clonisch insult, syncope (alle vormen), psychogene wegraking
gasping	cardiale syncope, reflexsyncope van het cardio-inhibitoire type
dysartrie, diplopie, ataxie, overige hersenstamfunctiestoornissen	vertebrobasilaire ischemie (TIA, subclavian steal)
lange duur bewusteloosheid	gegeneraliseerd tonisch-clonisch insult, psychogene wegraking
Verschijnselen na de wegraking	
verwardheid/coma	gegeneraliseerd tonisch-clonisch insult
incontinentie	gegeneraliseerd tonisch-clonisch insult, syncope (alle vormen)
flush	cardiale syncope, reflexsyncope van het cardio-inhibitoire type
huilen	psychogene wegraking
tongbeet (lateraal)	gegeneraliseerd tonisch-clonisch insult

braken	reflexsyncope, gegeneraliseerd tonisch-clonisch insult
gasping	gegeneraliseerd tonisch-clonisch insult
Klinische context	
cardiale voorgeschiedenis	cardiale syncope
diabetes mellitus	cardiale syncope, orthostatische hypotensie
bekende hersenaandoening	gegeneraliseerd tonisch-clonisch insult
familieanamnese van epilepsie	gegeneraliseerd tonisch-clonisch insult
familieanamnese van plotse hartdood	cardiale syncope
polyneuropathie	orthostatische hypotensie
psychiatrische voorgeschiedenis	psychogene wegraking of orthostatische hypotensie (medicatie!)
hypokinetisch-rigide syndroom	orthostatische hypotensie
medicatiegebruik	orthostatische hypotensie (denk aan antipsychotica, antihypertensiva, antidepressiva, α-adrenerge blokkers), cardiale syncope (denk aan QT-verlengende medicatie)

Reflexsyncope is een verzamelterm voor verschillende vormen van syncope waarbij een reflex tijdelijk de bloeddrukregulatie verstoort. Deze reflex leidt tot een tijdelijke daling van de bloeddruk en/of hartslag. Goed beschouwd bestaat deze reflex uit twee componenten: enerzijds een afname van sympathische activiteit (leidend tot vasodilatatie en daarmee een bloeddrukdaling) en anderzijds een toename van parasympathische activiteit (vagale activiteit leidend tot bradycardie of asystolie). De verschillende vormen van reflexsyncope worden vooral ingedeeld op basis van de uitlokkende factoren. Vasovagale syncope wordt uitgelokt door angst, pijn, langdurig staan. Er zijn echter ook vormen van reflexsyncope die specifiek gebonden zijn aan één activiteit zoals mictie, hoesten, niezen, slikken en defecatie. Samen heten deze varianten ook wel 'situationele syncope'. Een bijzondere vorm van reflexsyncope die zich vooral op oudere leeftijd manifesteert, is het sinuscaroticussyndroom.

De meest voorkomende vorm van reflexsyncope is de vasovagale syncope. Er is een piek in de incidentie van reflexsyncope rond het 15e levensjaar. Het is zeer ongewoon voor vasovagale syncope om te debuteren boven het 35e levensjaar; de andere vormen (orthostatische hypotensie en cardiale syncope) zijn dan waarschijnlijker. Dit neemt niet weg dat ook op oudere leeftijd vasovagale syncope regelmatig voorkomt, navragen leert echter dat de aanvallen zich al op jongere leeftijd voordeden. De klinische verschijnselen veranderen wel in de loop van het leven. De tekenen van autonome activatie bij reflexsyncope nemen af met de leeftijd, met name de klachten van misselijkheid en braken zijn minder prominent bij de oudere patiënt.

> Gezien de onrust en de laatste atypische aanval wordt een kantelproef aangevraagd. Na 15 minuten staan meldt hij klachten van lichtheid in het hoofd en wazig zicht. Kort hierna raakt hij weg en worden er meerdere schokken gezien. Tijdens de wegraking daalt de bloeddruk tot 60/30 mmHg; gelijktijdig daalt ook de hartslag en wordt er een asystolie van 8 seconden geregistreerd. Na afloop meldt hij dat de aanval overeenkomt met zijn spontane aanvallen. Dit wordt ook door zijn vriend bevestigd. De diagnose vasovagale syncope wordt gesteld.

Vraag 5. Wat is een kantelproef?

De kantelproef heeft tot doel syncope op te wekken. De basisuitvoering houdt het volgende in: de metingen bestaan minimaal uit een eenkanaals-ECG en een continue slag-op-slag bloeddrukmeting met een non-invasief apparaat dat bloeddruk aan een vinger meet. De metingen worden eerst gedurende ongeveer 10 minuten liggend uitgevoerd, waarna de onderzoeksbank gekanteld wordt tot deze bijna rechtop staat (60-80°). Zie figuur 7.1. Afhankelijk van de vraagstelling wisselt de duur van deze periode; voor provocatie van reflexsyncope wordt meestal 40 minuten uitgetrokken, aangezien de ervaring leert dat het zo lang kan duren voordat zich, vrij plotseling, een bloeddrukdaling voordoet. Bij de vraagstelling 'orthostatische hypotensie?' volstaat een kortere meting van 10 minuten; als er dan geen daling is opgetreden, zal dat wel niet meer gebeuren. De metingen kunnen worden aangevuld met een video-opname en een 'lange-afstands-EEG', wat veel inzicht geeft in de symptomatologie en tevens helpt bij de objectivering van schijnbare bewusteloosheid bij psychogene wegrakingen. Verder kan afhankelijk van de vraagstelling de proef worden uitgebreid met andere provocaties zoals actief staan, hoesten, sinuscaroticusmassage, venapunctie. De sensitiviteit van de kantelproef met nitroglycerineprovocatie bedraagt circa 65% en de specificiteit ongeveer 90%. Vanwege de kleine kans op een vals-positieve uitslag is het van belang om patiënt en eventuele ooggetuige te vragen of de opgewekte aanval overeenkomt met de spontane aanvallen.

Vraag 6. Is er nu een indicatie voor een pacemaker?

Nee, er is geen indicatie voor een pacemaker. In de eerste plaats is het van belang te melden dat de asystolie bij vasovagale syncope geen kwaad kan.

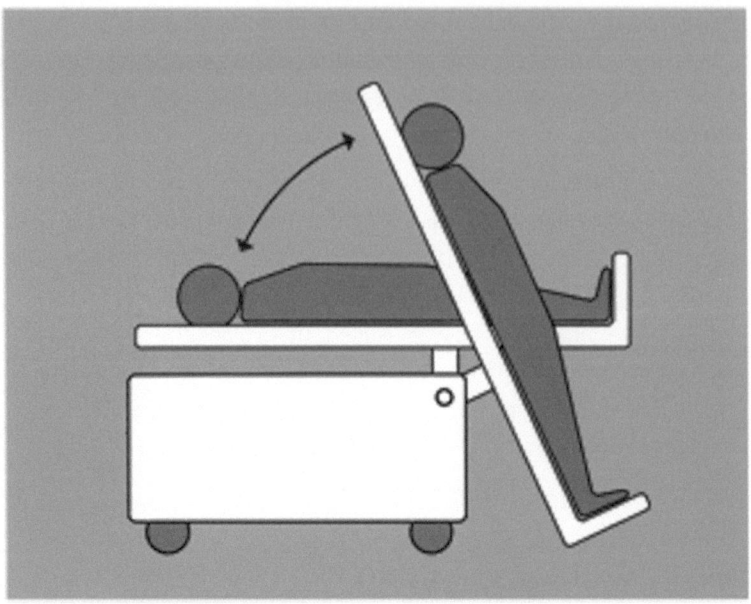

Figuur 7.1 Kantelproef.

Vasovagale syncope kent een goede prognose en er is geen beperking van de levensverwachting. De asystolie die bij vasovagale syncope gezien wordt, verschilt daarom wezenlijk van de asystolie bij een cardiale syncope. Bij een vasovagale syncope is de hartstilstand het gevolg van een abnormale reflex, terwijl dit bij een cardiale syncope juist een uiting is van een ziek hart. De abnormale reflex bij vasovagale syncope is per definitie self-limiting: de hartstilstand zal leiden tot een hersenstilstand waardoor de reflex vanzelf zal ophouden. Er is dus geen reden om onze patiënt een pacemaker te geven om hem langer in leven te houden. Ook voor het voorkómen van aanvallen is er geen indicatie voor een pacemaker bij vasovagale syncope. Die zou alleen effectief zijn als de syncope volledig door de asystolie verklaard kan worden. Dit is bij vasovagale syncope zelden het geval. De term vasovagaal geeft al aan dat de reflex twee componenten kent: *vaso*dilatatie en een overmaat *vagale* activiteit. De vasodilatatie heeft een bloeddrukdaling tot gevolg. De vagale prikkeling leidt tot bradycardie of een asystolie en klachten als misselijkheid of braken. Het is bekend dat de verhouding tussen beide mechanismen kan wisselen van aanval tot aanval. De kans is dus groot dat er bij een volgende aanval geen asystolie optreedt. Als de vaatverwijding het dominante mechanisme voor een vasovagale syncope is, heeft een pacemaker niet zoveel zin; meer pompen kan het 'lek' in het vaatbed niet dichten.

Vraag 7. Zijn er speciale leefregels voor patiënten met vasovagale syncope?

Leefregels vormen de hoeksteen van de behandeling van vasovagale syncope. De meest effectieve aanpak om nieuwe aanvallen te voorkomen is het aanleren van manoeuvres. Dit houdt in dat de patiënt direct bij het ontstaan van de klachten de spieren spant (bijvoorbeeld kruisen van de benen, hurken, vuisten maken) en indien mogelijk gaat zitten. Inzet van deze manoeuvres leidt tot een bloeddrukstijging waardoor de aanval niet doorzet en niet leidt tot bewusteloosheid. Het liefst worden deze manoeuvres direct geïllustreerd bij een kantelproef zodat de patiënt direct ook terugkoppeling krijgt van de bloeddrukverandering. Het effect op het begrip van de aandoening en op de herhalingskans is aanzienlijk; het is gebleken dat de kans op een volgende aanval met 40% afneemt. Los daarvan neemt de kans op vasovagale syncope af als men ruim vocht en zout inneemt. Ook het verbeteren van de fysieke conditie heeft een preventief effect.

Literatuur

Dijk JG van, Thijs RD, Zwet E van, et al. The semiology of tilt-induced reflex syncope in relation to electroencephalographic changes. Brain. 2014;137:576-85.

LaFrance WC Jr, Baker GA, Duncan R, et al. Minimum requirements for the diagnosis of psychogenic nonepileptic seizures: a staged approach: a report from the International League Against Epilepsy Nonepileptic Seizures Task Force. Epilepsia. 2013;54:2005-18.

Moya A, Sutton R, Ammirati F, et al. Guidelines for the diagnosis and management of syncope (version 2009): The Task Force for the Diagnosis and Management of Syncope of the European Society of Cardiology (ESC). Eur Heart J. 2009;30:2631-71.

Thijs RD, Dijk JG van, Bloem BR. Falls, fits, faints and funny turns. J Neurol. 2009;256:155-67.

Thijs RD, Wieling W, Dijk JG van. Wegrakingen en de rol van de neuroloog. Tijdschr Neurol Neurochirurg. 2011;112:208-17.

8 DE EERSTE AANVAL: HOE SNEL TE HANDELEN?

C.A. van Donselaar

Casus

Tijdens uw dienst wordt u om 22.00 uur naar de spoedeisende hulp (SEH) geroepen. Door de ambulancedienst is een 23-jarige vrouw binnengebracht die volgens de overdracht van de ambulancedienst op straat een gegeneraliseerd tonisch-clonisch insult heeft doorgemaakt. Ze is inmiddels weer aardig bij. Ze is niet bekend met epilepsie en ze is ook niet bekend in de ziekenhuisadministratie. U treft een vrouw aan die direct de ogen opent op aanspreken; ze is wat traag maar verder goed georiënteerd. Ze weet niet wat er gebeurd is. Het laatste dat ze weet is dat ze lopend op weg was naar een vriendin. Ze voelde de wegraking niet aankomen. Ze kwam in de ziekenauto weer bij. Ze is verder goed gezond. Er waren geen bijzondere omstandigheden. Ze heeft op haar tong gebeten maar is niet incontinent geweest. Bij navraag heeft ze nu last van hoofdpijn en spierpijn. Bij neurologisch onderzoek vindt u een wondje aan de zijkant van de tong. Er zijn geen focale neurologische uitvalsverschijnselen.

Vraag 1. Hoe stelt u de diagnose epileptische aanval?

De diagnose insult wordt primair gesteld op grond van de beschrijving van de aanval. Niet alles wat valt en schokt is epilepsie. Omdat onze patiënte een wegraking heeft gehad, er geen uitlokkende omstandigheden waren, ze maar langzaam bijgekomen is en er sprake is geweest van een tongbeet zal bij haar de diagnose epileptische aanval worden gesteld ook al ontbreekt een ooggetuige.

Ook bij een syncope of hartritmestoornissen kunnen spierschokken (myoclonieën) voorkomen. Een nauwkeurige beschrijving van de aanval, bij voorkeur via een ooggetuige, is cruciaal. Een aantal elementen uit het verhaal van onze patiënte pleit voor epilepsie. Bij een syncope verwacht je een uitlokkend moment; vandaar dat de vraag belangrijk is onder welke omstandigheden de aanval optrad. De myoclonieën bij een syncope duren vaak maar kort (seconden) en zijn wat meer 'fladderig' van aard, terwijl het beloop van een gegeneraliseerd tonisch insult veel meer een vast stramien vertoont: eerst de algehele verkramping en daarna hevige, symmetrische schokken die uitdoven. Na een syncope zijn mensen vrijwel direct weer helder terwijl patiënten na een tonisch-clonisch insult, zoals ook bij onze casus het geval was, maar langzaam bijkomen en het vaak nog een tijd (minuten tot uren) duurt voor ze zich weer de oude voelen. Wanneer patiënten met een syncope niet plat worden neergelegd maar rechtop worden gehouden, kan de syncope veel langer duren en kan het onderscheid met een tonisch-clonisch insult steeds moeilijker worden. Wegrakingen door hartritmestoornissen worden soms voorafgegaan door een licht gevoel in het hoofd of hartkloppingen maar kunnen ook per acuut optreden. Soms worden ze uitgelokt door lichamelijke inspanning. Ook myoclonieën bij ritmestoornissen zijn vaak kort en 'fladderig'. De patiënten komen meestal snel weer bij. De leeftijd en het ontbreken van een cardiale voorgeschiedenis maken een cardiale oorzaak onwaarschijnlijk, maar sluiten die zeker niet uit. Onze patiënte had op haar tong gebeten en had bij onderzoek inderdaad een wondje aan de zijkant van de tong. We beschouwen een laterale tongbeet als vrijwel pathognomonisch voor een tonisch-clonische aanval. Een wondje op het puntje van de tong kan door een val zijn veroorzaakt. Kenmerkend voor een epileptische aanval is ook dat de patiënt tijdens de aanvals- of ictale fase de ogen open heeft. Urine-incontinentie heeft geen differentiaaldiagnostische betekenis. Spierpijn kan passen bij een doorgemaakt tonisch-clonisch insult maar kan ook veroorzaakt zijn door een ongelukkige val. Soms melden patiënten pas bij expliciete navraag dat er al eerder kleine aanvalletjes zijn geweest. Dat kan gaan om focale trekkingen (eenvoudig partiële motorische aanvallen of myoclonieën) of een aura. Wanneer de verschijnselen een stereotiep beloop hebben gehad moet je altijd aan epilepsie denken. Naast syncope en hartritmestoornissen kan er ook sprake zijn geweest van een metabole stoornis, bijvoorbeeld een wegraking op basis van een hypoglykemie, hyperventilatie, psychogene wegraking, narcolepsie (kataplexie), prikkeling van de sinus caroticus enzovoort.

Ook bij eenvoudig partiële aanvallen en complex partiële aanvallen zal de diagnose epileptische aanval primair worden gesteld op grond van de beschrijving van de aanval door de patiënt en een ooggetuige.

Vraag 2. Wanneer en hoe moet u deze aanval couperen?
Bij onze patiënte is er geen reden om haar nu een benzodiazepine te geven of op te laden met een anti-epilepticum. De aanval is immers over.

De meeste epileptische aanvallen gaan vanzelf over. De ictale fase van een gegeneraliseerd tonisch-clonisch insult (algehele verkramping gevolgd door schokken) duurt doorgaans maar enkele minuten en dooft dan vanzelf uit. Het heeft geen zin om dan alsnog een benzodiazepine te geven omdat dat de postictale fase alleen maar verlengt en de patiënt er ook nog beroerd van kan worden. Een gegeneraliseerde aanval moet je pas couperen wanneer de schokken of de verkramping langer duren dan 5 minuten. Hiervoor gebruiken we op de spoedeisende hulp midazolam (5 mg i.v. of 10 mg subcutaan/intramusculair/intranasaal) of lorazepam 4 mg wanneer een intraveneuze toegangsweg beschikbaar is. Diazepam rectiole wordt wel in de thuissituatie gebruikt, zeker bij kinderen. Midazolam neusspray is een goed alternatief maar is relatief duur en beperkt houdbaar.

Vraag 3. Moet u een patiënt nu opnemen?
Wanneer onze patiënte weer helemaal helder is zou ze weer naar huis kunnen in afwachting van verder aanvullend onderzoek. Er zijn geen alarmerende symptomen of klachten en de kans op een recidief binnen enkele dagen is klein.

Of je een patiënt opneemt hangt af van de kans op een recidief op korte termijn en van de sociale omstandigheden. Hiervoor zijn er geen eenduidige richtlijnen, maar zal het meestal om een individuele inschatting gaan. Wanneer het een eerste aanval betreft, de patiënt weer helder is, er geen alarmerende klachten of symptomen zijn en er een adequate thuissituatie is, kan de patiënt weer naar huis in afwachting van verdere diagnostiek. Het is goed daarbij in te gaan op de ongerustheid en angst bij de familie of verzorgers. De meeste mensen die voor het eerst een tonisch-clonisch insult zien, denken dat de patiënt doodgaat. Ook een patiënt die bekend is met epilepsie, een hem/haar bekende aanval heeft gehad en van wie bekend is dat de aanvallen altijd geïsoleerd en niet in series optreden, kan naar huis. Een alleenwonende patiënt met een recent longcarcinoom die binnenkomt met een focaal insult zul je meestal wel willen houden en je zult proberen op korte termijn een MRI te krijgen om te zien of er sprake is van een hersenmetastase als onderliggende oorzaak.

Vraag 4. Welk onderzoek doet u wanneer?
Bij onze patiënte zal bij aankomst op de SEH bloedonderzoek zijn gedaan waarbij vooral het natrium- en calciumgehalte en de glucosewaarde van belang zijn. Daarnaast zal een ECG moeten worden gedaan en een EEG en een MRI worden aangevraagd. Deze onderzoeken kunnen ook poliklinisch worden aangevraagd.

Bij binnenkomst op de SEH zal er meestal al direct bloedonderzoek zijn gedaan. Zowel een hypoglykemie, hyponatriëmie als hypocalciëmie kan een epileptische aanval veroorzaken, maar vaak zal de voorgeschiedenis en medicatiegebruik aanwijzingen opleveren om in de richting van een metabole stoornis als onderliggende oorzaak te zoeken. Wanneer de patiënt pas na een lang interval op de polikliniek wordt gezien, heeft routinebloedonderzoek niet veel zin. Bij 'nieuwe' wegraking(en) wordt geadviseerd altijd een ECG af te nemen dat soms aanwijzingen voor een onderliggende hartritmestoornis zoals een verlengd QT-syndroom kan laten zien. Bij alle 'nieuwe' patiënten met epilepsie dient beeldvorming te worden gedaan, behalve bij die patiënten (kinderen) die een specifieke epilepsievorm hebben waarbij de kans op het vinden van een oorzakelijke laesie klein is. Een MRI-schedel heeft de voorkeur boven een CT-scan van de schedel. In acute situaties, bijvoorbeeld bij verdenking op een acuut-symptomatische onderliggende oorzaak zoals een hersenbloeding, kan een CT-scan volstaan. Houd er rekening mee dat vaak dan toch nog alsnog een MRI wordt aangevraagd wanneer de onderliggende oorzaak niet duidelijk is of een gevonden afwijking betere beeldvorming rechtvaardigt. Wanneer op korte termijn een MRI kan worden gemaakt kan dan een CT-scan worden vermeden. Bij onze patiënte is er geen reden om acuut een CT-scan van de schedel te doen en heeft een MRI-schedel de voorkeur. Wanneer er geen sprake is van een acuut-symptomatische oorzaak zal een EEG worden aangevraagd. De bevindingen op het EEG kunnen na een eerste aanval bijdragen aan de classificatie van de epilepsie en geven een indicatie over de recidiefkans. Wanneer er twijfel is aan de diagnose epileptische aanval kan het helpen om zo snel mogelijk na de aanval een EEG te maken omdat een postictaal beeld op het EEG de diagnose epileptische aanval bevestigt en ook kan bijdragen aan de classificatie van de epilepsie. In de dagelijkse praktijk blijkt dit echter vaak niet te realiseren te zijn. Als een eerste EEG normaal is of onduidelijke afwijkingen vertoont en de klinische verdenking op epilepsie voldoende hoog is, is herhaling van het EEG na slaapdeprivatie aangewezen. Bij verdenking op een juveniele myoclonusepilepsie wordt het EEG bij voorkeur 's morgens vroeg gemaakt om de 'pakkans' te vergroten.

Vraag 5. Wanneer en hoe gaat u behandelen?
Bij onze patiënte is er geen reden direct te starten met anti-epileptica. Het gaat om een eerste, vooralsnog niet-symptomatische aanval en ook bij expliciet navragen zijn er nooit eerder aanvallen geweest.

Na een eerste insult wordt niet gestart met anti-epileptica tenzij de kans op een recidief hoog is zoals bij een symptomatische oorzaak of wanneer het EEG epileptische afwijkingen laat zien. Bij iedere patiënt dient de afweging wel of niet starten expliciet te worden besproken. Bij een acuut-symptomatische aanval is er geen eenduidige richtlijn. Wanneer de aanval bijvoorbeeld binnen een week na een herseninfarct optreedt kan worden afgewacht, tenzij er sprake is van een status epilepticus. Bij een recidief binnen twee weken na de beroerte zal worden gestart met anti-epileptica die dan na bijvoorbeeld 6 weken tot 3 maanden weer worden afgebouwd. Bij een later recidief (een laat-symptomatische aanval) zal met anti-epileptica worden gestart die dan door worden gegeven. Bij andere vormen van acuut-symptomatische aanvallen zal steeds een individuele afweging worden gemaakt. Bij onze patiënte zal worden afgewacht tenzij het EEG epileptiforme afwijkingen of de MRI een onderliggende structurele oorzaak laat zien.

Vraag 6. Welke leefregels geeft u mee?
De belangrijkste leefregel is dat de patiënte zes maanden niet mag autorijden. Mogelijk wordt dat verkort tot drie maanden, afhankelijk van de resultaten van het aanvullende onderzoek. Bij beroepschauffeurs is die periode veel langer. Daarnaast moet ze gevaarlijke situaties (water, met name in bad gaan, en eventueel werk als dit gevaarlijke situaties op kan leveren) voorlopig vermijden.

Wanneer een patiënt een eerste epileptische aanval heeft gehad mag hij/zij zes maanden niet autorijden. Meerdere aanvallen binnen 24 uur worden beschouwd als één aanval. Wanneer bij aanvullend onderzoek (MRI, EEG) geen relevante afwijkingen worden gevonden is de duur van de rijongeschiktheid drie maanden. Wanneer er sprake is van een geprovoceerde aanval is de duur van de rijongeschiktheid ten minste drie maanden. Een geprovoceerde epileptische aanval (of acuut-symptomatische aanval) is een epileptische aanval die zich voordoet binnen 14 dagen na schedel-hersenletsel, bij een koortsende ziekte, bij een metabole ontregeling of bij een andere identificeerbare causale en vermijdbare factor zoals slaaptekort. De interpretatie hiervan is niet altijd helder. Wanneer mag je slaaptekort, stress enzovoort aanmerken als een vermijdbare provocerende factor? Je hoeft de patiënt niet aan te melden bij het CBR en de patiënt is ook niet verplicht zich aan te melden.

Voor chauffeurs met groot rijbewijs en bij beroepsmatig vervoeren van personen of het meer dan gemiddeld vier uur per dag beroepsmatig vervoer van goederen gelden strengere eisen. Zij mogen pas weer rijden wanneer zij vijf jaar aanvalsvrij zijn gebleven zonder medicatie. Patiënten bij wie de MRI geen relevante afwijkingen heeft laten zien en die geen anti-epileptica hebben gekregen mogen na twee jaar weer rijden wanneer een EEG en een EEG na partiële of gehele slaaponthouding op dat moment geen voor epilepsie relevante afwijkingen hebben laten zien.

Het niet mogen rijden is voor de meeste patiënten een uitermate vervelende beperking. Aan de andere kant staat dat het veroorzaken van een auto-ongeval niet alleen kan leiden tot schade voor henzelf maar ook voor anderen. Naast de rijongeschiktheid worden vaak leefregels gegevens zoals voorzichtig zijn met zwemmen in open water, alleen in bad gaan. Daarnaast zul je specifieke beroepsomstandigheden moeten meewegen om te zien of een mogelijke volgende aanval een risico vormt. Wanneer er duidelijk sprake is van een vermijdbare provocatie zul je dit ook bespreken.

Vraag 7. Welke informatie geeft u aan een patiënt?

Een epileptische aanval komt veel voor, geschat wordt dat 5% van de bevolking ooit in zijn leven een epileptische aanval krijgt. Vaak wordt er geen concrete verklaring gevonden waarom iemand een epileptische aanval heeft doorgemaakt.

Wanneer er geen alarmerende klachten of symptomen zijn en de patiënt ook geen maligniteit in zijn voorgeschiedenis heeft, is de kans op het vinden van een onverwachte, onderliggende structurele oorzaak klein. Bij veel patiënten met een eerste aanval vinden we geen onderliggende oorzaak. De recidiefkans wordt geschat op 40% in twee jaar waarbij de meeste recidieven optreden binnen een half jaar na de eerste aanval. Wanneer de MRI normaal is en ook bij EEG-onderzoek geen relevante afwijkingen worden gevonden is die recidiefkans nog veel lager. Dat is ook de reden om in eerste instantie geen medicatie voor te schrijven. De recidiefkans wordt veel hoger wanneer de MRI wel een onderliggende structurele oorzaak laat zien of het EEG voor epilepsie relevante afwijkingen laat zien. Dan kan de afweging wel of niet behandelen anders komen te liggen. Ook wanneer de aanvallen terugkomen zal meestal met behandeling worden gestart. Epilepsie is een aandoening die met medicijnen meestal goed kan worden behandeld, alleen moet je soms zoeken naar de juiste medicatie of de juiste dosering. Aanpassen van leefstijl kan zinvol zijn. Stress en bijvoorbeeld slaaptekort kunnen de aanvalsdrempel bij sommige vormen van epilepsie verlagen.

Bij onze patiënte werden bij aanvullend onderzoek geen relevante afwijkingen gevonden. Ze werd na drie maanden nog een keer op de polikliniek teruggezien. Er hadden zich geen nieuwe aanvallen meer voorgedaan en de ergste schrik bij haarzelf en haar omgeving was gezakt. Ze werd daarna voor controle ontslagen.

Literatuur

Marson AG. When to start antiepileptic drug treatment and with what evidence? Epilepsia. 2008;49(Suppl 9):3-6.
Richtlijn Epilepsie van de Nederlandse Vereniging voor Neurologie. Hoofdstuk Antiepileptica. http://epilepsie.neurologie.nl.
Wiebe S, Téllez-Zenteno JF, Shapiro M. An evidence-based approach to the first seizure. Epilepsia. 2008;49(Suppl 1):50-7.
www.epilepsie.nl/documenten/2010-08_pdf_staatscourant_regeling_rijgeschiktheid.pdf.
www.epilepsie.nl/leven_met_epilepsie/autorijden.

9 IS HET MIGRAINE?

J.A. Carpay

Casus

Clara, een verder volkomen gezond en intelligent meisje van 12 jaar, wordt verwezen naar de neuroloog wegens aanvallen van visuele hallucinaties. De huisarts denkt aan epilepsie, aura's bij migraine of iets psychisch. De aanvallen bestaan sinds een half jaar en treden een- tot viermaal per maand op, ze duren ongeveer een half uur. Het meisje beschrijft zowel vlekken van wazig zien, zwart-witte zigzagfiguren met fel witte stukken als vervorming van figuren (met name van andere mensen). De visuele verschijnselen beginnen meestal klein en worden langzaam groter. De aanvallen verlopen niet altijd precies hetzelfde. Na dergelijke aanvallen is ze moe en heeft lichte hoofdpijn, maar geen echte migraine. De aanvallen maken haar angstig, ze raakt al in paniek als ze denkt dat een aanval gaat beginnen. Ze wordt vooral angstig als er bij de aanvallen vervorming optreedt van haar waarneming van andere mensen, die abnormaal grote ledematen krijgen of een heel groot hoofd. Ze gilt en schreeuwt dan en lijkt ontroostbaar tot de aanval voorbij is. Soms lijkt ze een taalstoornis te hebben tijdens de aanval en gebruikt dan verkeerde woorden of kan woorden niet vinden. Na afloop kan ze het verloop van de aanval exact navertellen (ze heeft geen amnesie). Haar ouders durven Clara niet goed meer naar school of naar sociale activiteiten te laten gaan, tenzij ze direct in de buurt zijn. De schoolprestaties zijn verder prima en enige aanleiding voor psychische ontregeling lijkt er niet te zijn. De familieanamnese is negatief voor epilepsie en psychose. Haar moeder heeft een depressie doorgemaakt na de geboorte van Clara. Haar vader heeft af en toe een aanval van migraine met aura.

Vraag 1. Heeft dit meisje waarschijnlijk migraine-aura's of epilepsie?

De waarschijnlijkheidsdiagnose is migraine met aura. Migraine (met aura) komt tien keer meer voor dan (occipitale) epilepsie en is dus a priori meer waarschijnlijk. Migraine-aura's bestaan meestal uit een mix van negatieve (door uitval gekenmerkte) en positieve (prikkelings)symptomen van de hersenschors en duren 20-60 minuten. Migraine-aura's zijn bij 99% van de patiënten ten minste voor een deel visueel. Epilepsieaanvallen verlopen bij dezelfde patiënt doorgaans precies hetzelfde (ze zijn stereotiep), duren meestal veel korter (< 5 minuten) en gaan gewoonlijk niet gepaard met zigzagfiguren en scotomen. Hoofdpijn (ook met migrainekenmerken) komt ook veel voor na een epilepsieaanval, en dat gegeven differentieert hier dus niet. Verwardheid en angst tijdens en na een aanval komen voor bij migraine ('confusional migraine') en bij epilepsie.

De term aura ('aura' in het Latijn en het Grieks betekent 'bewegende lucht, briesje') wordt in de neurologie gebruikt als de 'voorbode' van aanvallen, zowel bij migraine als bij focale epilepsie. Eigenlijk klopt dat niet, want de aura is (het voor de buitenwereld onzichtbare deel van) de aanval, en niet de voorbode. We onderscheiden migraine met en migraine zonder aura. Typisch voor migraine zijn de ernstige hoofdpijnaanvallen, die gepaard gaan met toename bij beweging en misselijkheid en uren tot enkele dagen kunnen duren. Bij migraine wordt de aura echter niet altijd gevolgd door een hoofdpijnaanval die voldoet aan de criteria voor migraine, zoals bij Clara het geval is. In de formele classificatie van migraine, de ICDH-II, wordt dit '1.2.2 typische aura met non-migrainehoofdpijn' genoemd. De classificatie kent ook migraine-aura zonder enige hoofdpijn erna.

Een visuele migraine-aura ontstaat door een golf van elektrische ontregeling in de occipitale cortex van het brein, een 'cortical spreading depression' (CSD). Zelden gaat de CSD door naar andere hersengebieden, en de aurasymptomen veranderen dan in symptomen typisch voor die gebieden (tintelingen, taalstoornissen, verlamming). Een CSD is een vrij langzaam over de cortex voortgaand fenomeen dat zich niet beperkt tot neuronale netwerken/neuronen en verschilt daarmee dus van de epilepsieaanval.

De prevalentie van migraine op de basisschoolleeftijd is circa 5% en loopt op tot 25% bij volwassen vrouwen in de vruchtbare leeftijd. Ongeveer een derde heeft migraine met aura, de rest zonder aura. Migraine is niet psychisch of psychosomatisch, maar een met epilepsie vergelijkbare ziekte van de hersenen die zich vooral uit in typische aanvallen, zij het minder eenvormig binnen een patiënt dan doorgaans het geval is bij epilepsie. Migraine wordt verondersteld een genetische basis te hebben. Waarschijnlijk spelen genen die coderen voor de functie van ionenkanalen in de hersenen een rol ('channelopathy' of kanalopathie). Voor de zeldzame variant 'hemiplegische migraine' zijn thans drie genafwijkingen bekend. In tegenstelling tot epilepsie, die meestal secundair is aan hersenschade, is het bij migraine niet aannemelijk dat focale schade in het brein aanleiding geeft tot ontstaan van de ziekte.

Vraag 2. Welke soort visuele hallucinaties passen het beste bij migraine, en welke bij epilepsie?

Typisch voor migraine met aura zijn hallucinaties met zigzagfiguren, vervormd zien (inclusief het zeldzame 'Alice in Wonderland-syndroom') en een ontwikkeling van de hallucinaties van klein naar groot in één van beide gezichtsvelden. Bij focale epilepsieaanvallen in het occipitale (visuele) gebied passen bollen en kleuren. Ook hier is vervormd zien beschreven.

Migraine-aura's bestaan vrijwel altijd uit een voorbijgaande visuele sensatie, met iets van zigzagelementen of een volledig zogenoemd fortificatiespectrum (figuur 9.1). Ook (combinaties van) wazig zien, een blinde vlek (scotoom), of stilstaande lichtjes of vlekken komen voor. Vaak begint de visuele afwijking klein en groeit met een beweging van de neus af naar de buitenranden van het gezichtsveld, in typisch 15-30 minuten. Flikkeringen zijn typisch 10-15 Hz. Meestal is de migraine-aura kleurloos.

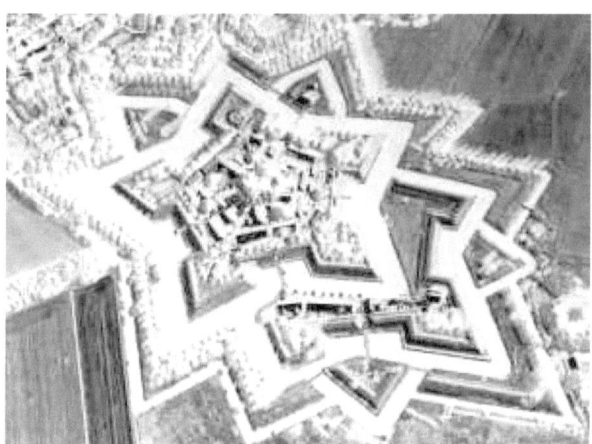

Figuur 9.1 Voorbeeld van een fortificatie.

Patiënten met het Alice in Wonderland-syndroom (AWS) hebben aanvallen van abnormale perceptie van het eigen of andermans lichaam, waarbij de proporties niet meer kloppen (figuur 9.2). Dit syndroom is ook bekend onder de naam 'metamorfopsie'. Het wordt vooral gezien bij kinderen en jongvolwassenen, heeft een doorgaans gunstig spontaan beloop en wordt vooral toegeschreven aan migraine of epilepsie, maar kan ook een uiting zijn van ontregeling in het brein bij een infectie (Epstein-Barr-virus, griep) of intoxicatie. Het fenomeen is ook beschreven bij de behandeling van migraine met topiramaat – oorspronkelijk als anti-epilepticum ontwikkelt. Vermoedelijk is er bij AWS bij migraine door de CSD een verstoring in de functie van hogere visuele centra, waardoor kennelijk vooral menselijke figuren niet meer 'normaal' geproportioneerd worden waargenomen. Of dit komt door 'prikkeling' of 'uitval' is onduidelijk, evenals de precieze lokalisatie van het fenomeen. Het is natuurlijk ook mogelijk dat een dergelijke ontregeling in de visuele verwerking/interpretatie optreedt in het kader van epilepsie.

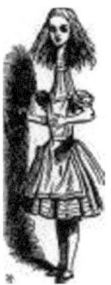

Figuur 9.2   Voorbeeld van het Alice in Wonderland-syndroom (AWS).

De term 'retinale migraine' die wel eens wordt gebruikt voor exclusief visuele aanvallen, vooral van visusvermindering of -verlies, maar ook meer passend bij migraine met aura, is vermoedelijk onjuist. Het gaat bij visuele aura's om een occipitaal cerebraal fenomeen.

Epileptische visuele aura's verlopen anders: meestal beschrijven patiënten het zien van gekleurde bollen in één gezichtsveld, dit wijst op betrokkenheid van de primaire visuele cortex, bij bewegende verschijnselen (bollen, stippen, strepen, blokjes die bijvoorbeeld van links naar rechts gaan) wijst dit naar betrokkenheid van 'hogere' visuele centra.

Vraag 3. Wat is de beste manier om de diagnose met voldoende zekerheid te stellen?

De diagnose migraine-aura's met 100% zekerheid stellen is hier vermoedelijk niet mogelijk en ook niet nodig. De uitgebreide differentiële diagnose van deze aanvallen is:
a.   focale epilepsie;
b.   (recidiverende acute) encefalopathie bij infectie of intoxicatie;
c.   psychose;
d.   migraine.

Als u a tot en met c heeft overwogen en onwaarschijnlijk acht, blijft met voldoende zekerheid d over. Epilepsie is nog minder waarschijnlijk indien een interictaal EEG geen epileptiforme afwijkingen toont. Een tekening van de hallucinaties door het meisje kan hier ook helpen bij de differentiële diagnose epilepsiemigraine. Overigens is er een grijs gebied van overlap tussen epilepsie en migraine.

De diagnose migraine is niet biologisch objectiveerbaar en berust op de toepassing van de ICHD-II-criteria. Volgens deze classificatie moeten aanvallen voldoende typisch zijn voor migraine-aura en moeten andere oorzaken zijn uitgesloten. Het is onwaarschijnlijk dat de zich herhalende aanvallen passen bij infectie, intoxicatie of psychose, hiernaar hoeft u nu geen verder onderzoek te doen. Een interictaal EEG verkleint wel de kans dat u met epilepsie te maken heeft maar geeft geen volledige zekerheid. Beeldvorming (MRI-hersenen) is alleen aan de orde als u de diagnose epilepsie voldoende sterk overweegt. Voor de diagnose migraine heeft MRI-diagnostiek geen meerwaarde.

Het maken van een tekening van de visuele verschijnselen door betrokkene kan diagnostisch zeer effectief zijn. Het helpt soms ook om ouders te vragen een aanval te filmen, opdat de deskundige neuroloog kan zien of zich toch geen symptomen voordoen die meer voor epilepsie pleiten en die mogelijk door omstanders worden gemist.

Migraine en epilepsie kunnen samen voorkomen, met name op de kinderleeftijd waarop we ook de meer genetisch bepaalde (in tegenstelling tot symptomatische) epilepsievormen zien. De kans op epilepsie is bij mensen (vooral kinderen) met migraine verhoogd en vice versa. Beide zijn aandoeningen met een abnormale (verhoogde) corticale exciteerbaarheid die zich uit in aanvallen van abnormale waarneming en/of gedrag. Bewijs voor het bestaan van een aandoening waarbij een migraineaanval overgaat in een epilepsieaanval ('migralepsie') is er vrijwel niet. Wel is postictale hoofdpijn na een epilepsieaanval vrij gebruikelijk en kan deze hoofdpijn erg lijken op migraine.

Vraag 4. Welke mogelijkheden zijn er voor behandeling?
Migraineaanvallen worden doorgaans acuut behandeld met pijnstillers en/of triptanen. Migraine-aura's zijn echter niet behandelbaar met aanvalsmedicatie. Ze reageren wel op preventieve medicatie die gericht is op het verminderen van corticale prikkelbaarheid. Meestal worden hiervoor bètablokkers of anti-epileptica gebruikt. Doel van behandeling is het onderdrukken van het optreden van aanvallen zonder substantiële bijwerkingen. Migraine is minder goed te behandelen dan epilepsie, zelden wordt totale remissie bereikt. Preventieve medicatie geeft in de meerderheid bijwerkingen, en wellicht zijn

migrainepatiënten gevoeliger voor bijwerkingen dan mensen met epilepsie. Slechts wanneer migraine-aura's of -aanvallen een grote impact hebben op het functioneren is preventieve medicatie gerechtvaardigd. Besluitvorming hierover dient dus zorgvuldig met de betrokkene te worden afgestemd, inclusief afspraken over een kritische follow-up van het resultaat.

Behandeling met geneesmiddelen beïnvloedt niet het natuurlijke beloop van migraine en is pure symptoombestrijding. Het is gebruikelijk om vanaf twee tot drie aanvallen van migrainehoofdpijn per maand preventieve medicatie te overwegen, vooral wanneer een aanvalsbehandeling tekortschiet. Voor de preventieve behandeling van aura's zonder hoofdpijn is minder houvast te vinden in de richtlijnen en zal het erg van de individuele impact van aura's afhangen. Angst en onbegrip zijn wellicht deels weg te nemen met goede informatie, inclusief het tonen van animaties van migraine-aura's op YouTube. De meest gebruikte profylaxemiddelen voor migraine werken doorgaans ook bij migraine-aura en zijn in diermodellen effectief in het onderdrukken van CSD's. Soms is de klinische reactie op de aura anders dan op de hoofdpijn, meestal verdwijnen dan de aura's beter dan de migrainehoofdpijn. De meest gebruikelijke eerste stap bij kinderen met frequente migraine is toepassing van een bètablokker. Anti-epileptica (valproaat, topiramaat) met een registratie voor migraine behoren alleen te worden voorgeschreven door artsen met voldoende ervaring. Voor de behandeling van aura's zonder (noemenswaardige) hoofdpijn wordt – naast de reguliere migraineprofylactica – ook wel van het anti-epilepticum lamotrigine gebruikgemaakt (dat op migrainehoofdpijn weinig effect heeft) omdat dit middel minder bijwerkingen geeft dan valproaat of topiramaat.

Het zal duidelijk zijn dat een respons op medicatie niet veel zegt over de differentiële diagnose migraine-aura versus epilepsie, waar dezelfde middelen worden ingezet met hetzelfde doel. De medicatierespons is dus niet diagnostisch. De kans op respons bij migraine is kleiner dan bij epilepsie: bij migraine schatten we dat met profylaxe bij 50% een vermindering van 50% van de aanvallen bereikt wordt, bij epilepsie is de kans op totale remissie zeker 60%. Bij epilepsie is bekend dat een uitblijvende respons een sterke afname geeft van de kans op respons op een volgend middel, bij migraine is dat niet goed uitgezocht. Mogelijk zijn mensen met migraine gevoeliger voor bijwerkingen van medicatie dan mensen met epilepsie.

Literatuur
Bauer PR, Carpay JA, Terwindt GM, et al. Headache and epilepsy. Curr Pain Headache Rep. 2013;17:351.
Goadsby PJ, Lipton RB, Ferrari MD. Migraine – current understanding and treatment. N Engl J Med. 2002;346:257-70.

Hansen JM, Baca SM, Vanvalkenburgh P, Charles A. Distinctive anatomical and physiological features of migraine aura revealed by 18 years of recording. Brain. 2013;136:3589-95.
International Headache Society. ICHD-II. http://ihs-classification.org/en/02_klassifikation. Geraadpleegd 15 juli 2014.
Mulleners WM, Haan J, Dekker F, Ferrari MD. Preventieve behandeling van migraine. Ned Tijdschr Geneeskd. 2010;154:A1512.

10 EPILEPSIE EN SLAPERIGHEID OVERDAG

A.W. de Weerd

Casus

De heer A. is 25 jaar. Sinds zeven jaar heeft hij nachtelijke aanvallen die als epileptisch zijn geduid. De aanvallen komen vrijwel elke nacht voor. Per nacht kan hij tot tien aanvallen hebben. Er zijn diverse vormen van anti-epileptica (AED's) geprobeerd, zowel enkele medicatie als in de vorm van combinaties. Op het moment van verwijzing gebruikt A. carbamazepine. Daarnaast heeft hij een nervus vagus-stimulator (NVS). Met deze combinatie gaat het redelijk, maar hij is zeker niet aanvalsvrij. Elke nacht zijn er nog een tot drie aanvallen en A. voelt zich chronisch moe en is zelfs overmatig slaperig overdag. Dit wordt toegeschreven aan het voortdurende slaaptekort door de frequente aanvallen. Overdag zijn er nooit aanvallen, behalve bij het begin van de aandoening, nu zeven jaar geleden. Het matige succes van alle therapie is reden geweest voor verwijzing naar ons centrum.

De nachtelijke aanvallen worden door de partner van A. duidelijk omschreven. Bovendien zijn er enkele homevideo's waarop aanvallen te zien zijn. Helaas start de video steeds als de aanval al bezig is. De combinatie van heteroanamnese en de video's geeft toch voldoende aanknopingspunten. Vanuit waarschijnlijk non-remslaap begint de aanval met strekken van de rechterarm en buigen van de linkerarm in de elleboog. Daarna volgt onrust en gaat de aanval binnen 5 tot 10 seconden over in een gegeneraliseerde aanval met strekken van beide armen en de beide benen. Na ongeveer 1 minuut verdwijnen deze verschijnselen en is A. enige minuten slap. Tijdens de aanval en in de minuten waarin hij slap is, is hij niet aanspreekbaar. Het bewustzijn komt echter spoedig terug en A. beseft dat hij een aanval heeft gehad. Het maakt weinig indruk op hem en hij slaapt snel weer in. Deze gang van zaken is gezien de verkregen gegevens stereotiep. Wij zien dat ook bij video-EEG bij ons en op de elders gemaakte registratie. Opvallend daarbij is dat het EEG ons in de steek laat, deels door de artefacten van de strekbeweging, deels (na filtering en andere artefactbestrijding) omdat er behalve van vervlakking van het EEG niets afwijkends te zien is (figuur 10.1). Ook na de aanval zijn er in het EEG geen aanknopingspunten. De (3T-)MRI is normaal.

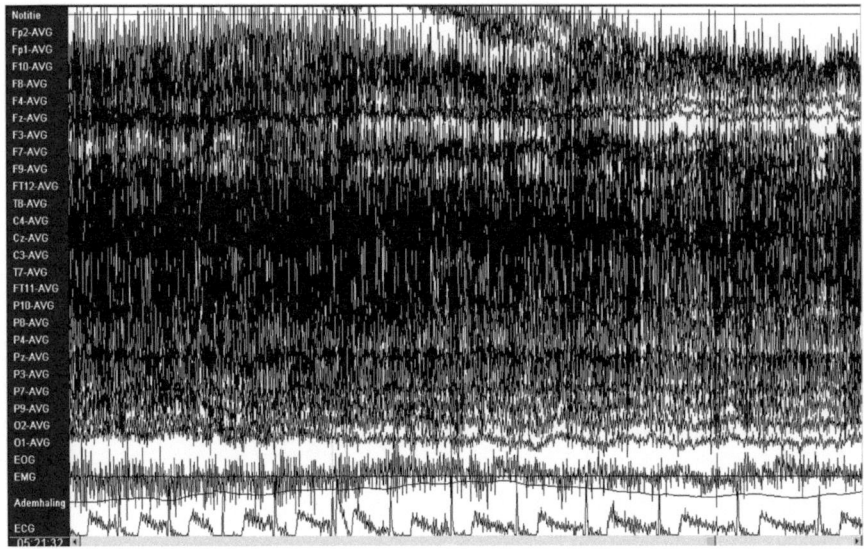

Figuur 10.1   De aanval van A. is circa 10 seconden geleden begonnen. Het EEG is onleesbaar door de artefacten van de tonische kramp. Let op het ademhalingskanaal: er is geen flow. Deze registratie was gericht op de epilepsie. Slechts één kanaal werd gebruikt voor registratie van de ademhaling (thermistor voor mond en neus) die alleen informatie geeft over de flow van lucht. Bij een latere registratie gericht op slaap en eventuele stoornissen daarin bleek dat er ook geen ademexcursies waren in thorax en abdomen, wat wijst op falen van de ademhalingsspieren. Dit ten gevolge van de tonische kramp.

Vraag 1. Hoe classificeert u deze aanvallen en waar zou op klinische gronden de aanval beginnen? Is het ongebruikelijk dat het EEG in deze situatie weinig oplevert?

De aanvallen hebben een focaal begin en generaliseren snel. De classificatie is derhalve focale epilepsie met snelle, secundaire generalisatie. Tot voor kort werd dit geclassificeerd als een cryptogene vorm van epilepsie; na invoering van de meest recente classificatie is dit een symptomatische vorm, ook al is er bij beeldvorming niet (direct) een aanknopingspunt voor de genese. De stereotiepe stand van de armen bij het begin van de aanval doet vermoeden dat de linker 'supplementary motor area' (SMA) de plaats van ontstaan is, dan wel vrijwel direct in de aanval betrokken is. De SMA ligt diep in de frontale kwab. Een dergelijke focus geeft alleen bij uitzondering een afwijking in het oppervlakte-EEG. Pas bij uitbreiding van de ontladingen zal er daarin iets te zien zijn. Op dat moment zijn echter de artefacten de stoorzender.

Vraag 2. A. heeft alleen nachtelijke aanvallen. Aan wat voor typen epilepsie moeten we dan vooral denken? Heeft de biologische klok hierin nog een rol?

Een vorm van epilepsie die alleen in de nacht optreedt is bij volwassenen in eerste instantie een frontale vorm van epilepsie ('frontal lobe epilepsy', FLE). Sporadisch is dit een genetisch bepaalde aandoening (autosomaal dominante nachtelijke frontale epilepsie, ADNFLE); zelfs met de huidige genetische technieken is het bewijs hiervoor echter meestal niet te leveren. Daarnaast zijn er diverse typen epilepsie waarbij de aanvallen frequent, maar niet uitsluitend, in de nacht optreden. Op de kinderleeftijd is dit de veelvoorkomende (benigne) epilepsie met centrotemporale scherpe activiteit (Rolandische epilepsie) en – veel zeldzamer – de elektrische status epilepticus in slaap (ESES). Niet strikt aan de kinderleeftijd gebonden komen temporale aanvallen ook relatief veel voor in de nacht. Niettemin ligt de piekfrequentie in voorkomen hiervan in de middaguren. Genetisch bepaalde vormen van gegeneraliseerde vormen van epilepsie, vroeger als idiopathisch geclassificeerd, komen vaak voor op het grensgebied waak-slaap, maar niet in of direct uit de slaap. Uit diverse onderzoeken zijn er voor vooral de frontale en de temporale aanvallen aanwijzingen dat de timing van de aanvallen mede bepaald wordt door het circadiaanse ritme.

Vraag 3. Diverse typen medicatie, al of niet in combinaties, inclusief NVS, geven kortdurend verbetering. Dit is teleurstellend, maar was dit te verwachten?

De frontaal kwab beslaat circa 50% van het totale hersenvolume. Aanvallen kunnen derhalve uit zeer verschillende gebieden ontstaan en daarmee is de prevalentie van FLE, op die van temporale epilepsie na, het hoogst van alle vormen van focale epilepsie op de volwassen leeftijd. Afhankelijk van het gebied van ontstaan in de frontaalkwab zijn de gevoeligheid voor AED's en de prognose zeer verschillend. Over het algemeen is ongeveer 60% van de vormen van FLE met AED's redelijk tot goed te behandelen. Tot voor kort was epilepsiechirurgie moeilijk, omdat precieze bepaling van het gebied van oorsprong van de aanvallen ('onset zone') in dit grote deel van de hersenen niet mogelijk was. Met nieuwe en zeer verfijnde diagnostische technieken, zoals 3T-MRI-, MEG-, PET-scan, ictale SPECT, diepteregistraties, is hier winst behaald, maar toch blijft FLE een moeilijk afgrensbare en daardoor ook lastig behandelbare vorm van epilepsie.

De diagnostiek en therapie van een patiënt als A. blijft vaak beperkt tot bovenstaande. Het is echter goed om alles nog een keer op een rij te zetten en daarmee hopelijk nieuwe aspecten tevoorschijn te brengen.

> Bij het uitdiepen van de anamnese klaagt A. over overmatige slaperigheid overdag. Zijn partner vertelt dat A. op elk rustig moment overdag in slaap valt. Hun sociale leven wordt daardoor in negatieve zin beïnvloed. Verder vertelt zij dat A. in de slaap af en toe ophoudt met ademen. Zij kan niet vertellen of dit gerelateerd is aan de epileptische aanvallen. Bij revisie van het video-EEG, waarbij niet alleen het EEG en video werden geregistreerd, maar ook enkele kanalen voor polygrafie (EMG van diverse spieren, in elk geval de m. mentalis), ECG, ademflow (met behulp van een thermistor) en oogbewegingsregistratie werden gebruikt, bleek dat er tijdens de aanvallen respiratoire stilstand was met een duur tot circa 30 seconden (figuur 10.2). Daar blijft het niet bij. Bij herhaling van het onderzoek met nu volledige beplakking gericht op slaapanalyse zijn er ook buiten de aanvallen ademstops met ongeveer gelijke duur. Deze komen 32 keer per uur slaap voor (apneu-hypopneu-index [AHI]: 32). Tevens blijkt dat de zuurstofsaturatie tijdens deze ademstops terugloopt tot 75-80%. Uiteraard is het al eerder opgevallen dat A. verder gezond is, maar wel 130 kg weegt en 1,96 m lang is, hetgeen tot een body mass index leidt van 34. Zijn buikomvang is 1,10 m.

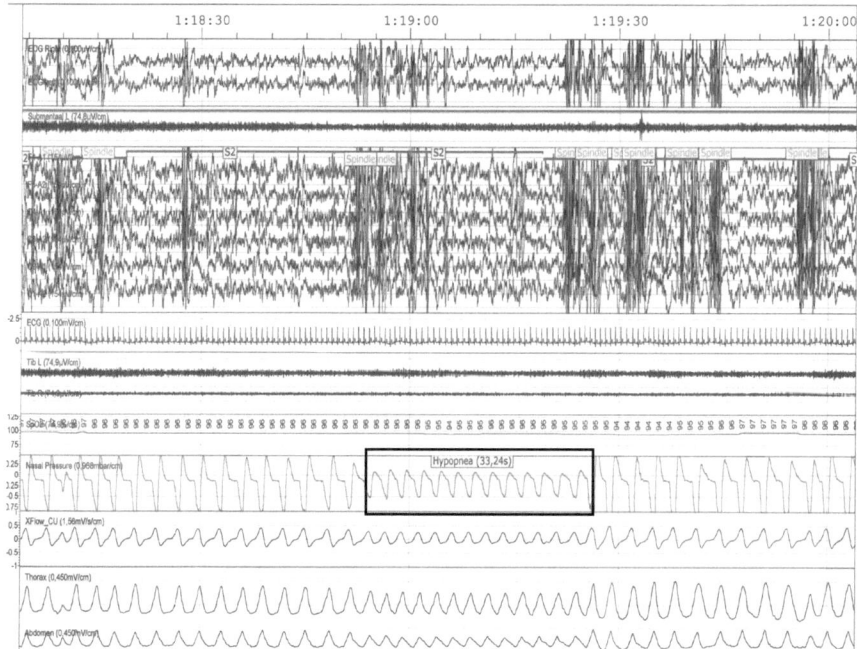

Figuur 10.2 Opname van een andere patiënt dan A. Twee minuten polysomnografie met daarin plotseling een gedeeltelijke ademstop (hypopneu) met een duur van circa 30 seconden.

Vraag 4. Hoe zijn de ademstops tijdens de aanvallen te verklaren? Wat is daarvan de differentiële diagnose? Speelt de aan A. gegeven therapie daarin een rol?

Ademstoornissen komen bij gegeneraliseerde en focale epileptische aanvallen frequent voor wanneer in de aanval een tonische component is, zoals bij A. Alle skeletspieren 'fixeren' in een aangespannen toestand. Dit geldt ook voor de musculatuur die zorgt voor de adembewegingen. Verder kan de elektrische ontlading tijdens de aanval ook direct of indirect invloed hebben op de aansturing van de ademhaling. Het belangrijkste hersencentrum ligt hierbij hoog in de medulla oblongata, maar ook vanuit gebieden in de grote hersenen, onder andere temporaal, en het cerebellum is er aansturing.

De medicatie die A. krijgt heeft geen invloed op de nachtelijke ademhaling. Dit is mogelijk wel het geval voor de NVS-therapie die A. krijgt (zie figuur 10.2 en figuur 10.3, opnamen van een andere patiënt dan A.). NVS geeft impulsen die niet alleen naar de hersenstam gaan doorlopend naar de thalamus, het beoogde principe in de behandeling van epilepsie door middel van NVS, maar beïnvloedt ook het ademcentrum in de medulla oblongata en via descende-

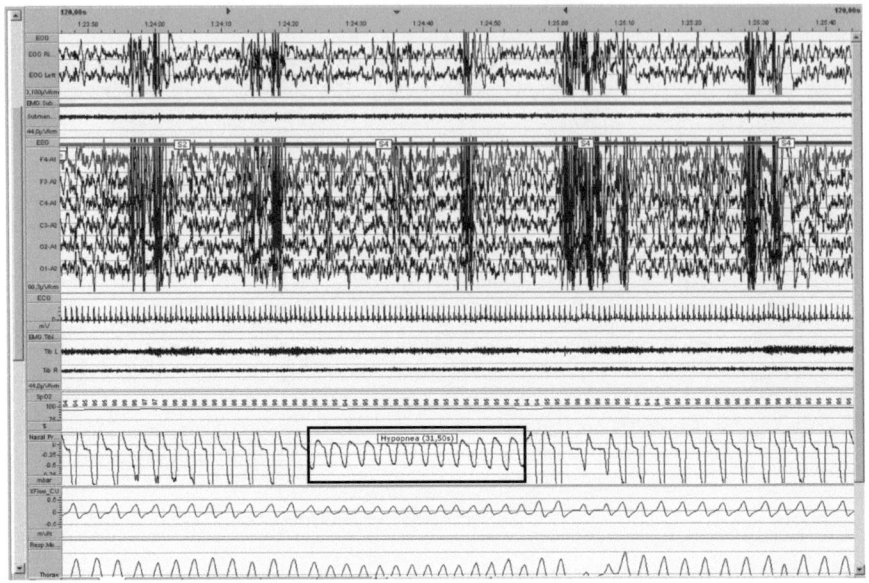

Figuur 10.3 Idem, maar nu 5 minuten later. De respiratiestoornis treedt zowel in figuur 10.2 als in 10.3 op tijdens het aanslaan van de n. vagusstimulator (instelling: elke 5 minuten 30 s stimulatie van de zenuw). De daardoor gegenereerde impulsen hebben niet alleen een anti-epileptisch effect, maar beïnvloeden ook het ademcentrum en de toestand van de bovenste luchtweg.

rende banen de musculatuur en het slijmvlies van de hypofarynx. Langs beide wegen kunnen respectievelijk de drive voor ademhaling (centrale apneus) en de doorgankelijkheid van de bovenste luchtweg (obstructieve apneus) aanzienlijk slechter worden. Dit bleek bij A. niet het geval te zijn.

Vraag 5. Hoe vaak komen slaapstoornissen en in het bijzonder het slaapapneusyndroom voor bij mensen met epilepsie?

Uit onderzoek met vragenlijsten is gebleken dat bij volwassenen met epilepsie slaapstoornissen ongeveer tweemaal zo vaak voorkomen als bij volwassenen die geen epilepsie hebben. Voor kinderen zijn de resultaten van dergelijk onderzoek nog indrukwekkender en wordt zelfs bericht over een tienmaal zo grote kans. Daarbij moet worden aangetekend dat de a priori kans bij normale volwassenen aanzienlijk groter is dan bij kinderen. Bij prospectief onderzoek van een groep van 283 personen met epilepsie heeft 10% een met polysomnografie bewezen slaapapneusyndroom (Manni e.a., 2003). In kleinere groepen waarbij aanvullend onderzoek naar het slaapapneusyndroom werd uitgevoerd, liggen de percentages hoger, maar de resultaten van de grote groep zijn het meest betrouwbaar. De gevonden 10% moet worden vergeleken met de prevalentie van het slaapapneusyndroom die in het land waar dit onderzoek geschiedde op ongeveer 3% wordt geschat.

Een bijzondere vorm van hoge prevalentie van het slaapapneusyndroom bij mensen met epilepsie wordt gevonden bij diegenen die in het kader van hun (moeilijk te behandelen) epilepsie een NVS krijgen (zie hiervoor vraag 4).

Andersom is er bij mensen met een slaapstoornis ook een verhoogde kans op het hebben van klinische verschijnselen van epilepsie. Hierover is weinig literatuur, maar vanuit alle grote epilepsiecentra in de wereld komen hierover berichten. Voor insomnie is de link wel duidelijk: slaapdeprivatie is immers *het* middel om epileptische aanvallen te provoceren. Bij insomnie moet niet alleen aan primaire slapeloosheid worden gedacht, maar ook als comorbiditeit bij andere slaapaandoeningen zoals het rustelozebenensyndroom, stoornissen van de biologische klok, shift-work slaapstoornissen en parasomnie, en aan slapeloosheid in het kader van psychiatrische aandoeningen, slaapapneusyndromen of pijn in de nacht.

De gedachten over de pathofysiologie van deze connectie tussen slaapstoornissen en epilepsie zijn tweevoudig: een tekort aan slaap of een verhoogd arousal-niveau. Dit laatste omdat aangetoond is dat tijdens arousals uit slaap de kans op het ontstaan van een epileptische aanval verhoogd is.

> De combinatie van de klinische verschijnselen (snurken, ademstops gehoord door de partner en verhoogde slaperigheid overdag) samen met de polysomnografiebevindingen rechtvaardigen de diagnose slaapapneusyndroom van het obstructieve type. Slechts enkele apneus hangen samen met de tonische kramp tijdens een aanval. De einddiagnose bij A. is derhalve een focale epilepsie gecombineerd met een ernstig slaapapneusyndroom. Er is geprobeerd of uitzetten van de NVS tot verbetering van de ademhalingsstoornis zou leiden, maar dit was niet het geval. Er werd derhalve besloten tot instellen van 'continuous positive air pressure' (CPAP)-therapie met als doel de bovenste luchtweg in de slaap open te houden en zo goede respiratie te verzekeren. Met een druk van 7 cm H_2O werd een goed resultaat bereikt. De AHI daalde tot 2 per uur, een normale waarde. A. sliep aanzienlijk beter en was overdag niet slaperig meer. Tot ieders tevredenheid had hij na enige tijd ook geen aanvallen meer. Ook dit is beschreven, maar zo absoluut is dat meestal niet en gaat het om vermindering van frequentie en ernst van de aanvallen. Gezien dit goede resultaat is zelfs een poging gedaan de medicatie af te bouwen. Dit ging enige tijd goed, maar er kwamen na

> enige maanden weer aanvallen. In die tijd ging A. ook wat slordig met zijn CPAP om, zodat het niet duidelijk is waardoor dit recidief veroorzaakt werd. In ieder geval heeft hij de CPAP en het AED gecontinueerd. Daarmee blijft het redelijk tot goed gaan.

Vraag 6. Zijn er in dit geval alternatieven voor CPAP?

CPAP-behandeling brengt een periode van gewenning met zich mee. Bij goede begeleiding daarvan is de therapietrouw ongeveer 80%. Helaas lukt dergelijke begeleiding niet altijd of vinden de betrokkene en de partner het maar niets. Bij een niet al te ernstig slaapapneusyndroom (arbitrair gesteld op een AHI lager dan 30 per uur) is er een goed alternatief in de vorm van een mandibulair repositieapparaat (MRA). Dit is een op maat gemaakt gebitje dat houvast heeft aan het eigen gebit in boven- en onderkaak en in de nacht gedragen wordt. Door een slimme constructie van dit gebitje wordt de bovenste luchtweg verwijd en 'strakker' getrokken. Snurken en ademstops worden zo bestreden.

Voor A. en alle andere mensen met epilepsie bij wie er sprake is van motorische onrust is er een absolute contra-indicatie voor MRA, omdat betrokkene in een aanval het MRA stuk kan bijten en dan kan stikken in de brokstukken. Bij de geheel buiten het lichaam aangebrachte CPAP is dit gevaar afwezig.

Conclusie

Er zijn veel raakvlakken tussen epilepsie en slaap. Dit kan zijn in de pathofysiologie van epilepsie (niet behandeld in dit hoofdstuk, zie de literatuur), de diagnostiek van epilepsie (slaapdeprivatie provoceert aanvallen), de invloed van de biologische klok op de timing van epileptische aanvallen, de verhoogde mate van samengaan van epilepsie en slaapstoornissen en de invloed van therapie voor de begeleidende slaapstoornis op de ernst van de epilepsie.

Hopelijk is het duidelijk dat het zinvol is bij elke patiënt met epilepsie ook aandacht te geven aan de slaap en de mate van wakker zijn overdag. Bij (video-) EEG-registraties is het meeregistreren van enkele slaapparameters dringend gewenst.

Literatuur

Hofstra WA, Grootemarsink B, Dieker R, et al. Temporal distribution of clinical seizures over the 24-h day: a retrospective observational study in a tertiary epilepsy clinic. Epilepsia. 2009;50:2019-26.

Manni R, Terzaghi M, Arbasino C, et al. Obstructive sleep apnea in a clinical series of adult epilepsy patients: frequency and features of the comorbidity. Epilepsia. 2003;44:836-40.

Panayiotopoulos CP. Frontal lobe epilepsies. A clinical guide to epileptic syndromes and their treatment. London: Springer. 2007. p. 396-402.

Steriade M. Neuronal mechanisms of seizures. Neuronal substrates of sleep and epilepsy. Cambridge: Cambridge University Press, 2003. p. 285-301.

Weerd AW de, Haas S de, Otte A, et al. Subjective sleep disturbances in patients with partial epilepsy: a questionnaire study on prevalence and impact on quality of life. Epilepsia. 2004;45:1397-404.

11 AANVALLEN EN MOEILIJK GEDRAG

W.B. Gunning

Casus

Emma is 4 jaar en wordt door de huisarts verwezen met de vraag of ze epilepsie heeft. Sinds enkele maanden heeft ze 's nachts aanvallen waarbij ze 20 seconden stopt met ademen en het hoofd iets achteroverbuigt. De huisarts denkt aanvankelijk aan vergrote tonsillen. Ze is daaraan geopereerd, maar dit brengt geen verbetering. De ouders hebben de aanvallen gefilmd. Zo blijkt dat ze op het moment dat ze stopt met ademen meestal de rechterarm boven haar hoofd strekt en de linker buigt op de borst. Ze heeft maar liefst 80-90 aanvalletjes op een nacht, de eerste uren zitten er soms maar 10 seconden tussen. Zodra ze opstaat, stoppen de aanvallen. Emma krijgt van de aanvallen niets mee. Sinds ze aanvallen heeft, is ze overdag moe en prikkelbaar. Haar voorgeschiedenis is blanco en er komt in de familie geen epilepsie voor.

Vraag 1. Wat is nu nodig om de diagnose epilepsie te stellen en de juiste behandeling te kiezen?
De filmbeelden zijn verdacht voor frontale aanvallen. Ze duren kort, zien er iedere keer hetzelfde uit, komen alleen voor in slaap en het zijn er tientallen elke nacht. Emma beschikt naar schatting over een normale intelligentie en bij neurologisch onderzoek zijn er geen afwijkingen. Diagnostische criteria voor het epilepsiesyndroom nachtelijke frontaalkwabepilepsie (NFLE) zijn in de maak. Het hoofdzakelijk 's nachts en in clusters voorkomen van aanvallen met frontale kenmerken maakt Emma's aanvallen verdacht voor NFLE. Als extra steun voor de diagnose frontale epilepsie wordt een nachtelijk EEG gemaakt. Bij NFLE hoeft het interictale en ook het ictale EEG geen epileptiforme afwijkingen op te leveren; die worden gemaskeerd door bewegingsartefacten (zie figuur 10.1) of de

focus ligt te diep voor een oppervlakte-EEG. Het EEG bij Emma wordt gemaakt op de EEG-monitoringsunit van een epilepsiecentrum zodat (nu Emma zonder medicatie veel aanvallen heeft) kan worden bezien of er een epileptische focus is. Op deze registratie kan worden teruggevallen mocht in een later stadium blijken dat de epilepsie refractair is en een verkenning van epilepsiechirurgie gewenst is. Tevens wordt een MRI gemaakt.

Tijdens de aanvalsregistratie met video-EEG treden vrij snel na het inslapen aanvalletjes op die er steeds hetzelfde uitzien: ze draait het hoofd naar links, maakt schokkerige bewegingen met de rechterarm en houdt de vingers van de rechterhand in een typische dystone stand terwijl ze met hoofd en bovenlichaam en soms met de benen onrustige, schokkerige bewegingen maakt. Wanneer ze getest wordt, reageert ze afwezig met 'Ja, ja' en knikt erbij met het hoofd, daarna slaapt ze weer verder. De aanvalletjes worden niet tijdens de remslaap gezien. Ze gaan gepaard met rechts en/of links frontaal beginnende ritmische snelle activiteit, er is geen duidelijke epileptische focus. De volgende ochtend vraagt ze waarom de verpleegkundige iedere keer aan haar bed stond; de aanvallen zijn kennelijk aan haar voorbijgegaan. Dit EEG bewijst de diagnose NFLE. Een 3T-MRI laat geen afwijkingen zien. Direct na het EEG is gestart met carbamazepine. Hiermee nemen de aanvalletjes af tot 25-35 per nacht en is ze iets minder moe. Er worden nog vier in aanmerking komende anti-epileptica geprobeerd (levetiracetam, clobazam, lamotrigine, topiramaat) zonder dat dit winst oplevert. Het beloop wordt gevolgd. Vanaf haar 15e jaar wordt Emma voorafgaand aan de aanvallen wakker van pijn in haar rechterarm of -been of tintelingen in haar hele lichaam en maakt ze de aanvallen soms bewust mee, wat haar beangstigt en leidt tot frequente opnamen voor niet te stoppen aanvalsseries.

Bij autosomaal dominante NFLE (ADNFLE) beginnen de aanvallen op het moment van in slaap vallen en tegen de ochtend; 25% heeft in perioden met een matige aanvalscontrole ook overdag aanvallen.

De semiologie ('wat je ziet') is zoals bij frontale aanvallen (de motoriek staat op de voorgrond met een duur korter dan 1 minuut) en is bij dezelfde patiënt heel stereotiep, maar kan tussen patiënten sterk uiteenlopen: met fietsautomatismen, met ritmische rompbewegingen of met een asymmetrisch strekken van de armen. Een enkele keer generaliseren frontale aanvallen tonisch-clonisch. Is de patiënt tijdens frontale aanvallen wakker, dan verlopen ook tonisch-clonische aanvallen bij bewustzijn. De mate waarin een patiënt met ADNFLE tijdens aanvallen bij bewustzijn is varieert vaak van aanval tot aanval. Is hij of zij bij, dan geeft dit een gevoel van angst of paniek. Patiënten worden vaak wakker van een aura: een rilling of het gevoel dat de adem stokt in de keel of tintelingen in de ledematen. Vaak zetten frontale aanvallen in met een vocalisatie in de vorm van gegrom, gekreun of een woord, en soms houdt dit geluid de hele aanval aan.

Vraag 2. Als u geen ictale epileptiforme afwijkingen in het EEG had gevonden, hoe had u dan kunnen differentiëren tussen frontale aanvallen en parasomnie (confusional arousals, slaapwandelen, pavor nocturnus)?

Vergeleken met parasomnie duren frontale aanvallen veel korter en laten ze stereotiepe semiologie zien met vaak het aan één zijde verstijven van een arm en/of been. Ze beginnen kort na het inslapen en niet pas na ongeveer een uur, en er zijn meerdere aanvalletjes op een nacht, wat bij een parasomnie zeldzaam is. Ook blijven ze na de kindertijd vaak bestaan, wat met parasomnie minder vaak het geval is. Bij NFLE doen bijna alle aanvallen zich voor tijdens de non-remslaap. Remslaap-parasomnieën zullen differentiaaldiagnostisch dan ook geen probleem zijn. Bovendien doen die zich tegen het einde van de slaapcyclus voor en niet aan het begin. Wel valt nog te denken aan psychogene niet-epileptische aanvallen. Patiënten denken in dat geval vaak dat de aanvallen vanuit slaap ontstaan, het EEG laat echter zien dat ze kort voor de aanval begint wakker te worden. Bij patiënten met een frontaalkwabepilepsie die overdag aanvallen hebben, worden de bizarre bewegingen en vocalisaties soms lange tijd voor psychogeen niet-epileptisch gehouden. Ook de slaapgerelateerde bewegingsstoornissen zijn differentiaaldiagnostisch van belang: het 'restless legs syndrome', bruxisme (tandenknarsen) en slaapgerelateerde ritmische bewegingsstoornissen. Staan ademhalingsproblemen op de voorgrond dan horen het obstructief apneusyndroom en astma in het rijtje. Astmapatiënten hebben 's nachts vaak meer klachten dan overdag (benauwdheid, verstopte neus).

Vraag 3. Wat onderneemt u in een poging Emma's epilepsie beter onder controle te krijgen?

Ongeveer 30% van de NFLE is medicatieresistent (refractair). Op zoek naar alternatieve behandelopties liggen drie acties voor de hand:
1. nagaan of de diagnose epilepsie wel klopt;
2. nagaan of epilepsiechirurgie een optie is;
3. onderzoek naar een genetische oorzaak van de NFLE.

De differentiële diagnose werd bij de vorige vraag al behandeld. Bij Emma is vooralsnog sprake van een refractaire, MRI-negatieve NFLE. Wordt bij NFLE een neurochirurgisch verwijderbare epileptogene zone gevonden dan is de kans groot dat met operatie aanvalsvrijheid bereikt wordt, met name als het gaat om een focale corticale dysplasie type II (type Taylor). Een nieuwe EEG-aanvalsregistratie levert bij Emma geen eenduidige epileptische focus op. Na bespreking in de Landelijke Werkgroep Epilepsiechirurgie wordt ook een FDG-PET gemaakt die geen afwijkingen laat zien en uiteindelijk wordt besloten dat epilepsiechirurgie niet mogelijk is.

Intussen heeft de klinisch geneticus Emma in consult gezien. Het aantal genetische oorzaken van nachtelijke frontale aanvallen neemt toe (CHRNA4, CHRNB2, KCNT1, DEPDC5; is naast NFLE sprake van non-convulsieve status epilepticus, denk dan aan ringchromosoom 20-bepaling). Mutatieanalyse kan het beste in overleg met de klinisch geneticus worden aangevraagd.

Met een positieve familieanamnese is de kans om bij NFLE een pathogene mutatie te vinden in de genen die coderen voor de nicotine-acetylcholine-receptor 20%, met een negatieve familieanamnese is de kans 5%.

> Bij Emma wordt een pathogene mutatie gevonden van het CHRNA4-gen, coderend voor een nicotinereceptor. Er is een case report van een patiënt die 80% aanvalsreductie bereikte met een nervus vagus-stimulator (NVS). Emma krijgt een NVS.

Vraag 4. Is een consult van de klinisch geneticus nodig?

De epilepsiegenetica heeft haar succesvolle opmars te danken aan het goed met elkaar verbinden van fenotypering (aanvalstype, epilepsiesyndroom, grondlijden) met wat mogelijk is met moleculaire technieken. Kinderartsen en neurologen worden geacht zo goed te kunnen fenotyperen, dat ze zonder tussenkomst van de klinisch geneticus een array-CGH of een 'next generation sequencing' epilepsiegenenpanel mogen aanvragen ('exome sequencing' wordt aangevraagd door een klinisch geneticus). Zeker gezien de kosten die DNA-diagnostiek met zich meebrengt en de uiteenlopende wachttijden tot de uitslag is er veel voor te zeggen als kinderarts of neuroloog met de klinisch geneticus overlegt welke bepalingen het beste eerst kunnen worden aangevraagd. Levert de aangevraagde bepaling geen diagnose op of is de uitslag onduidelijk (bijvoorbeeld een mutatie die nog niet als ziekteverwekkend te boek staat) dan volgt doorgaans alsnog een consult van de klinisch geneticus voordat nader onderzoek wordt ingezet.

> Als kleuter was Emma erg bang voor harde geluiden, stribbelde ze tegen als de ouders haar op school of op een verjaardagsfeestje achterlieten en raakte ze op school helemaal van slag als werd afgeweken van

de vooraf vastgestelde volgorde. In groep 3 waren de leerprestaties voldoende, in groep 4 bleef ze duidelijk achter met lezen en rekenen. De leerkracht vond haar faalangstig en vaak traag en afwezig. Bij neuropsychologisch onderzoek vielen haar lichamelijke onrust op en sterke aandachtsschommelingen. Negen jaar oud kreeg ze de diagnose 'attention deficit hyperactivity disorder' (ADHD) met overwegend aandachtsproblemen. Emma's IQ zakte tussen haar 9e en haar 12e jaar van 92 naar 66. Tien jaar oud is ze een tijd lang erg bang geweest om over te geven. Ze is nu 15 jaar en zit op internet veel te kijken naar kinderen met ernstige ziekten, filmpjes die ze op zichzelf betrekt.

Vraag 5. Wat kan de oorzaak zijn van de IQ-daling? Hoe is bij frontale epilepsie de relatie tussen psychopathologie en epilepsie?

Patiënten met een ADNFLE op basis van een mutatie van het *CHRNA4*-gen hebben doorgaans een normale intelligentie, maar laten bij neuropsychologisch onderzoek dezelfde uitval op frontale taken zien (vooral in cognitieve flexibiliteit) als patiënten met een frontale epilepsie door een laesie. Patiënten met ADNFLE laten niet een frontaal syndroom zien zoals dat ontstaat na hersenletsel. Als ADNFLE vroeg debuteert (vroeger dan de mediane debuutleeftijd van 8 jaar), als deze refractair is (met jarenlang zo'n dertig aanvallen per nacht) en het geregeld tot een status epilepticus komt, wordt wel een verstandelijke beperking gevonden en is er meer kans op psychopathologie in de vorm van depressie, gedragsstoornissen of psychose. Er zijn families met ADNFLE beschreven waarin dit kenmerkend was bij een vroeg debuut van de epilepsie.

Vraag 6. Hoe verloopt de diagnostiek van de ADHD bij een meisje als Emma?

Eén op de drie kinderen met epilepsie heeft ADHD tegen 6% in de algemene bevolking. Het subtype ADHD met overwegend aandachtsproblemen komt bij kinderen met epilepsie meer voor dan bij kinderen zonder epilepsie. Bij het merendeel van de kinderen met epilepsie en ADHD ligt het debuut van de ADHD vóór het debuut van de epilepsie. Dit komt waarschijnlijk doordat het wordingsproces dat voorafgaat aan het debuut van de epilepsie gevolgen heeft voor gedrag en cognitief functioneren. De gedragsstoornissen nemen vaak af als het lukt met anti-epileptica een acceptabele aanvalscontrole te bereiken. De kans op ADHD is bij focale epilepsie even groot als bij idiopathisch gegeneraliseerde epilepsie. Als kinderen met een frontale epilepsie worden vergeleken met kinderen met een temporale epilepsie en met kinderen met een idiopathisch gegeneraliseerde absence-epilepsie dan laat de eerste groep de meeste problemen zien op het gebied van aandacht, impulscontrole en werkgeheugen. Beperken we ons tot de groep MRI-negatieve frontale epilepsie dan hebben twee op de drie kinderen uit die groep ADHD en gaat het meestal om ADHD met aandachtsproblemen en hyperactiviteit en impulsiviteit.

Afgezien van de ADHD die ontstaat door een onderliggend lijden met effect op cognitief functioneren en gedrag, ontstaat bij een kind met epilepsie en ADHD vaak de vraag of plotselinge gedragsveranderingen geen aanvalletjes zijn of een bijwerking van de anti-epileptica. De anamnese en 24-uurs-video-EEG-aanvalsmonitoring, zo nodig tijdens neuropsychologisch onderzoek, helpt die vraag te beantwoorden.

Vraag 7. Hoe is de behandeling van de ADHD bij een meisje als Emma?

Zodra is uitgesloten dat de aanvallen voor ADHD worden aangezien en de diagnose ADHD lege artis is gesteld (www.kenniscentrum-kjp.nl), kunnen kinderen met epilepsie wat hun ADHD betreft baat hebben bij psychostimulantia. Kinderen met ADHD en epilepsie doen het in werkgeheugenbelasting even slecht als kinderen met ADHD zonder epilepsie en methylfenidaat is bij beide groepen even effectief. Bij kinderen met epilepsie die aanvalsvrij zijn, is methylfenidaat veilig en veroorzaakt geen aanvalstoename. Bij kinderen met een actieve epilepsie daarentegen is in drie pilotstudies gebleken dat er een kleine kans is op aanvalstoename. In afwachting van grootschaliger onderzoek bij kinderen met een actieve epilepsie moet de kans op aanvalstoename vooraf met ouders (en kind en leerkracht) besproken worden en dient met een lage dosis methylfenidaat te worden gestart die langzaam wordt opgebouwd.

Literatuur

Boursoulian LJ, et al. Differentiating parasomnias from nocturnal seizures. J Clin Sleep Med. 2012;8:108-12.

Derry C, Scheffer IE. Autosomal dominant nocturnal frontal lobe epilepsy. In: Duchowny M, Cross JH, Arzimanoglou A, eds. Pediatric epilepsy. McGraw-Hill Medical, 2013. p. 198-204.

Picard F, et al. DEPDC5 mutations in families presenting as autosomal dominant nocturnal frontal lobe epilepsy. Neurology. 2014;82:2101-6.

Santos K, et al. The impact of methylphenidate on seizure frequency and severity in children with attention-deficit hyperactivity disorder and difficult-to-treat epilepsies. Dev Med Child Neurol. 2013;55:654-60.

Scheffer IE. Epilepsy genetics revolutionizes clinical practice. Neuropediatrics. 2014;45:70-4.

12 KOORTSCONVULSIES EN EPILEPSIE MET KOORTS

B. Ceulemans

Casus

Hannes is een 28 maanden oud jongetje dat op de spoedeisende hulp (SEH) wordt aangeboden wegens convulsies (stuipen). Hij is verkouden en heeft last van een loopneus. De ouders hadden hem met zijn middagdutje in bed gelegd en waren enkele minuten later gaan kijken omdat ze een vreemd geluid hoorden. Hij lag in bed, de ogen waren naar boven weggedraaid, het hoofd was naar achter getrokken en hij vertoonde ritmische trekkingen met de vier ledematen, maar duidelijk rechts meer dan links. Er was geen contact met hem te krijgen en het jongetje voelde erg warm aan.

De ouders waren in paniek. De vader heeft het jongetje opgenomen, heeft geprobeerd een vinger tussen de tanden te steken maar dit lukte niet en heeft toen natte, koude handdoeken op hem gelegd. De moeder waarschuwde de hulpdiensten. Deze arriveerden na ongeveer 25 minuten. De aanval was toen juist over en Hannes lag weer diep in slaap. Hij voelt nog steeds duidelijk koortsig aan. Op de SEH heeft hij een temperatuur van 39,5°, is flink verkouden, nog erg suf, maar er zijn geen neurologische uitvalsverschijnselen.

Uit de voorgeschiedenis blijkt dat hij eenmaal een kortdurende vergelijkbare periode heeft gehad rond de leeftijd van 7 maanden. Hij had toen een flinke oorontsteking met hoge koorts en had kort gegeneraliseerde trekkingen vertoond gedurende een tweetal minuten. De verdere voorgeschiedenis en de ontwikkeling zijn volledig normaal. Familiaal valt te vermelden dat de vader als kind tweemaal een vergelijkbare periode heeft gehad. Deze zijn steeds geduid als

> koortsconvulsies. Vaders zus heeft tussen haar 1e en 5e jaar een vijftal koortsconvulsies gehad en daarna nog een aantal aanvallen zonder koorts doorgemaakt. Zij werd van haar 6e tot 9e jaar behandeld met valproaat. Later heeft zij geen problemen meer gehad en heeft een normale ontwikkeling doorgemaakt.

Vraag 1. Zijn dit klassieke koortsconvulsies?

Klassieke koortsconvulsies komen voor bij normale kinderen tussen de leeftijd van 6 maanden en 5 jaar en treden meestal op bij de eerste temperatuurstijging (> 38°) als gevolg van een infectie (of na vaccinatie). Deze infectie is viraal of bacterieel, vaak van de bovenste luchtwegen of gastro-intestinaal, maar niet van het centrale zenuwstelsel. De aanval is over het algemeen tonisch of tonisch-clonisch en kortdurend, per definitie minder dan 15 minuten. Koortsconvulsies zijn de meest voorkomende reden tot spoedeisende hulp in de kinderneurologie en hebben een prevalentie in de westerse wereld tussen 3 en 7%. Het is een zelflimiterende aandoening zonder invloed op de ontwikkeling en zonder gevolgen op latere leeftijd.

Bij deze casus is de eerste aanval rond de leeftijd van 7 maanden wel een typische koortsconvulsie geweest en is de tweede rond 28 maanden atypisch vanwege het gelateraliseerde karakter en de langere duur. We noemen dit een atypische koortsconvulsie. Andere redenen voor het atypische karakter, naast lateralisatie en duur, zijn recidieven binnen de 24 uur of in dezelfde infectieperiode.

Typische koortsconvulsies komen vaak familiaal voor, echter met een wisselende penetrantie in families en erg variabel in frequentie. Klassiek duren koortsconvulsies erg kort en stoppen zonder interventie. Wat wil zeggen dat ze in 80% van de gevallen minder dan enkele minuten duren. Let wel: de tijdsinschatting van epileptische insulten is vaak moeilijk, zeker voor ouders. Vaak zijn zij in paniek als gevolg van het angstaanjagende karakter van het gebeuren en kunnen zij weinig doen, wat over het algemeen leidt tot een overschatting van de tijdsduur.

Vraag 2. Waaraan moet u denken bij atypische koortsconvulsies?

Meestal is de aanval al voorbij wanneer de arts bij het kind komt. Er moet dan eerst gezocht worden naar de mogelijke oorzaak van de koorts. Zeker in geval van lateralisatie van de aanval dient nauwkeurig nagedacht te worden of een infectie van het centrale zenuwstelsel een mogelijke verklaring kan zijn. In geval van twijfel en zeker bij kinderen jonger dan 1 jaar kan het beste een lumbaalpunctie worden uitgevoerd ter uitsluiting van een meningitis of encefalitis. Alarmsignalen zijn: nekstijfheid, bomberende fontanel, een langdurige aanval en afwijkend postictaal herstel.

Verder dient een goed algemeen kindergeneeskundig onderzoek gedaan te worden om een mogelijke infectiehaard te lokaliseren. Weet dat een banale virale bovenste luchtweginfectie bij kinderen vaak gepaard kan gaan met hoge koorts en een frequente uitlokkende factor is voor koortsconvulsies.

Kinderen met een hersenbeschadiging of een ontwikkelingsfout in de hersenen hebben een verhoogde kans op het ontwikkelen van epilepsie. Die kan zich op jonge leeftijd uiten als typische of atypische koortsconvulsies. In geval van een algemene ontwikkelingsachterstand (wat vaak kan blijken uit de anamnese) of duidelijk afwijkend klinisch neurologisch onderzoek dient met behulp van aanvullend onderzoek gezocht te worden naar eventuele ontwikkelingsfouten.

Genetische vormen van koortsconvulsies komen vaak voor en dienen steeds nagevraagd te worden. Epilepsie is, zeker in bepaalde bevolkingsgroepen, nog steeds een taboe. Het kan dan ook gebeuren dat bij een eerste contact op de SEH de familieanamnese negatief is en na herhaling (en eventueel bevragen van oudere familieleden) toch positief blijkt te zijn.

In sommige families komen alleen personen met typische koortsconvulsies voor in een autosomaal dominant overervingsbeeld. Ook vind je families met personen met typische koortsconvulsies, andere met atypische koortsconvulsies en weer andere die, vaak na een periode van enkele koortsconvulsies, een vorm van epilepsie ontwikkelen. Deze families worden beschreven als GEFS+ of 'genetic epilepsy with febrile seizures+'. Deze epilepsieën treden vaak op na een periode van koortsconvulsies en kunnen erg variabel zijn. Zeldzaam is dat kinderen na koortsconvulsies en enkele afebriele convulsies vooral kleine valaanvallen krijgen (zoals bij het Doose-syndroom), of dat kinderen ernstige en langdurige epilepsie- aanvallen krijgen die gepaard gaan met een progressieve achterstand in ontwikkeling (zoals bij het Dravet-syndroom).

> Deze casus is een mooie illustratie van variabiliteit in een familie:
> Hannes vertoont één typische en één atypische koortsconvulsie,
> zijn vader vertoonde enkele typische koortsconvulsies en zijn tante
> een complexer beeld van een gegeneraliseerde epilepsie na enkele
> koortsconvulsies. Deze epilepsie verdween met het opgroeien en had
> geen invloed op haar ontwikkeling.

Vraag 3. Aan welke onderliggende oorzaken moet hier gedacht worden?

Het zoeken naar de oorzaak van de genetische ontvankelijkheid voor koortsconvulsies is nog maar van relatief recente datum en nog steeds niet altijd succesvol.

De meeste genetische veranderingen worden gevonden in ionenkanalen die essentieel zijn in de werking van onze hersenen. De belangrijkste is de α-subunit van het hersenspecifieke Na-kanaal of SCN1A. Fouten in dit gen zijn in meer dan 80% de verklaring voor het Dravet-syndroom. Dit syndroom begint op zuigelingenleeftijd met door koorts uitgelokte aanvallen. In tegenstelling tot koortsconvulsies gaat het hier om langdurige (> 30 minuten durende), vaak gelateraliseerde convulsies die moeilijk te stoppen zijn met klassieke medicaties. Deze kinderen ontwikkelen daarna ook andere vormen van aanvallen, zoals schokjes (myoclonieën), focale aanvallen of wegrakingen. Zij eindigen steeds met een aanzienlijke ontwikkelingsachterstand. Mildere fouten in SCN1A zijn een verklaring in ongeveer 10% van de families met GEFS+.

Er is ondertussen een hele reeks andere genen die een mogelijke verklaring kunnen zijn voor aanvallen die in de zuigelingenleeftijd gepaard gaan met koorts. De meeste zijn genen die een rol spelen in ionenkanalen (bijvoorbeeld SCN1B, SCN2A, SCN8A) maar ook andere zoals PCDH19 en de bekende inhiberende GABA-receptoren (bijvoorbeeld GABRG2). In enkele genetische laboratoria kunnen de meeste van deze genen via één bloedafname als een panel van genen worden getest.

Een andere zeldzame aandoening is FIRES ('febrile infection-related epilepsy syndrome'). Het betreft eerder normale kinderen die naar aanleiding van een infectie in een langdurige status epilepticus komen die vaak niet of zeer slecht reageert op de klassieke medicaties. Deze aandoening is steeds zeer ernstig, gaat gepaard met een hoge mortaliteit (circa 30%) en een heel hoge morbiditeit van epilepsie en mentale achterstand. De oorzaak is nog onduidelijk. Mogelijk speelt een genetische predispositie een rol, gecombineerd met een gestoorde immuunrespons op de infectie.

Vraag 4. Moet u dit acuut behandelen?

Onze hersenen zijn geprogrammeerd om in geval van een convulsie deze zo snel mogelijk onder controle te krijgen en de aanval spontaan te stoppen. Bij klassieke koortsconvulsies stopt over het algemeen de convulsie binnen enkele minuten, wat elke acute behandeling in de thuissituatie onnodig maakt. In geval van langdurigere aanvallen dient te worden ingeschat wat het risico is op een langduriger insult en moet eventueel aan de ouders instructies worden gegeven.

Het preventieve gebruik tijdens ziekte van zowel antipyretica als benzodiazepinen is vaak niet efficiënt aangezien de meeste kinderen een aanval krijgen bij het begin van de koortsperiode zonder duidelijk voorafgaande symptomen.

Indien er toch een acute behandeling nodig is, is deze gebaseerd op benzodiazepinen. Welke benzodiazepine er bij voorkeur gebruikt wordt is afhankelijk van de beschikbaarheid van bepaalde producten en vaak ook van gewoontes van bepaalde artsengroepen. In Vlaanderen maakte men tot enkele jaren geleden alleen gebruik van diazepam rectaal via een rectiole (niet een zetpil). In de laatste jaren is dit meer en meer verschoven naar het gebruik van lorazepam sublinguaal vanwege de gemakkelijkere toedieningsvorm.

Essentieel is wel dat indien men acute behandeling bij recidieven overweegt (bijvoorbeeld als de eerste lang geduurd heeft) de wijze van toedienen en het moment van toediening moeten worden aangeleerd aan diegenen die bij het kind zijn: de ouders of de verzorgers.

Een alternatief is midazolam intranasaal of intratubaal. Dit is evenwel nog niet overal ter wereld beschikbaar en heeft een beperkte houdbaarheid.

Vraag 5. Is het zinvol hier een onderhoudsbehandeling te starten?

Over het algemeen start men bij koortsconvulsies geen onderhoudsbehandeling. Na één aanval nooit en in geval van een tweede aanval in principe nooit, tenzij de aanvallen zeer kort op elkaar kwamen, langdurig en atypisch waren en een hoog risico wordt ingeschat op een recidief. Dit is vooral zo voor jonge kinderen < 1 jaar. Indien er drie of meer aanvallen voorkomen is dit te bezien. Als de aanvallen relatief ver gespreid zijn in tijd en er tussenin perioden zijn van koorts zonder convulsies, kan een afwachtende houding worden aangenomen. Wanneer de aanvallen vrij snel na elkaar komen, bij elke koortsperiode voorkomen en een wat atypischer patroon vertonen kan een onderhoudsbehandeling wenselijk zijn. Hiervoor is de voorkeursmedicatie valproaat of levetiracetam.

Het is belangrijk te weten dat sommige anti-epileptica, met name zuivere natriumkanaalblokkers zoals carbamazepine en fenytoïne, gecontra-indiceerd zijn aangezien ze bij deze indicatie eerder uitlokkend dan beschermend werken.

Vraag 6. Is er invloed op de ontwikkeling?

Meestal hebben kinderen met klassieke vormen van koortsconvulsies geen ontwikkelingsproblemen. Bij meer atypische vormen en afhankelijk van de problematiek en de onderliggende etiologie kan wel ontwikkelingsproblematiek optreden.

Een kortdurende periode van convulsies, hoe angstaanjagend ook, heeft geen directe invloed op de ontwikkeling. Ouders dienen hierover zeker gerustgesteld te worden.

Vraag 7. Wat is de relatie met latere epilepsie?

Het risico na een koortsconvulsie is klein. Ongeveer twee derde van deze kinderen krijgt nooit een tweede epileptische aanval. Ongeveer 8% heeft ooit een niet door koorts uitgelokte aanval of ontwikkelt echt epilepsie.

In het verleden is er vaak gedacht dat zeker langdurige koortsconvulsies een belangrijke oorzaak waren van het ontwikkelen van temporaalkwabepilepsie met mesiale temporale sclerose, een belangrijke oorzaak van een focale epilepsie bij volwassenen. Dit was vooral gestoeld op retrospectief onderzoek en op dierexperimenteel onderzoek. Klinische opvolging van personen met koortsconvulsies op lange termijn kan dit evenwel niet bevestigen. Mogelijk is de combinatie van een onderliggende genetische predispositie en een langdurige door koorts uitgelokte aanval (zogenoemde 'second hit') de verklaring.

Belangrijkste conclusie blijft dat een koortsconvulsie een relatief goedaardige aandoening is en blijft, waarbij het geruststellen van ouders één van de belangrijkste taken is van de arts.

Literatuur

Cross JH. Fever and fever-related epilepsies. Epilepsia. 2012;53(Suppl 4):3-8.
De Waele L, Boon P, Ceulemans B, et al. First line management of prolonged convulsive seizures in children and adults: good practice points. Acta Neurol Belg. 2013;113:375-80.
Neligan A, Bell GS, Giavasi C, et al. Long-term risk of developing epilepsy after febrile seizures: a prospective cohort study. Neurology. 2012;78:1166-70.

13 GOEDAARDIGE AANVALLEN?

J. Nicolai

Casus

Een 6-jarig jongetje is sinds een jaar bekend met epileptische aanvallen. De eerste aanval was een aanval in de nacht. Hij kwam in de nacht naar de slaapkamer van zijn ouders gelopen waarbij hij niet kon spreken, kwijlde en er ritmische trekkingen van de aangezichtsmusculatuur rechts zichtbaar waren.

Vraag 1. Wat is de vermoedelijke diagnose?
Benigne Rolandische epilepsie (BRE).

Het later verrichte EEG toonde centrotemporale pieken beiderzijds en de diagnose benigne Rolandische epilepsie (BRE) of benigne epilepsie met centrotemporale pieken wordt gesteld.

Vraag 2. Welke primaire diagnostiek verricht u?
Een EEG is noodzakelijk om de diagnose te stellen. Bij ongeveer een derde van de kinderen wordt in waak geen epileptische activiteit gezien. Bij deze kinderen dient een EEG met slaap te worden verricht. Afhankelijk van de mogelijkheden van de KNF-afdeling kan dit een EEG overdag na partiële slaapdeprivatie zijn of na toediening van melatonine, of een EEG met registratie van nachtelijke slaap.

Vraag 3. Is deze diagnostiek sluitend?
Bij een typische leeftijd, een typisch verhaal en typische EEG-afwijkingen is de diagnose veilig te stellen. In de differentiële diagnose staat een sympto-

matische focale epilepsie vanuit de motorcortex. Bij kinderen zonder typische aanvallen kan het EEG soms als toevalsbevinding niet-epileptische Rolandische pieken vertonen (een 'Rolandic trait'). Een EEG alleen is dus onvoldoende voor de diagnose. De anamnese en aanvalsbeschrijving moeten ook passend zijn.

Vraag 4. Wat is de oorzaak van de vermoedelijke aandoening?

Een genetische oorzaak van BRE wordt verondersteld maar is lang niet duidelijk. In de uitleg over overerving is het zinvol BRE en Rolandische gevoeligheid van elkaar te onderscheiden. Kinderen met BRE hebben epileptische aanvallen gehad. Kinderen met Rolandische gevoeligheid hebben centrotemporale pieken in het EEG maar tot op dat moment geen aanvallen. Al in 1961 beschreven Metrakos en Metrakos dat er bij BRE sprake was van een autosomaal dominant overervend ziektebeeld met een lage penetrantie. In de afgelopen decennia is het duidelijk geworden dat de Rolandische gevoeligheid autosomaal dominant overerft, maar dat, bij de aanwezigheid van Rolandische gevoeligheid, de kans op het krijgen van aanvallen in deze groep kinderen puur op toeval berust. In een tweelingenstudie werd een concordantie van 0 gevonden, wat wil zeggen dat epilepsie niet vaker gemeenschappelijk voorkomt dan op grond van toeval bepaald. Ook dit wijst op het grotendeels ontbreken van genetische factoren.

In linkagestudies in de jaren negentig van de vorige eeuw werd het vóórkomen van BRE gekoppeld met de chromosoomlocus 15q13.2 en met de locus 16p12-11.2. De laatste jaren worden mutaties en deleties beschreven in het RBFOX1-gen en het RBFOX3-gen bij families met kinderen met BRE. Ook mutaties in de KCNQ2- en KCNQ3-genen worden beschreven in families met kinderen met zowel benigne familiaire neonatale convulsies en later optreden van BRE. Maar opvallend worden al deze genafwijkingen slechts in een zeer klein percentage bij BRE-patiënten of -families gevonden en daarmee eerder als risicofactor dan als oorzaak beschouwd. Recentelijk is ook een relatie tussen een 16p11.2 600 kb microduplicatie en BRE beschreven. Ook hier is er sprake van een risicofactor met een oddsratio van 21,8. In een groot opgezette studie had 1,3% van de BRE-patiënten deze microduplicatie. Andersom hadden 22 van de 117 kinderen (18%) met een dergelijke duplicatie epilepsie, van wie slechts in drie gevallen BRE. Ook 15q11.2-microduplicaties brengen een statistisch verhoogde kans met zich mee op BRE (oddsratio 4,1).

Vraag 5. Welke behandeling overweegt u?

Er wordt met de ouders besproken dat er bij een dergelijk benigne kinderepilepsiesyndroom geen indicatie is tot het starten van medicatie zolang er alleen sporadisch nachtelijke aanvallen zijn.

Omdat er de maanden daarna zowel aanvallen overdag optreden als grote tonisch-clonische aanvallen in de nacht wordt besloten te starten met een anti-epilepticum. In eerste instantie wordt gekozen voor behandeling met carbamazepine. Er is op dat moment geen contra-indicatie voor gebruik hiervan. Er wordt gestart in een opbouwschema naar een dosis van 15 mg/kg/dag in een tweemaaldaags schema.

Vier maanden later, bij een extra geplande policontrole, vertellen zijn ouders dat er iets eigenaardigs is opgetreden. Na een periode waarin dagelijks meerdere staaraanvallen optraden, zijn deze staaraanvallen nu verdwenen en treden er aanvallen op waarbij hij slap neervalt. Dit doet zich op de polikliniek ook daadwerkelijk voor. U ziet zeer abrupt tonusverlies, leidend tot een val.

Vraag 6. Wat is hier aan de hand?

Waarschijnlijk heeft hij een 'atypical benign focal epilepsy of childhood' (ABFEC). Dit epilepsiesyndroom werd voor het eerst in 1982 beschreven door Aicardi en Chevrie. Het wordt in de literatuur ook als 'atypical benign partial epilepsy' (ABPE) of pseudo-Lennox-syndroom geduid. Na een periode van typische Rolandische aanvallen treden negatieve myoclonieën op, atone aanvallen die leiden tot vallen, naast partiële en gegeneraliseerde motorische aanvallen en atypische absences.

Het overgrote deel van de kinderen start met nachtelijke focale aanvallen zoals typisch is voor BRE, maar op een leeftijd tussen de 0,4 en 8,5 jaar (bij het merendeel tussen de 2 en 6 jaar). Dit is jonger dan de debuutleeftijd van kinderen die een BRE met normaal beloop kennen. Opvallend is dat de debuutleeftijd bij jongens (gemiddeld 2,5 jaar) vroeger is dan bij meisjes (4 jaar). De verdeling tussen jongens en meisjes qua frequentie lijkt wel gelijk.

Vervolgens ontstaan gemiddeld anderhalf jaar later atone aanvallen, negatieve myoclonieën en atypisch absences. Geen van deze aanvalstypen komt echter in 100% van de gevallen voor. In de literatuur wordt beschreven dat de verschillende aanvalstypen elkaar periodiek opvolgen. Tussen deze episoden in zijn er vaak tijdelijk kortdurend geen epileptische aanvallen. De frequentie waarin dergelijke episoden optreden is gemiddeld eens per vier maanden. Met het optreden van aanvallen met tonusverlies verandert ook het EEG. In slaap wordt een hoogfrequent optreden van centrotemporale pieken en piekgolven gezien, maar meestal niet voldoende om dit als het 'epileptic status epilepticus in sleep' (ESES)-syndroom te benoemen.

Vraag 7. Wat voor varianten zijn er nog meer?
In de literatuur worden behalve deze ABFEC nog twee andere varianten beschreven: het Landau-Kleffner-syndroom (LKS) en het 'epileptic encephalopathy with continuous spike and waves during slow-wave sleep' (CSWS)-syndroom. Over de laatste twee syndromen wordt relatief veel geschreven, dit in tegenstelling tot ABFEC. De frequentie van dergelijke gecompliceerde vormen varieert sterk in verschillende studies. Percentages tussen de 1 en 7% van het totaal aantal kinderen met BRE worden beschreven. Sommige artikelen onderscheiden ook nog andere en zeldzamere gecompliceerde vormen zoals BRE-status epilepticus, BRE met frequent optredende therapieresistente aanvallen, BRE met passagère oromotore disfunctie en BRE die debuteert met atone aanvallen. Deze laatste vorm wordt ook meegenomen in de definitie van ABFEC.

Vraag 8. Wat zijn de risicofactoren op het afwijkend beloop van onze patiënt?
Er zijn enkele risicofactoren voor het ontwikkelen van een van deze epileptische encefalopathiebeelden. Na een eerste aanval is noch op basis van het aanvalstype, noch op basis van het EEG onderscheid te maken of er zich mogelijk een ABFEC gaat ontwikkelen. Een risicofactor voor het ontwikkelen van een ABFEC is een BRE-debuut op jonge leeftijd (zie hierboven). Een combinatie van aanlegstoornissen (met name van het gyratiepatroon) en ABFEC is beschreven. Deze kinderen hebben dezelfde klinische verschijnselen en eenzelfde beloop en gunstige prognose ten aanzien van aanvalsvrijheid. Of omgekeerd kinderen met dergelijke aanlegstoornissen een hogere kans hebben op ABFEC is onbekend.

Mogelijk verhoogt carbamazepine de kans op ABFEC. Daarnaast is het optreden van ABFEC beschreven na afbouwen van valproaat en starten van oxcarbazepine, fenytoïne, fenobarbital en lamotrigine. De getallen zijn hier echter te klein om te kunnen berekenen of er sprake is van een oorzakelijk verband.

De eerder beschreven microduplicatie 16p11.2 en mutaties in het KCNQ2- en KCNQ3-gen zijn gerelateerd aan het voorkomen van BRE. Het is onvoldoende bekend of de kans op een gecompliceerd beloop hierbij ook verhoogd is. Mutaties in het GRIN2A-gen zijn met name gerelateerd aan LKS en CSWS, en waarschijnlijk niet aan ABFEC.

Vraag 9. Wat is zijn behandeling?
In de literatuur wordt behandeling met corticosteroïden, immunoglobulinen, ketogeen dieet, ethosuccimide of benzodiazepinen beschreven. Ook het gebruik van sultiam wordt als effectief beschreven. Sultiam is in Nederland

niet geregistreerd maar in Duitsland en enkele andere landen veel gebruikt om BRE en de gecompliceerde vormen hiervan te behandelen. Indien zich een ABFEC ontwikkelt, wordt starten van behandeling met fenobarbital, fenytoïne, carbamazepine, oxcarbazepine, lamotrigine, topiramaat of levetiracetam afgeraden.

Vraag 10. Wat is zijn prognose?

Dit is een vraag waar geen eenduidig antwoord op te vinden is. De grootste serie kinderen met ABFEC werd in 2014 gepubliceerd. Opvallend is dat kinderen bij de eerste verwijzing al relatief vaak cognitieve problemen hebben. Een kwart van de geteste kinderen had een IQ onder de 70 punten en slechts 44% had een normaal IQ. Tijdens follow-up waren er kinderen die sterk verslechterden qua ontwikkeling, kinderen die verbeterden en kinderen die zich op hun eigen lijn ontwikkelden. Al met al veranderen de percentages niet gedurende de follow-up, maar waren er grote individuele verschillen. Ten aanzien van de prognose van de epileptische aanvallen is veel meer duidelijkheid. Verschillende series laten zien dat kinderen met BRE en ABFEC (zelfs die met een aanlegstoornis) op de leeftijd van 15 jaar allemaal aanvalsvrij zijn. Gemiddeld toont het EEG nog gedurende 2,3 jaar interictale epileptiforme afwijkingen na de laatste aanval.

Literatuur

Aicardie J, Chevrie JJ. A typical benign partial epilepsy of childhood. Dev Med Child Neurol. 1982;24:281-92.

Corda D, Gelisse P, Genton P, et al. Incidence of drug-induced aggravation in benign epilepsy with centrotemporal spikes. Epilepsia. 2001;42:754-9.

Fejerman N. Atypical rolandic epilepsy. Epilepsia. 2009;50(Suppl. 7):9-12.

Fujii A, Oguni H, Hirano Y, Osawa M. Atypical benign partial epilepsy; recognition can prevent pseudocatastrophe. Pediatr Neurol. 2010;43:411-9.

Japaridze N, Menzel E, von Ondarza G, et al. Risk factors of cognitive outcome in patients with atypical benign partial epilepsy/pseudo-Lennox syndrome (ABPE/PLS) and continues spike and wave during sleep (CSWS). Eur J Paediatr Neurol. 2014;18:368-75.

Metrakos K, Metrakos JD. Genetics of convulsive disorders. II. Genetic and eleoencephalographic studies in centrencephalic epilepsy. Neurology. 1961;11:474-83.

Tan HJ, Singh J, Gupta R, Goede C de. Comparison of antiepileptic drugs, no treatment, or placebo for children with benign epilepsy with centro temporals spikes. Cochrane Database Syst Rev. 2014;9:CD006779.

Tovia E, Goldberg Stein H, Ben Zeev B, et al. The prevalence of atypical presentations and comorbidities of benign childhood epilepsy with centrotemporal spikes. Epilepsia. 2011;52:1483-8.

14 EEN TONISCH-CLONISCHE AANVAL BIJ EEN JONGVOLWASSENE

G.J. de Haan

Casus

Een 24-jarige onderwijzeres is met haar klas op schoolkamp. Op de derde ochtend van het kamp maakt een leerlinge haar wakker na enkele uren slaap. Direct na het wekken slaakt de onderwijzeres een kreet, gevolgd door een gegeneraliseerde stijfkramp, trekkingen en een tongbeet. De aanval duurt enkele minuten, waarna ze in een postictaal coma blijft liggen. Een ambulance wordt gewaarschuwd. Wanneer deze arriveert is de aanval voorbij, maar ze is verward en slecht georiënteerd. Ze wordt op de spoedeisende hulp (SEH) van het plaatselijke ziekenhuis gezien, waar geen neurologische en algemeen lichamelijke afwijkingen worden gezien.

Zij heeft een voorgeschiedenis met epilepsie. Vanaf het 12e jaar heeft zij tweemaal tijdens het spelen van computerspelletjes een epileptisch insult gehad. In het EEG was destijds sprake van visuele gevoeligheid (piekgolfcomplexen in het EEG over de achterste schedelhelft bij lichtflitsfrequenties van 20-30 Hz). Een behandeling met valproaat was succesvol, maar er trad op haar 18e een eenmalig recidief op, voor zover bekend niet geprovoceerd door lichtflitsprikkels of slechte therapietrouw.

Op 22-jarige leeftijd is in voorbereiding op afbouw van de medicatie een EEG vervaardigd. Het grondpatroon was normaal, en de visuele gevoeligheid bestond uit een occipitaal gelokaliseerde fotoparoxismale respons (figuur 14.1). De valproaat werd geleidelijk onttrokken. Ze bleef hierna vier jaar vrij van symptomen.

Enkele weken na het insult kan ze voor de aanval geen andere verklaring

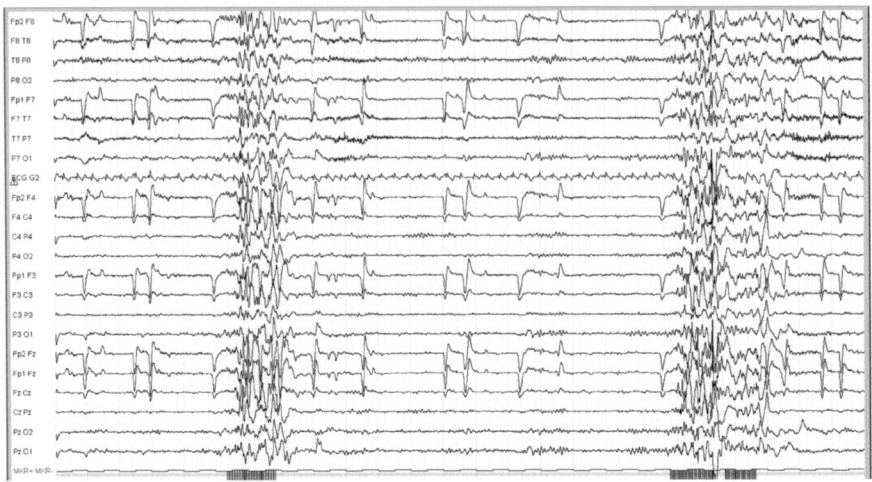

Figuur 14.1 EEG van 25 s met tweemaal korte stroboscopische lichtflitsprikkeling (onderste lijn) van 25 Hz. Er ontstaan gegeneraliseerde piekgolfcomplexen na het starten van de stimulus; de ogen zijn open (ooglidbewegingsartefacten op Fp1 en Fp2).

aandragen dan een slaaptekort tijdens het schoolkamp. Gebruik van alcohol of drugs was niet in het spel. Andere aanvallen, zoals absences of myoclonieën, zijn nooit opgetreden, dit wordt ook na gericht doorvragen ontkend. Er zijn geen klinische aanwijzingen voor visuele gevoeligheid, zoals oogknipperen of schokjes bij blootstelling aan flikkerend licht. Haar moeder heeft op 18-jarige leeftijd een eenmalig insult gehad. In deze periode had zij ook in de ochtend myoclonieën, die zodanig heftig waren dat borden uit haar handen vielen. Zij is gedurende enkele jaren met valproaat behandeld, maar kon hiermee stoppen in de periode dat er gezinsuitbreiding kwam. We vervaardigden een EEG bij moeder op 44-jarige leeftijd waarop geen afwijkingen zichtbaar waren, ook geen aanwijzing voor visuele gevoeligheid.

Vraag 1. Wat is de diagnose?

De diagnose bij deze patiënte kan worden gesteld op idiopathisch gegeneraliseerde epilepsie (IGE) met uitsluitend tonisch-clonische aanvallen. Voorheen was er sprake van een IGE met visuele gevoeligheid, maar vier jaar voor het aanvalsrecidief was de visuele gevoeligheid niet meer aantoonbaar in het EEG.

De casus illustreert enkele aspecten van IGE:
- *leeftijdgebonden debuut en leeftijdsafhankelijke symptomen;*
- *classificatie IGE-subsyndroom kan wisselen met de leeftijd;*
- *slaaponthouding is aanvalsprovocerend;*
- *de kans op een aanval is verhoogd bij het ontwaken, zeker als dit geforceerd gebeurt;*
- *een primair gegeneraliseerde tonisch-clonische aanval kent geen aura en duurt relatief kort;*
- *hereditaire component voor IGE, waarbij het subsyndroom per familielid kan variëren;*
- *normale cognitieve ontwikkeling;*
- *de aanleg blijft bestaan, ook na een langere periode van aanvalsvrijheid.*

Recente ontwikkelingen in de diagnostiek en behandeling van IGE verdienen de aandacht. Het concept IGE is aan verandering onderhevig. In dit hoofdstuk staan we stil bij de classificatie van IGE. Het nut en de onvermijdelijke beperkingen van de classificatiesystemen komen aan de orde. De medicamenteuze behandeling is niet complex, maar kent enkele valkuilen. Het is op zijn minst een merkwaardige discrepantie dat IGE-vormen als JME als goedaardig en leeftijdgebonden worden beschouwd, geprovoceerd door slaaptekort en overmatig alcoholgebruik, maar dat het, ook op late leeftijd, vaak niet mogelijk is de medicatie af te bouwen.

Vraag 2. Wat wordt bedoeld met idiopathische epilepsie?

Voor het begrip van de beschreven casus volstaat de ILAE-classificatie van 1989. Idiopathisch gegeneraliseerde epilepsie (IGE) omvat een aantal leeftijdgebonden syndromen (tabel 14.1). De lichtflitsgevoelige of fotosensitieve epilepsie werd beschouwd als een reflexepilepsie, omdat er geen spontane aanvallen optreden, maar uitsluitend aanvallen opgewekt door visuele stimuli. Zoals de casus leert is het niet ongebruikelijk dat een syndroom zich in de loop der jaren ontwikkelt. Omdat er naast geprovoceerde aanvallen nu ook een 'spontane' aanval is opgetreden, is de diagnose IGE gerechtvaardigd.

In de jongste epilepsieclassificatie van 2010 wordt voorgesteld om het woord idiopathisch te laten vervallen. Het begrip idiopathisch (van het Griekse eidos, 'zelf', en pathos, 'lijdend') betekent dat de aandoening uit het organisme afkomstig is en dat uitsluitend hereditaire factoren een rol spelen bij het ontstaan. De commissie voor classificatie en terminologie van de ILAE uitte bezwaren tegen de connotaties die er in de loop van de jaren bij zijn gekomen: een idiopathische epilepsie zou niet ernstig zijn, epileptische aanvallen zijn de belangrijkste symptomen (de syndromen gaan niet gepaard met cognitieve beperking of met

Tabel 14.1 Subtypen van idiopathisch gegeneraliseerde epilepsie

Subsyndroom	Debuut jaar	Remissie jaar	Aanvals-type	Visueel gevoelig	Respons-medicatie	Opmerking
kinder-absence-epilepsie (CAE)	4-10	10-15	A (TC vanaf 10 jaar)		90%	
juveniele absence-epilepsie (JAE)	11-15	30 (?)	A, TC		80%	
juveniele myoclonus-epilepsie (JME)	6-20	ooit (30%)	M, TC, A	V 50%, M 25%	75%	
IGE met tonisch-clonische aanvallen	11-20	30 (?)	TC		?	
fotosensitieve epilepsie		30 (75%)	M, TC	100%	n.v.t.	geen onge-provo-ceerde aanvallen

A: absence; M: myoclone aanval; TC: tonisch-clonische aanval.

progressie) en de medicamenteuze behandeling is relatief eenvoudig. Zij stelden voor om het begrip 'idiopathisch' te vervangen door 'genetisch', wanneer er een bewezen of veronderstelde genetische basis is voor het beeld. Hierdoor werden overeenkomsten in prognose ondergeschikt geacht aan overeenkomsten in moleculaire achtergronden.

Vraag 3. Is IGE erfelijk?

Genetische factoren spelen een belangrijke rol bij IGE. De overerving is complex, waarbij zelden een 'sterk' gen betrokken is, maar veel vaker een combinatie van 'vatbaarheidsgenen' en andere genetische variabelen. Waarschijnlijk kunnen verschillende moleculair-genetische achtergronden leiden tot identieke fenotypen (typen epilepsie en epileptische aanvallen). Opvallend is dat in families met IGE bij aangedane familieleden vaak verschillende IGE-subtypen voorkomen.

De moeder van de patiënte heeft een JME-achtig beeld gehad, dat in remissie is gegaan. Bij het beschrijven van de erfelijkheid van IGE is het noodzakelijk om te herhalen dat er sprake is van een spectrum van aandoeningen, en is het belangrijk te realiseren dat ieder subsyndroom in feite kan bestaan uit meerdere op elkaar lijkende aandoeningen. Bij JME lijkt het er bijvoorbeeld op dat de prognose voor aanvalsvrijheid na afbouw van de medicatie gerelateerd is aan de aanvalstypen die deel uitmaken van het beeld. Wanneer absences deel uitmaakten van het beeld was de prognose slechter.

Uit tweelingenonderzoek is bekend dat erfelijke factoren een belangrijke rol spelen. Identieke tweelingen delen hun volledige genetische materiaal en hebben een concordantie voor IGE van 82%. Bij niet-identieke tweelingen, die een kwart van het genetisch materiaal delen, bestaat een concordantie van 26%. Bij identieke tweelingen is meestal ook het subsyndroom identiek.

In de jaren negentig bestond de indruk dat IGE veroorzaakt kon worden door mutaties in enkele belangrijke genen. Naarmate er meer onderzoek werd gedaan verdween dit idee. De genetische architectuur van IGE is complex. Er zijn enkele families met een monogenetische overerving, maar deze genen blijken maar verantwoordelijk voor een klein deel van de familiaire IGE. Enkele genen die na 1990 extra aandacht hebben gekregen, zijn: GABRA1 op chromosoom 5q34, EFHC1 ('Myoclonin') op 6p12 en SLC2A1 (GLUT1-deficiëntie) op 1p31-35. De mogelijkheden van grootschalig DNA-onderzoek zijn de laatste jaren enorm toegenomen. Er is een aantal 'unbiased' genome-wide association-studies gedaan, waarbij associatie van JME werd gevonden met chromosoom 1q43 (en in mindere mate met 2p16, 17q21). Verder is een microdeletie op chromosoom 15q13 geassocieerd met 1,1% van de patiënten met IGE. Alles bij elkaar zou bij 3% van de JME-patiënten een copy number variation aangetoond kunnen worden.

Vraag 4. Is het zinvol erfelijkheidsonderzoek te doen bij IGE?

Zoals hierboven aangegeven zijn er meer genetische achtergronden bekend. Elk hiervan is zeer zeldzaam en beschreven in enkele families of bij een grootschalig erfelijkheidsonderzoek naar IGE. Op dit moment is erfelijkheidsonderzoek vooral geïndiceerd bij duidelijke familiaire belasting met IGE of andere neurologische aandoeningen. Maar er zijn ontwikkelingen in de DNA-analyse, zoals het ontwikkelen van DNA-chips. Hiermee kan op een snelle en kosteneffectieve manier een groot aantal kandidaat-genen worden gescreend op afwijkingen. Waarschijnlijk zullen daarmee nieuwe inzichten ontstaan in de diagnostiek en behandeling van IGE.

Vraag 5. Is IGE goedaardig?
Doorgaans zijn aanvallen het belangrijkste symptoom van de IGE. De ziektebeelden zijn niet progressief en cognitieve effecten ontbreken of zijn subtiel. Toch zijn er vaak psychosociale aspecten die maken dat patiënten met IGE beperkingen ondervinden in hun ontplooiingsmogelijkheden.

Helaas blijkt het beeld dat IGE goedaardig is te moeten worden genuanceerd. In een studie met extreem lange (25 jaar) follow-up uit Canada bleek dat kinderen met IGE een grotere kans hadden dan leeftijdsgenoten om op volwassen leeftijd te maken te hebben met psychiatrische problemen (27%), ontbrekend middelbareschooldiploma (40%), zwangerschap buiten een vaste relatie (38%), alleen wonend (23%) of werkloosheid (33%). De studie had een retrospectief karakter, waardoor onduidelijk blijft of de verontrustende bevindingen veroorzaakt zijn door neurologische (blijvende gevolgen van de epilepsie op cognitie) of door psychologische mechanismen (angsten en onzekerheden die nog vele jaren effect hebben op de ontwikkeling).

Vraag 6. Zijn de idiopathisch gegeneraliseerde epilepsieën goed behandelbaar?
De keuze van anti-epileptische behandeling bij IGE hangt af van het dominante aanvalstype (tabel 14.2). Van groot belang is dat er bij de behande-

Tabel 14.2 Anti-epileptische behandeling van IGE's

	Absences	Myoclonieën	Tonisch-clonische aanvallen
valproaat*	++	+	+
levetiracetam	+	++	+
topiramaat	+	+	+
zonisamide	+	+	+
fenobarbital	–**	+	+
ethosuximide	++	+	–**
clobazam	–	++	+
lamotrigine	–	–**	+
contra-indicatie: carbamazepine, oxcarbazepine, vigabatrine, gabapentine, pregabaline, fenytoïne			

* Wees alert op teratogene risico's van valproaat.
** Kan aanvalsbevorderend effect hebben bij dit aanvalstype.

ling van IGE geen plaats is voor natriumkanaalblokkerende middelen en andere middelen met een smal profiel: carbamazepine, oxcarbazepine, fenytoïne, vigabatrine, gabapentine en pregabaline. Vermoedelijk geldt dit ook voor lacosamide. Er bestaat een aantal publicaties die een positief effect van lamotrigine beschrijven, maar terughoudendheid is aangewezen bij epilepsievormen met myoclonieën.

De conclusie van recent onderzoek is dat er onvoldoende gecontroleerd onderzoek is van anti-epileptische behandeling bij JME en andere IGE's. De adviezen in de epilepsierichtlijnen, zoals samengevat in tabel 14.2, berusten grotendeels op klinische observaties en expertopinies.

In de leerboeken wordt beschreven dat een hoog percentage patiënten aanvalsvrij wordt met medicatie. In recente studies met een lange follow-up bij patiënten met JME is gevonden dat volledige aanvalsvrijheid bereikt wordt bij ongeveer twee derde van de patiënten, een percentage dat niet wezenlijk verschilt van epilepsie in totaal. Daarbij telt dat myoclonieën vaak moeilijker te controleren zijn dan de gegeneraliseerde tonisch-clonische insulten.

Vraag 7. Hoelang moeten we patiënten met IGE behandelen?

De kinder-absence-epilepsie komt doorgaans in remissie voor de puberteit. De medicatie kan dan worden onttrokken.

Bij JME en IGE met uitsluitend tonisch-clonische insulten is in het verleden steeds aangenomen dat de kans op aanvalsrecidieven hoog blijft bij onttrekken van de medicatie, ook na vele jaren aanvalsvrijheid. In de afgelopen jaren zijn er cohortstudies verschenen met een follow-up op lange termijn met deze twee syndromen (tabel 14.3). Hieruit bleek dat een significant deel van de patiënten inmiddels de medicatie had onttrokken. Een groot deel van hen bleef in remissie na onttrekken van de medicatie.

Tabel 14.3 Follow-uponderzoek op lange termijn bij JME en IGETCI

	Observatieduur jaar ± SD	n	Aanvalsvrij %	Medicatie-vrij n (%)	Aanvalsvrij / myoclonus / GTCI	
JME	25,8 ± 2,4	23	78%	11 (48%)	6/3/2	Camfield 2009
JME	34,2 ± 8,0	31	67,7%	9 (42%)	6/–/3	Geithner 2012
JME	44,6 ± 13,7	66	59,1%	11 (28%)	10/1/–	Senf 2013
IGETCI	40 ± 13,0	42	62%	5 (12%)	26/5/–	Holtkamp 2014

Het retrospectieve karakter van de studies maakt dat er meerdere valkuilen zijn. De meest interessante is dat de studies zijn verricht door artsen die terughoudend waren met afbouw van medicatie door hun kennis van JME en IGE met uitsluitend tonisch-clonische insulten. De afbouw speelde zich af buiten studieverband, waardoor niet bekend is wat een succesvolle afbouw voorspelt. Een ander aspect dat meer aandacht verdient is dat aanvalsprovocerend gedrag (onder andere slaaptekort en overmatig gebruik van alcohol en geestverruimende middelen) vooral te verwachten is bij jongeren en jongvolwassenen. Om die reden is het minder waarschijnlijk dat bij rijpere volwassenen nog geprovoceerde aanvallen van IGE zullen optreden. Uiteraard is prospectief onderzoek noodzakelijk om meer duidelijkheid te krijgen over aspecten die van invloed zijn op de kans op blijvende aanvalsvrijheid na onttrekken van de medicatie.

Vraag 8: Mag zij autorijden met epilepsie?

Na een eerste aanval is rijden met auto of motor 6 maanden niet toegestaan. Bij een normaal EEG en als de aanval opgewekt is door een vermijdbare prikkel is dit 3 maanden. Bij definitieve epilepsie is rijden niet toegestaan tot 1 jaar na de laatste aanval. Uitzonderingen zijn:
- meer dan een jaar uitsluitend aanvallen in slaap;
- uitsluitend myoclonieën of aura's.

Met sommige anti-epileptica mag men het eerste jaar niet rijden (fenobarbital, fenytoïne en carbamazepine >600 mg).

Bij medicatie afbouw geldt een ongeschiktheid tot drie maanden erna. Als men langer dan 2 jaar aanvalsvrij was, geldt geen ongeschiktheid. Bij een aanval tijdens of direct na afbouw geldt een ongeschiktheid van drie maanden, mits de medicatie direct wordt hervat.

In de praktijk is het zeer moeilijk om weer beroepsmatig te rijden na zelfs één epileptische aanval, zelfs wanneer men aan de strenge eisen voldoet die de wet stelt (raadpleeg de website van het CBR: www.cbr.nl/11343.pp?).

Literatuur

Camfield CS, Camfield PR. Juvenile myoclonic epilepsy 25 years after seizure onset: a population based study. Neurology. 2009;73:1041-5.

Geithner J, et al. Predictors for long-term seizure outcome in juvenile myoclonic epilepsy: 25-63 years of follow-up. Epilepsia. 2012;53:1379-86.

Holtkamp M, et al. Long-term outcome in epilepsy with grand mal on awakening: forty years of follow-up. Ann Neurol. 2014;75:298-302.

Koepp MJ, et al. Concepts and controversies of juvenile myoclonic epilepsy: still an enigmatic epilepsy. Expert Rev Neurother. 2014;14:819-31.

Senf P, et al. Prognosis of juvenile myoclonic epilepsy 45 years after onset: seizure outcome and predictors. Neurology. 2013;81:2128-33.

15 EPILEPSIECHIRURGIE BIJ EEN GEGENERALISEERDE EPILEPTISCHE ENCEFALOPATHIE?

K.P.J. Braun

Casus

Een meisje van 8 maanden oud is bekend met een congenitaal rechtszijdig infarct van de arteria cerebri media (figuur 15.1A) en dientengevolge een hemiparese en hemianopsie links. De linkerhand wordt vrijwel continu in een vuist gehouden en nauwelijks ingezet. Ze trappelt beiderzijds, met enige asymmetrie ten nadele van links. Haar mentale ontwikkeling begon voorspoedig; ze volgde en fixeerde op tijd, maakte goed contact, en begon met haar rechterhand voorwerpen uit de lucht te pakken toen ze 4 maanden oud was. Vanaf de leeftijd van 6 maanden kreeg zij in toenemende frequentie asymmetrische tonische aanvalletjes – links meer dan rechts aanspannend – die in series van 10 tot 20 minuten optraden, wel vijf keer per dag. Sindsdien verslechtert het contact, wordt ze minder alert en is ze nauwelijks meer geïnteresseerd in haar omgeving. Voorwerpen pakt ze niet meer, ze wordt slapper, richt zich in buikligging minder op, en maakt geen aanstalten meer tot omrollen.

Het EEG toont een gegeneraliseerde epileptische encefalopathie met kenmerken van hypsaritmie. Gezien de klinische salaamkrampen, het EEG en de cognitieve achteruitgang wordt de diagnose West-syndroom gesteld. Er volgt een behandeling met prednison en levetiracetam, waaraan later clobazam wordt toegevoegd. Desondanks houdt zij tonische aanvallen die in clusters verlopen en stagneert haar psychomotore ontwikkeling. De neuropsycholoog constateert een cognitieve ontwikkelingsleeftijd van 3 maanden bij een kalenderleeftijd

> van inmiddels 8 maanden. Een herhaald EEG toont geen hypsaritmie meer, maar wel zeer frequente multifocale epileptiforme afwijkingen in beide hemisferen, met enige overmaat voor rechts. Af en toe was een diffuse vervlakking in het EEG zichtbaar, samengaand met een subtiel tonisch aanvalletje.

Vraag 1. Komt dit meisje in aanmerking voor epilepsiechirurgie?

Ja, zij heeft een gegeneraliseerde epileptische encefalopathie in de context van een focale (hemisferale) epileptogene laesie. De epilepsie is refractair (medicatieresistent) en haar ontwikkeling toont een ernstige achteruitgang. Ondanks de bilaterale EEG-afwijkingen leidt epilepsiechirurgie bij deze groep kinderen in ongeveer 70% van de gevallen tot aanvalsvrijheid. Zij is een geschikte kandidaat voor een functionele hemisferectomie ('hemisferotomie').

Patiënten komen over het algemeen in aanmerking voor epilepsiechirurgie indien de oorzaak van hun epilepsie focaal en structureel is en liefst – maar niet noodzakelijkerwijs – zichtbaar op een MRI. De epileptische bron moet goed te lokaliseren zijn en buiten functioneel onmisbare gebieden zijn gelegen. Daarnaast moet de epilepsie refractair zijn, dat wil zeggen dat ten minste twee goed gekozen en goed gedoseerde anti-epileptica niet tot blijvende aanvalsvrijheid hebben geleid, en de lijdensdruk moet hoog genoeg zijn om een operatieve behandeling te rechtvaardigen. Bij kinderen kunnen de indicaties enigszins afwijken van deze criteria. Zo wordt bij hen epilepsiechirurgie soms overwogen zonder goed afgrensbare bron, bijvoorbeeld in de context van een uitgebreide hemisferale epileptogene laesie zoals een infarct, bloeding of aanlegstoornis. Bij deze kinderen is vaak al sprake van functionele neurologische uitval uit de aangedane hemisfeer. Zij komen dan in aanmerking voor een hemisferotomie. In figuur 15.1 worden enkele voorbeelden getoond van aandoeningen die succesvol behandeld kunnen worden met een hemisferotomie. Kinderen die in Nederland in aanmerking komen voor epilepsiechirurgie worden geopereerd in het UMC Utrecht Hersencentrum.

Bij jonge kinderen kunnen focale of hemisferale epileptogene oorzaken leiden tot bilaterale EEG-afwijkingen en tot een gegeneraliseerde epileptische encefalopathie. De balans tussen excitatie en inhibitie is tijdens de vroege ontwikkeling ongunstig, dat wil zeggen: inhiberende netwerken zijn nog onvoldoende functioneel, waardoor bij een gelokaliseerde epilepsiebron het gehele brein in de epileptische ontregeling betrokken kan raken. Bij grote destructieve laesies van één hemisfeer – zoals een rond de geboorte opgetreden infarct of bloeding – kunnen de interictale en ictale EEG-ontladingen zelfs sterk overwegen in de contralaterale

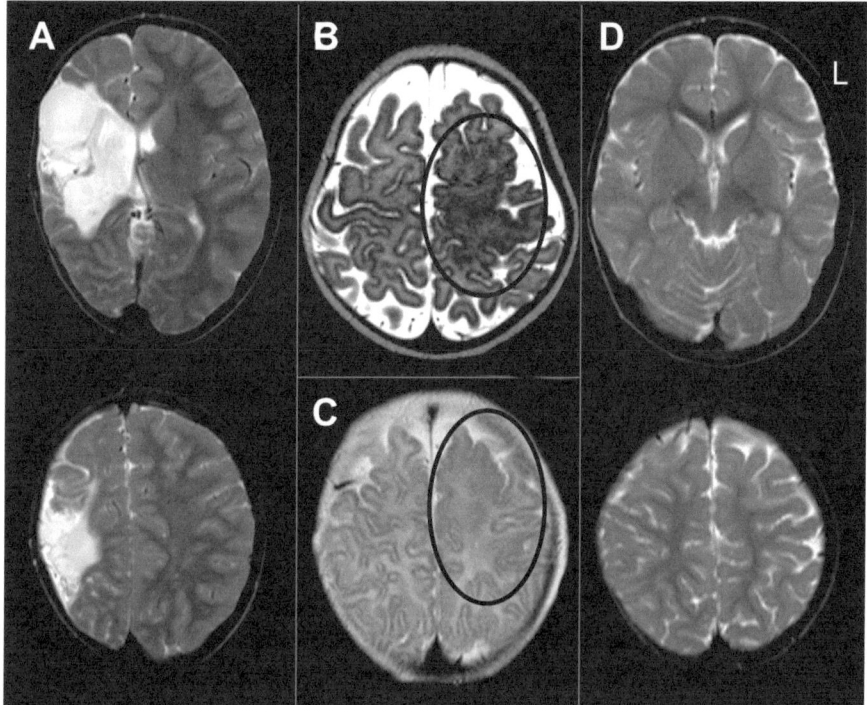

Figuur 15.1 MRI-beelden van patiënten die na een hemisferotomie aanvalsvrij zijn geworden. **A** Groot rechtszijdig perinataal infarct in het stroomgebied van de arteria cerebri media (zie de casusbeschrijving). **B** Unilaterale polymicrogyrie links (omcirkeld). **C** Grote frontocentrale corticale dysplasie type II links (omcirkeld). **D** Hemisferale corticale dysplasie type I links, met als enige MRI-kenmerk een geringe asymmetrie in hersenvolume ten nadele van de linkerhemisfeer.

'gezonde' hemisfeer. We spreken dan van paradoxale lateralisatie. In het verleden werden gegeneraliseerde EEG-afwijkingen en epileptische encefalopathieën als een contra-indicatie voor epilepsiechirurgie gezien. Tegenwoordig weten we dat de kans op het bereiken van aanvalsvrijheid bij deze groep kinderen tussen de 60 en 83% ligt, mits de MRI eenzijdig afwijkend is. Epilepsiechirurgie moet dan ook worden overwogen bij jonge kinderen met een focale of hemisferale epileptogene MRI-laesie, zelfs als er sprake is van een gegeneraliseerd epilepsiesyndroom, zoals het West-, het Ohtahara- of het Lennox-Gastaut-syndroom. Het preoperatieve EEG kan bij hen misleidend zijn en het is vaak moeilijk of onmogelijk om op het EEG een focaal of halfzijdig begin van de aanvallen aan te tonen. Uiteraard wordt afgezien van epilepsiechirurgie indien er bewezen onafhankelijke epileptische aanvallen bestaan vanuit de contralaterale hemisfeer. De aanwezigheid van

contralaterale MRI-*afwijkingen verlaagt de kans op postoperatieve aanvalsvrijheid, maar is geen absolute contra-indicatie.*

Vraag 2. Wat kunnen we na een hemisferotomie verwachten van haar cognitieve ontwikkeling?

Haar mentale ontwikkeling, die voor de operatie eerst regressie en later stagnatie vertoonde, zal na de ingreep al snel weer vooruitgaan. Waarschijnlijk wordt zij blijvend aanvalsvrij, kan haar medicatie worden afgebouwd, blijft zij zich in haar eigen tempo ontwikkelen en krijgt ze een goede kwaliteit van leven.

Meer dan twee derde van de kinderen met refractaire epilepsie heeft een ontwikkelingsachterstand. Vroeger werden ontwikkelings- en gedragsproblemen als contra-indicaties voor epilepsiechirurgie beschouwd. Inmiddels is duidelijk dat juist cognitieve ontwikkeling – en niet alleen aanvalsvrijheid – als belangrijke uitkomstmaat voor, en winst van, epilepsiechirurgie bij kinderen gezien moet worden. De meeste jonge kinderen die voor een hemisferotomie in aanmerking komen, hebben voor de operatie een stagnatie of achteruitgang van hun ontwikkeling bij een ernstige epileptische encefalopathie. Vrijwel al deze kinderen vertonen na de operatie een stijging van hun mentale leeftijd als bewijs van een weer op gang komende ontwikkeling. Diverse factoren zijn van invloed op het uiteindelijke postoperatieve cognitieve niveau, waaronder etiologie, duur van de epilepsie, debuutleeftijd en preoperatief IQ. De aanwezigheid van verworven of aangeboren MRI-*afwijkingen in de contralaterale hemisfeer heeft een negatieve invloed op het uiteindelijke IQ en op de kans op een postoperatieve IQ-stijging van meer dan 10 punten. Bij het meisje uit deze casus viel al in de eerste dagen na de operatie een verbetering van contact, alertheid en communicatie op. Twee jaar na de operatie is haar IQ ongeveer 75.*

Vraag 3. Gaat haar motoriek achteruit na een hemisferotomie?

Nee, de ernst van de preoperatief al bestaande hemiparese – aan haar arm meer uitgesproken dan aan haar been – zal niet veranderen. Zij zal leren lopen maar ontwikkelt waarschijnlijk geen willekeurige contralaterale vinger- of handmotoriek.

Na een hemisferotomie moet de motorische innervatie van de contralaterale lichaamshelft worden verzorgd door de weinige vezels van de piramidebaan die niet kruisen en ipsilateraal verlopen. Deze innerveren met name romp-, been- en proximale armspieren, niet de handspieren. Na de operatie komt driekwart van de kinderen tot een zelfstandige loopfunctie, maar heeft slechts 12% willekeurige handfunctie. Bij de meeste hemisferotomiekandidaten met een groot vascu-

lair letsel bestaat er al voor de operatie geen gekruiste piramidale motorische innervatie meer. Bij hen is er soms een tijdelijke postoperatieve verslechtering van de parese, maar deze herstelt weer snel tot het preoperatieve niveau. Bij kinderen met hemisferale aanlegstoornissen, zoals een corticale dysplasie, hemimegalencefalie of polymicrogyrie, kan de aangedane hemisfeer voor de operatie soms nog wel gekruist innerveren. Na de operatie verslechtert de contralaterale armfunctie dan blijvend. De ernst van de epilepsie, die bij deze kinderen vaak al heel vroeg tot een epileptische encefalopathie leidt, maakt toch dat de winst van de operatie opweegt tegen een eventuele motorische achteruitgang. De grofmotorische en cognitieve ontwikkelingskansen van hemisferotomiekandidaten met een vasculair letsel zijn na de operatie beter dan die van kinderen met aanlegstoornissen.

Vraag 4. Na de operatie wordt het meisje aanvalsvrij. Wanneer begint u met het afbouwen van de medicijnen?

In tegenstelling tot wat voorheen werd beweerd, is er geen reden om langdurig door te gaan met anti-epileptica bij kinderen die na epilepsiechirurgie aanvalsvrij worden. Medicatievermindering heeft cognitieve voordelen. Het moment waarop gestart wordt met het geleidelijk afbouwen van anti-epileptica is bij kinderen niet gerelateerd aan de aanvalsuitkomst op lange termijn. De voordelen en risico's van medicatievermindering moeten bij elke patiënt zorgvuldig worden gewogen. Vroege medicatieafbouw onthult sneller of de operatie volledig succesvol was, zonder de uiteindelijke kans op aanvalsvrijheid negatief te beïnvloeden. Dit geldt voor alle epilepsieoperaties bij kinderen.

Anti-epileptica hebben vaak cognitieve bijwerkingen. Executieve functies, geheugen, concentratie, aandacht, tempo en leren kunnen nadelig worden beïnvloed door het gebruik ervan, met name bij polyfarmacie. Bij jonge kinderen kunnen de effecten van medicatie blijvende gevolgen hebben voor hun cognitieve ontwikkeling. Uit verschillende studies is gebleken dat medicatieafbouw leidt tot cognitieve verbetering.

Wanneer medicamenteus of chirurgisch behandelde patiënten aanvalsvrij worden is de logische vraag of en wanneer de medicatie kan worden afgebouwd. De kans op een aanvalsrecidief is na epilepsiechirurgie lager dan bij niet-geopereerde patiënten, en bij volwassenen hoger dan bij kinderen. De cognitieve voordelen van afbouw zijn bij kinderen vermoedelijk groter, terwijl de psychosociale consequenties van een recidief bij volwassenen een belangrijkere rol spelen, denk bijvoorbeeld aan de rijvaardigheid. Anti-epileptica worden postoperatief bij kinderen dan ook vaker en sneller afgebouwd dan bij volwassenen.

Als de gegevens over 2717 patiënten uit 23 studies worden gemiddeld, blijkt de kans op een recidief na postoperatieve medicatieafbouw gemiddeld 22,8%

(range 6-46%, 95 BI 21,4-31). Na hervatten of aanpassen van de anti-epileptica wordt ongeveer driekwart van hen weer aanvalsvrij. Er zijn geen gerandomiseerde of goed gecontroleerde studies die de recidiefkans vergelijken tussen patiënten die wel of niet afbouwen. Uit de bestaande retrospectieve cohortstudies blijkt dat de kans op een postoperatief aanvalsrecidief lager is – en de behandelbaarheid daarvan gunstiger – bij patiënten die afbouwen in vergelijking tot hen die de preoperatieve medicatie blijven gebruiken. Dat komt uiteraard door intrinsieke verschillen tussen deze twee populaties; bij patiënten met een verwachte ongunstige uitkomst wordt immers meestal besloten om niet af te bouwen. Belangrijke voorspellers voor een recidief na medicatievermindering zijn onder andere postoperatieve epileptiforme EEG-afwijkingen, hogere leeftijd, langere duur van de epilepsie, multifocale MRI-afwijkingen en incomplete resectie.

Vroege afbouw van medicatie verhoogt in geringe mate de recidiefkans. Dat komt niet zozeer omdat vroeg afbouwen zélf riskant is, maar wel omdat bij een snel besluit tot afbouwen er minder lang bewijs is van chirurgisch succes. Bij later starten met afbouwen is namelijk al langer gebleken dat de patiënt na de operatie aanvalsvrij blijft en is de kans op 'genezing' van de epilepsie dus groter. Met andere woorden: vroegere afbouw ontmaskert sneller incompleet succes van de operatie. Gezien de cognitieve voordelen van afbouw is het een belangrijkere vraag of vroege afbouw een negatieve invloed heeft op de uiteindelijke kans om aanvalsvrij te zijn en op de kans om na een recidief opnieuw aanvalscontrole te bereiken na hervatten of aanpassen van de medicatie. Op basis van gegevens over 766 kinderen, die in 15 Europese centra werden geopereerd en waren gestart met medicatiemindering, blijkt dat de timing van afbouw niet van invloed is op het bereiken van aanvalsvrijheid na een recidief of op de aanvalsuitkomst op lange termijn. Mits er geen belangrijke voorspellers voor een ongunstige uitkomst zijn, kan bij kinderen die na epilepsiechirurgie aanvalsvrij worden dus al snel worden overwogen om de medicatie te gaan minderen. In goed overleg met ouders moeten de risico's van afbouw zorgvuldig worden afgewogen tegen de voordelen.

Conclusie

Kinderen met een focale of hemisferale epileptogene aandoening kunnen op jonge leeftijd een gegeneraliseerde epileptische encefalopathie ontwikkelen. Dit veroorzaakt vaak een stagnatie of regressie van de ontwikkeling. Epilepsiechirurgie – in het bijzonder een hemisferotomie – leidt bij ongeveer 70% van hen tot aanvalsvrijheid en verbetert de ontwikkelingskansen. Bij de preoperatieve besluitvorming moeten voordelen van een ingreep worden afgewogen tegen de postoperatief te verwachten hemiparese en hemianopsie. De postoperatieve uitkomst hangt af van de onderliggende etiologie, leeftijd en duur van de epilepsie. Als na de operatie aanvalsvrijheid wordt bereikt kan medicatiemindering worden overwogen; het moment van afbouwen beïnvloedt niet de uiteindelijke kans op aanvalsvrijheid.

Literatuur

Boshuisen K, Arzimanoglou A, Cross JH, et al; TimeToStop Study Group. Timing of antiepileptic drug withdrawal and long-term seizure outcome after paediatric epilepsy surgery (TimeToStop): a retrospective observational study. Lancet Neurol. 2012;11:784-91.

Kolk NM van der, Boshuisen K, Empelen R van, et al. Etiology-specific differences in motor function after hemispherectomy. Epilepsy Res. 2013;103:221-3.

Ryvlin P, Cross JH, Rheims S. Epilepsy surgery in children and adults. Lancet Neurol. 2014;13:1114-26.

Schooneveld MM van, Braun KP. Cognitive outcome after epilepsy surgery in children. Brain Dev. 2013;35:721-9.

Wyllie E, Lachhwani DK, Gupta A, et al. Successful surgery for epilepsy due to early brain lesions despite generalized EEG findings. Neurology. 2007;69:389-97.

16 EEN PATIËNT MET EEN VOORGEVOEL

F.S.S. Leijten

Casus

Een 30-jarige man is onlangs op de spoedeisende hulp geweest na een wegraking. Hij is onderzocht, had een normaal ECG, en er is een EEG en een MRI-hersenen afgesproken. Hij komt nu op de polikliniek voor de uitslag. U ondervraagt hem nogmaals over het voorval.
Hij vertelt dat hij op zijn werk een vreemd geluid hoorde dat niet in de ruimte aanwezig was. Daarna voelde hij zich misselijk. Hij kon tegen een collega nog zeggen: 'Ik voel me niet lekker.' Daarna weet hij niets meer. Hij kwam bij in de ambulance. Volgens zijn collega keek hij angstig, smakte voortdurend, er kwam speeksel uit zijn mond en hij zou niet meer hebben gereageerd op aanspreken. Na een paar minuten was hij verwonderd bijgekomen en zei dat hij naar het toilet moest, om vervolgens de verkeerde kant uit te lopen en deuren van medewerkers te openen.
Hij vertelt vervolgens dat hij een paar maanden daarvoor al weleens hetzelfde geluid had gehoord, een soort vage stemmen; wat ze zeiden kon hij niet verstaan. De eerste keer had hij aan zijn vrouw gevraagd of zij het ook gehoord had, wat niet het geval was. Hij had al een paar keer overwogen om naar de huisarts te gaan. Maar het duurde altijd maar een paar seconden en dan was alles weer normaal.
U gaat ervan uit dat een epileptische aanval de meest waarschijnlijk oorzaak is van de eenmalige wegraking.

Vraag 1. Heeft deze patiënt daadwerkelijk epilepsie?
De waarschijnlijkheidsdiagnose is focale epilepsie. Als de wegraking epileptisch is, is er sprake van een auditieve aura. Omdat een aura een epileptische

aanval is, heeft hij een diagnose epilepsie met inmiddels meerdere doorgemaakte aanvallen. Ook voor de ontzeggingsduur van de rijbevoegdheid is er dus geen sprake van een eerste aanval.

Zoals in hoofdstuk 9 gesteld wordt de term aura in de neurologie gebruikt als de voorbode van aanvallen, zowel bij migraine als bij focale epilepsie. Door een aura te zien als 'voorbode' wordt eraan voorbijgegaan dat de aura zelf een epileptische aanval of een fase in een epileptische aanval is. In de (oude) classificatie van epileptische aanvallen wordt als synoniem 'eenvoudig partiële' aanval of 'elementaire' aanval gebruikt.

Vraag 2. Bij welk type epilepsie kunnen deze aanvallen passen?
Aura's impliceren dat de aanval focaal (partieel) is. Bij primair gegeneraliseerde aanvallen, bijvoorbeeld in het kader van absence-epilepsie, kunnen geen aura's optreden.

Aura's moeten worden onderscheiden van prodromale verschijnselen ('prodromos' in het Grieks betekent 'voorbode'). Prodromen zijn gemoedstoestanden die uren tot dagen voor een aanval kunnen bestaan. Andermaal wordt deze term zowel bij migraine als bij epilepsie gebruikt. Voorafgaand aan de migraineaanval kunnen patiënten extra prikkelbaar zijn, slecht slapen of verandering in eetlust ervaren. Na de aanval zijn ze daar vanaf. Ook epilepsiepatiënten en hun partners herkennen dit soms. Prodromen worden nogal eens gerapporteerd door patiënten met juveniele myoclonusepilepsie of door patiënten met focale epilepsie met aanvalsclusters. Het verschil met aura's is de duur van de verschijnselen. Aura's duren bij epilepsie zelden langer dan 10 seconden en bij migraine minuten.

Vraag 3. Wat is de differentiële diagnose van dit stemmen horen?
De differentiële diagnose van aura's is in een geval als dit: (a) focale epilepsie, (b) (acute) sensore deprivatie, (c) psychose, (d) migraine, (e) psychogeen.

Het is belangrijk aura's als fenomeen te definiëren als hallucinatie of illusoire vervalsing. Het gaat om sensore of viscerale gewaarwordingen die in de hersenen ontstaan, zonder dat er sprake is van een fysische prikkel die door een sensibel orgaan wordt opgevangen. Verschillende mechanismen kunnen daaraan ten grondslag liggen. Bij plotseling ontstane doofheid kunnen gehoorsensaties ontstaan die lijken op gevormde stemmen, zoals bij plotseling verslechterde visus beelden kunnen worden 'gezien' (syndroom van Charles Bonnet). Bij schizofrenie komt het vaak voor dat patiënten stemmen horen. Deze stemmen hebben vaak een negatieve inhoud en geven commentaar op het gedrag van de patiënt met soms aansporingen om zichzelf kwaad te doen (imperatieve hallucinaties). Bij migraine zijn aura's bijna altijd visueel en niet auditief. Stemmen horen komt voor bij mensen die zich 'medium' noemen, en het ooit ervaren van het horen van een stem is waarschijnlijk niet ongewoon bij een groot deel van de bevolking. Bij focale epilepsie is er zelden sprake van gevormde aura's, dus eerder van het horen van een ruizig geluid dan van een stem met opdracht, en eerder het zien van gekleurde bollen dan van herkenbare scènes. Hoewel het aantrekkelijk is om te denken dat er een 'activatie' plaatsvindt van een sensorisch cortexgebied, is dit allerminst duidelijk. Er zijn ook theorieën die een corticale uitval door aanvalsactiviteit koppelen aan een soort acute sensore deprivatie die door andere gebieden wordt ingevuld. Het is ook mogelijk dat geheugenfuncties worden verstoord waardoor de tijdservaring vervormt en gebeurtenissen die al hebben plaatsgevonden, tijdens de aura lijken te gebeuren. Dit laatste is bijvoorbeeld een verklaring voor een ander bekend aura, het déjà vu.

Vraag 4. Waar in de hersenen kan dit worden gelokaliseerd?

Auditieve epileptische aura's kunnen ontstaan in het planum temporale (het deel van de gyrus temporalis superior in de fissuur van Sylvius), de hippocampus en de insula van Reis, aan de taaldominante zijde (dus meestal links).

De lokalisatie van aura's is belangrijk bij de lokalisatie van de epileptische focus of het epileptische circuit in de hersenen. Aura's zijn immers het eerste interpreteerbare verschijnsel tijdens een epileptische aanval. Aura's ontstaan in de buurt van waar de aanval begint. Wanneer aura's interpreteerbaar zijn, vormen ze dus een belangrijke sleutel. Aura's worden als volgt onderverdeeld.

- *Visuele aura's: meestal het zien van gekleurde bollen in een gezichtsveld. Dit wijst op betrokkenheid van de primaire visuele cortex (V1, area striata) contralateraal. Bij bewegende verschijnselen (bollen, stippen, strepen, blokjes die bijvoorbeeld van links naar rechts gaan) wijst dit naar meer lateraal-occipitaal gelegen gebieden (area V). Het zien van echte (meestal stilstaande) scènes wijst naar het achterste deel van de hippocampus of de laterale temporale neocortex.*
- *Auditieve aura's: meestal zoals bij deze patiënt het horen van vage stemmen of ongevormde geluiden bij betrokkenheid van de bovenste gyrus temporalis superior, hippocampus of insula van de taaldominante hemisfeer.*
- *Epigastrische aura's: het opstijgend gevoel uit de maagstreek, soms omschreven als een warm gevoel dat uit de buik omhoog komt, klassiek bij mesiotemporale epilepsie, dus geassocieerd met de hippocampus, maar ook met de entorinale cortex en de insula.*

- Angst: als aura vaak ook zichtbaar door adrenerge verschijnselen als wijde pupillen, kippenvel, hyperventilatie: voorste limbische circuit, dus amygdala (anterieur mesiaal temporaal), fronto-orbitaal of in het cingulum.
- experiëntiële aura's: bedoeld worden ervaringen als déjà vu, déjà vecu of déjà entendu: het beleven van ervaringen alsof deze door de patiënt van tevoren al werden voorzien. Dit wordt verklaard met het door elkaar halen van de tijdsbeleving van waarnemingen. Lokalisatie in het geheugensysteem: hippocampus en laterale temporale neocortex. Experiëntiële aura's kunnen ook de vorm aannemen van een obsessie of drang om iets te doen, meestal bij een origine in de frontaalkwab, en de vorm van een vertigo of draaisensatie bij een origine pariëtaal.
- Somatosensibele aura's: gevoelssensaties zoals prikkelingen, tintelingen, verstijving. Deze kunnen bijvoorbeeld in de rechterduim gelokaliseerd zijn; dan wijst dit op een origine in de somatosensibele cortex van de pre- en postcentrale gyrus ter plaatse van de desbetreffende representatie volgens het poppetje van Penfield. Ze kunnen ook vager zijn en diffuser, bijvoorbeeld in de rug of romp zonder duidelijke lateralisatie, wanneer ze ontstaan in de 'secondary sensory area': een gebied in het supra-Sylvische deel van de gyrus supramarginalis.
- Onbestemde aura's: veel aura's zijn door patiënten moeilijk te verwoorden. Deze aura's hebben geen lokaliserende waarde.

> De uitslagen van EEG en MRI (volgens het epilepsieprotocol) zijn normaal. Dat is opmerkelijk omdat de patiënt tijdens het afnemen van het EEG een aura had met het horen van stemmen. Hij bleef normaal reageren en de aanval zette volgens hemzelf niet door.

Vraag 5. Pleit het ontbreken van ictale EEG-afwijkingen tegen de diagnose focale epilepsie?

Nee. Een EEG tijdens een aanval is alleen obligaat afwijkend als er sprake is van bewustzijnsdaling. Dat heeft te maken met het feit dat een aanval een bepaalde hersenoppervlakte moet bestrijken voordat deze zichtbaar wordt in het EEG. Dit komt omdat de schedel de potentialen 'uitsmeert' en kleine gebeurtenissen onzichtbaar maakt. Bovendien hangt het af van waar een aanval ontstaat. Een auditieve aura die ontstaat in de diepte van de fissuur van Sylvius is bij voorbaat al moeilijk op te pikken met een elektrode op de schedel.

Epileptische aura's zijn doorgaans wel zichtbaar op intracraniële elektroden direct op de hersenschors. Ze bestaan meestal uit zeer snelle activiteit *van lage amplitude, met een opbouw in amplitude en gelijktijdige afname in frequentie.*

> U behandelt hem met carbamazepine retard 2 dd 200 mg zonder enig succes. Hij houdt wekelijks aura's. Hij is gemotiveerd om ervan af te komen.

Vraag 6. Is het wel verstandig om aura's te behandelen als er geen complex partieel vervolg meer op is, met andere woorden: is anti-epileptische behandeling niet erger dan de kwaal?

Aura's zijn in de ogen van artsen vaak verwaarloosbaar maar in de ogen van patiënten niet. Studies geven aan dat ze de kwaliteit van leven sterk negatief beïnvloeden. Waarschijnlijk komt dit omdat ze de patiënt er keer op keer aan herinneren dat hij epilepsie heeft en veroorzaken ze angst voor een aanval die doorzet. Het probleem van anti-epileptische medicatie is echter dat aura's tot de meest therapieresistente soort aanvallen behoren. Er moet dus met patiënten gesproken worden over de verwachtingen van anti-epileptica.

Het uitlegmodel dat gebruikt kan worden, is dat een aura feitelijk een startende aanval is die lokaal in de hand gehouden wordt, dus dat de normale anti-epileptische mechanismen van de hersenen redelijk goed functioneren. Anti-epileptica voegen hier niet snel iets aan toe, tenzij ze sterker werken dan deze mechanismen.

Vraag 7. Heeft het zin om bij ontbreken van enig effect de carbamazepine op te hogen, of moet er voor een ander middel gekozen worden?

Het uitlegmodel, waarvoor geen bewijs bestaat, leidt tot de logische conclusie, die door de praktijk ondersteund wordt, dat vaak pas succes met anti-epileptica wordt bereikt bij een hoge dosis van het middel. De keerzijde is natuurlijk dat dit ook de kans op bijwerkingen vergroot. Het is dan aan de patiënt om te kiezen. Derhalve is het verstandig om de carbamazepine te verhogen. In principe kan men zo hoog gaan als de bijwerkingen toelaten. Het effect op de aura's wordt vaak pas zichtbaar bij de hogere doses, ongeacht het anti-epilepticum dat men kiest.

Literatuur

Lüders HO, Noachtar S. Epileptic seizures: pathophysiology and clinical semiology. Philadelphia: Churchill Livingstone, 2000.
www.epilepsydiagnosis.org/seizure/aura-overview.html.

17 VOOR DE GEBOORTE AL EEN HOOG RISICO OP EPILEPSIE

F.E. Jansen

Casus

Bij een 30-jarige zwangere vrouw wordt een echo verricht bij 27 weken amenorroeduur. Er wordt bij de foetus een laesie ter plaatse van de tricuspidaalklep gevonden, verdacht voor een cardiaal rabdomyoom. U wordt gevraagd voor prenatale counseling.

Vraag 1. Aan welke neurologische aandoening wordt gedacht. hoe groot is de kans hierop, hoe kunt u meer zekerheid krijgen over een definitieve diagnose?

Een cardiaal rabdomyoom is een van de hoofdkenmerken van de aandoening tubereuze sclerose complex (TSC). Indien bij een foetus een cardiaal rabdomyoom wordt geconstateerd dan is de kans dat deze gevonden wordt in het kader van de aandoening TSC rond de 75% (Degueldere e.a., 2010). Deze kans is afhankelijk van de grootte en het aantal cardiale rabdomyomen: bij verscheidene grote rabdomyomen ligt het risico op TSC boven de 80%, bij een klein solitair rabdomyoom eerder rond de 40-50%.

Om vast te stellen of de diagnose TSC definitief is kan er een vlokkentest of vruchtwaterpunctie worden gedaan om de diagnose op DNA-niveau te bevestigen, bij 80-90% van de patiënten met een klinisch definitieve diagnose TSC wordt een mutatie in het TSC1- of TSC2-gen gevonden. Omdat deze diagnostiek een gering risico op vroeggeboorte met zich meebrengt kunt u ook besluiten tot het verrichten van een MRI-scan van de zwangere bij 30-34 weken amenorroeduur. Een foetale MRI detecteert in 50% van de gevallen cerebrale afwijkingen bij deze termijn. Echter, er is geen relatie aangetoond tussen het al of niet aanwezig zijn van cerebrale afwijkingen en de neurologische prognose (Józwiak et al, 2011).

Landelijke richtlijn TSC
Bij een middels prenatale echo vastgesteld cardiaal rabdomyoom kan vroegtijdig de diagnose TSC gesteld worden met een foetale MRI op basis van voorkomen van corticale tubers en subependymale noduli, of met een vlokkentest of vruchtwaterpunctie.

> Bij de prenatale echo werd tevens een vergrote echodense nier bij de foetus gezien. De zwangere is bekend met cystenieren. Bij een amenorroeduur van 35 weken wordt een MRI-scan verricht, hierop worden cerebrale subependymale noduli gezien (figuur 17.1). De klinische diagnose TSC is hiermee definitief.
> Bij een amenorroeduur van 36 weken wordt Sarah geboren met een sectio caesarea in verband met pre-eclampsie, met een apgarscore van 8/9. In de neonatale periode is er hartkleplekkage waarvoor prostin werd gegeven. Nadien wordt een expectatief beleid gevoerd en ontstaan er geen cardiale complicaties. Er is een grote multicysteuze linkernier die op de leeftijd van 14 maanden wordt verwijderd: bij onderzoek een niercelcarcinoom.
> De MRI-hersenen, verricht postpartum, vertoont multipele gecalcificeerde subependymale noduli en wijdverspreide tubers. DNA-onderzoek bevestigt de klinische diagnose TSC met een mutatie in het TSC2-gen.

Vraag 2. Wat vertelt u de ouders over de neurologische complicaties bij TSC, en hoe monitort u de neurologische ontwikkeling en de neurologische verschijnselen?

De meest voorkomende neurologische complicaties zijn epilepsie, een stoornis in de ontwikkeling, inclusief mentale retardatie, autisme en ADHD, en psychiatrische stoornissen waaronder stemmings- en angststoornissen.

Epilepsie is verreweg het meest voorkomende verschijnsel en vaak ook het presenterende symptoom. Van de patiënten met TSC ontwikkelt 80-90% epileptische aanvallen, 70% voor de tweede verjaardag. Mentale retardatie komt voor bij 50% van de patiënten met TSC. Hoewel meer factoren een rol spelen bij het ontstaan van ontwikkelingsstoornissen is de leeftijd waarop de eerste aanvallen optreden het sterkst gerelateerd aan het ontstaan van een ontwikkelingsstoornis.

Het is daarom noodzakelijk om het ontwikkelen van epilepsie in de eerste twee levensjaren goed te monitoren. Het verdient aanbeveling om in de eerste achttien maanden met enige regelmaat een EEG te verrichten. Er is onvoldoende bewijs over de frequentie hiervan en ook niet over de consequentie: moet men

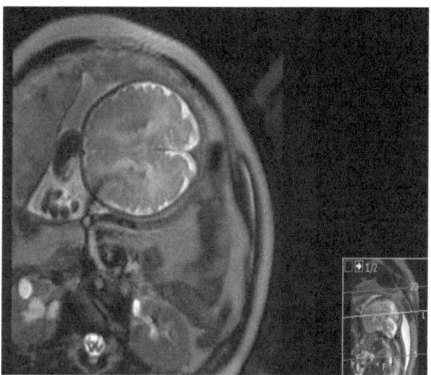 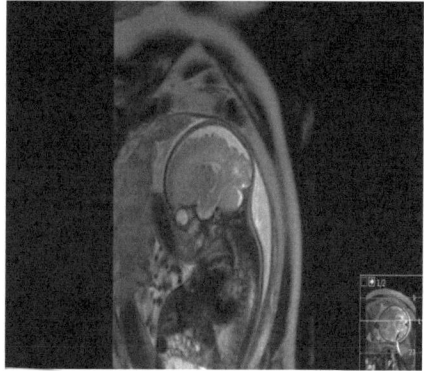

Figuur 17.1 Prenatale mri met beiderzijds subependymale noduli.

EEG-afwijkingen behandelen zonder klinische verschijnselen? Een observationele studie verricht bij slechts veertien zuigelingen met TSC toonde een betere prognose – twee jaren later minder TSC-patiënten met (medicamenteus resistente) epilepsie en een betere ontwikkeling – voor kinderen die preventief behandeld werden met anti-epileptica in vergelijking met een historische controlegroep. Ten tijde van het schrijven van dit hoofdstuk loopt er een Europese multicentrum gerandomiseerde klinische trial waarin preventieve behandeling met vigabatrine vergeleken wordt met standaardzorg: behandeling na debuut van klinische aanvallen. De resultaten worden verwacht in 2019.

> Bij Sarah verrichten wij na zes weken een EEG dat geen afwijkingen toont. Zij ontwikkelt zich op dat moment normaal. Bij een ongecorrigeerde leeftijd van 12 weken vertoont het EEG enkele subklinische aanvallen. Klinische aanvallen worden er niet gezien. Er wordt besloten te starten met fenobarbital. Twee maanden later wordt een EEG herhaald, er worden geen epileptiforme afwijkingen gezien. Zij ontwikkelt zich op dat moment normaal. Vanaf de leeftijd van 5,5 maand worden er frequente aanvallen gezien, meestal in clusters optredend met wegdraaien van de ogen en knikken van het hoofd. Een EEG laat een toename van epileptische activiteit zien met een verstoring in het achtergrondpatroon. Er wordt valproaat toegevoegd aan de behandeling. In maart treedt een verdere verslechtering op. Een EEG toont hypsaritmie. De ontwikkeling stagneert. U stelt de syndroomdiagnose: West-syndroom.

Vraag 3. Hoe gaat u het kind nu behandelen en wat verwacht u van deze behandeling?

Publicaties tonen aan dat vigabatrine (50-150 mg/kg/24 uur) zeer effectief is bij infantiele spasmen en focale aanvallen (Hancock e.a., 2013). Een Cochranereview uit 2013 naar de behandeling van het syndroom van West in het algemeen vergelijkt vigabatrine met hormonale behandeling zoals ACTH en prednisolon en komt op basis van een beperkt aantal gerandomiseerde studies tot de conclusie dat beide therapieën vergelijkbaar zijn. Hormonale therapie bereikt waarschijnlijk sneller een effect en mogelijk bij meer patiënten, maar in het specifieke geval van tubereuze sclerose is er een voorkeur voor vigabatrine (Jansen e.a., 2007). Binnenkort worden de resultaten verwacht van een grote gerandomiseerde klinische trial uitgevoerd in het Verenigd Koninkrijk, waarin de drie behandelingen vergeleken worden bij kinderen met het syndroom van West (niet alleen TSC-patiënten): een groep wordt behandeld met steroïden, een groep met vigabatrine en een groep met zowel vigabatrine als steroïden (International Collaborative Infantile Spasms Study).

> Sarah wordt behandeld met vigabatrine dat onvoldoende effect heeft. Vervolgens wordt zij behandeld met een ACTH-kuur van vier weken. Ook dit leidt niet tot aanvalsvrijheid. Zij houdt zeer frequent aanvallen waarbij ze de ogen even wegdraait en het hoofd naar voren knikt, later valt ze hierbij. Zij wordt achtereenvolgens behandeld met levetiracetam, nitrazepam, topiramaat, ketogeen dieet, clobazam, zonisamide, felbamaat en clonazepam. In de loop van het volgende jaar veranderen de aanvallen van symptomatologie: een combinatie van tonische aanvallen, al dan niet in clusters optredend, atypische absences en myoclonieën. Een EEG past bij het Lennox-Gastaut-syndroom.

Vraag 4. Welke behandeling zou u Sarah nu geven?

Ook patiënten met multifocale structurele afwijkingen en een gegeneraliseerd epilepsiesyndroom verdienen een prechirurgische evaluatie. De meest geschikte kandidaten hebben consistente focale aanvalssemiologie en een overeenkomstige laesie op de MRI. Indien er geen goede relatie is tussen EEG-afwijkingen en MRI-bevindingen en er toch één epileptogene zone wordt verondersteld dan kan besloten worden tot invasieve intracraniële EEG-registratie. Een systematische review en meta-analyse toonden dat aanvalsvrijheid wordt bereikt bij 55-60% van de geopereerde patiënten. Voorspellers voor herhaalde epileptische aanvallen waren het vóórkomen van tonisch aanvallen en mentale retardatie (IQ < 70); deze kenmerken sluiten patiënten echter niet uit als kandidaat voor epilepsiechirur-

gie. In Nederland werden tussen 2000 en 2014 26 patiënten met TSC geopereerd. Van 24 patiënten is de follow-up langer dan een jaar. De mediane debuutleeftijd van de aanvallen was 13 maanden, de mediane leeftijd van chirurgie 9,5 jaar. De helft van de patiënten had preoperatief epileptische spasmen of multipele aanvalstypen. Een jaar na chirurgie waren 14 patiënten aanvalsvrij. Voor de operatie hadden 19 patiënten in meer of mindere mate een mentale retardatie. Bij vier kinderen verbeterde de intelligentie na een succesvolle operatie.

Indien een patiënte niet in aanmerking komt voor epilepsiechirurgie dan is een ketogeen dieet een effectieve behandeling. Ook bij TSC zijn positieve resultaten beschreven. In een kleine serie hadden elf van de twaalf TSC-patiënten een aanvalsreductie van > 50% en acht patiënten een aanvalsreductie van > 90%. Hoewel er meer ervaring is met het klassieke ketogeen dieet en het MCT-dieet wordt ook het modified Atkins-dieet met succes toegepast bij TSC.

De effectiviteit van behandeling met een nervus vagus-stimulator (NVS) is vergelijkbaar maar is vaak pas maximaal na vele maanden.

Landelijke richtlijn TSC

Vigabatrine: is het eerstekeusmiddel bij focale en gegeneraliseerde (West-syndroom) epilepsie onder de leeftijd van 24 maanden.
Epilepsiechirurgie: moet overwogen worden als meerdere anti-epileptica falen. Tijdens de work-up kan het ketogeen dieet of een ander medicament geprobeerd worden.
Nervus vagus-stimulator: is te overwegen als anti-epileptica en het ketogeen dieet niet effectief zijn of onacceptabele bijwerkingen geven en patiënten niet in aanmerking komen voor epilepsiechirurgie.

Epilepsiechirurgie blijkt bij Sarah helaas geen optie, de epileptogene zone wordt niet geïdentificeerd. Er wordt gestart met een ketogeen dieet, na twee maanden blijkt het niet haalbaar dit te continueren, Sarah eet niet meer en is niet meer vrolijk.

Vraag 5. Ouders vragen zich af hoe u denkt over het gebruik van zogenoemde mTOR-inhibitors.

In gerandomiseerde, geblindeerde placebogecontroleerde klinische trials is het effect van mTORC1-inhibitors aangetoond bij patiënten met groeiende SEGA's en angiomyolipomen. Groei stagneerde of grootte nam af bij 75% van de patiënten. Daarnaast werd ook in dierexperimenteel onderzoek een positief resultaat beschreven op de aanvalsfrequentie, cognitief functioneren en gedrag. Data ten aanzien van aanvalsreductie bij TSC-patiënten met epilepsie zijn niet eenduidig.

Het gebruik van de MTOR-*inhibitor everolimus voor epilepsie dient alleen plaats te vinden in trialverband (aanbeveling ten tijde van het schrijven van dit hoofdstuk).*

> Sarah wordt op de opnamelijst gezet voor het plaatsen van een nervus vagus-stimulator.
> In de loop van de jaren vertraagt haar ontwikkeling sterk. Ze gaat lopen bij 18 maanden, maar ze leert niet fietsen. Ze spreekt niet en communiceert ook niet op een andere manier zoals met gebaren of pictogrammen. Daarnaast toont ze weinig interesse in andere kinderen en in spelactiviteiten.
> De gestoorde ontwikkeling is een grote zorg en belasting voor ouders.

Vraag 6. Wat verwacht u van de ontwikkeling en welke begeleiding biedt u aan?

Bijna de helft van de patiënten met TSC *heeft een iq in de benedengemiddelde range (< 70), waarbij patiënten met een* TSC2-*mutatie vaak ernstiger zijn aangedaan dan patiënten met een* TSC1-*mutatie. Er worden geen specifieke intelligentieprofielen bij* TSC-*patiënten gevonden. Als het kind een ontwikkelingsachterstand en/of een verstandelijke beperking heeft, kunnen ouders zich melden bij* MEE *(www.mee.nl).*

Gedragsproblemen en (kinder)psychiatrische stoornissen, zoals oppositioneel gedrag, rigiditeit, repetitief gedrag, onrust, impulsiviteit en stemmingswisselingen, komen bij een meerderheid van de TSC-*patiënten voor. Bij kinderen met intellectuele beperkingen is dit 60-70%. Autisme komt voor bij 60% van de* TSC-*kinderen met intellectuele beperkingen tegenover 6% van de* TSC-*kinderen met een normaal intellect.*

TAND *(*TSC *associated neuropsychiatric disorders) screening is de nieuw voorgestelde methode om veel bij* TSC *voorkomende leer- en gedragsproblemen/psychiatrische symptomen te inventariseren. Een Nederlandse vertaling van* TAND *wordt binnenkort gepubliceerd. Problemen die naar voren komen tijdens screening van* TAND *of tijdens uitgebreide screening naar ontwikkelingsstoornissen worden zo nodig behandeld door een team van gedragspsychologen, ontwikkelingspsychologen of pedagogen.*

Hebben ouders behoefte aan informatie of willen zij contact met andere ouders, dan is er de mogelijkheid om contact op te nemen met de Stichting Tubereuze Sclerosis Nederland (www.stsn.nl).

Landelijke richtlijn TSC
Screening naar tuberous sclerosis associated neuropsychiatric disorder (TAND) dient elk jaar plaats te vinden.

Als het kind een ontwikkelingsachterstand en/of een verstandelijke beperking heeft, kunnen ouders verwezen worden naar MEE (www.mee.nl) of integrale vroeghulp (www.integralevroeghulp.nl).

Literatuur
Curatolo P, Bombardieri R, Cerminara C. Current management for epilepsy in tuberous sclerosis complex. Curr Opin Neurol. 2006;19:119-23.
Degueldre SC, Chockalingam P, Mivelaz Y, et al. Considerations for prenatal counselling of patients with cardiac rhabdomyomas based on their cardiac and neurologic outcomes. Cardiol Young. 2010;20:18-24.
Hancock EC, Osborne JP, Edwards SW. Treatment of infantile spasms. Cochrane Database Syst Rev. 2013;6:CD001770.
Jansen FE, Huffelen AC van, Algra A, Nieuwenhuizen O van. Epilepsy surgery in tuberous sclerosis: a systematic review. Epilepsia. 2007;48:1477-84.
Józwiak S, Kotulska K, Domanska-Pakieta D et al. Antiepileptic treatment before the onset of seizures reduces epilepsy severity and risk of mental retardation in infants with tuberous sclerosis complex. Eur J Paediatr Neurol. 2011;15:424-31.
Nederlandse Vereniging voor Kindergeneeskunde. Richtlijn tubereuze sclerose complex. www.nvk.nl/Kwaliteit/Richtlijnenoverzicht/Details/tabid/1558/articleType/ArticleView/articleId/782/Tubereuze-sclerose-complex.aspx.

18 INFANTIELE EPILEPTISCHE ENCEFALOPATHIE: MEDICATIERESISTENT EN NIET OPERABEL, WAT NU?

L. Lagae

Casus

Fase 1: neonataal
Katrien wordt à terme en zonder problemen geboren als eerste kind van een gezond paar na een normale zwangerschap. Twee ooms van de vader en één van de kinderen van de oudste oom hebben als kind koortsstuipen meegemaakt. Katrien vertoont op dag 3 voor de eerste maal een aanvalsgewijs verschijnsel. De beschrijving luidt als volgt: 'wenen, ogen draaien weg en de armen verstijven volledig'. De ganse episode duurt zeker 1 minuut. Omdat hetzelfde fenomeen dezelfde dag opnieuw optreedt, wordt aan epilepsie gedacht. De kinderneuroloog noteert alleen dat het kind mogelijks wat hypotoon is. Verder zijn er geen afwijkingen, in het bijzonder geen dysmorfie, geen oogafwijkingen (ook niet bij fundoscopie) of huidafwijkingen. Er wordt een kort EEG-onderzoek aangevraagd. Dit toont een slecht grondpatroon: interictaal is het EEG in waak discontinu, met frequente multifocale epileptische activiteit. Tijdens de registratie wordt er ook een tonische aanval opgenomen: tijdens deze aanval toont het EEG gegeneraliseerde ritmische activiteit van ongeveer 14 Hz gedurende 25 s. Een MRI van de hersenen op dag 14 toont geen afwijkingen. Er wordt op dag 5 een onderhoudsbehandeling met fenobarbital gestart (10mg/kg/dag).

Vraag 1. Hoe wordt deze neonatale epilepsie op dit ogenblik het beste geclassificeerd en welke diagnostische onderzoeken overweegt u?

Klinisch onderzoek en beeldvorming geven voorlopig geen aanknopingspunten. De aanvallen zijn vooral 'tonisch'. Het is niet correct om dit een 'Ohtahara-syndroom' te noemen; dit EIEE-syndroom (early infantile epileptic encephalopathy) wordt weliswaar gekenmerkt door vooral tonische aanvallen, maar toont steeds een duidelijk burst-suppressie EEG-patroon. Het beste kunnen we dus op dit ogenblik de epilepsie volgens de nieuwe ILAE-richtlijnen nog classificeren als 'unclassified epilepsy'. Metabole en genetische oorzaken moeten worden onderzocht. Het klinisch beeld, samen met de EEG-afwijkingen en beeldvorming, doet niet direct denken aan een specifieke metabole aandoening. Toch is het zeker aan te bevelen om behandelbare metabole epilepsieën van de pasgeborene uit te sluiten: de vitamineresponsieve epilepsieën (pyridoxine- en pyridoxaalfosfaatafhankelijke epilepsie, folinezuurdeficiëntie, biotinidasedeficiëntie) alsook GLUT1-deficiëntie- en serine- en creatinedeficiëntiesyndromen. Hoewel er hier geen burst-suppressiepatroon werd gezien, moet ook steeds niet-ketotische hyperglycinemie worden uitgesloten. De lijst van mogelijke genetische oorzaken van neonatale epilepsie wordt steeds langer en ook hier wordt het steeds moeilijker om vanuit het fenotype het genotype te achterhalen. Toch is er een aantal genen waarbij mutaties relatief frequent aan de basis liggen van neonatale epilepsie: *SCN1A, KCNQ2, SCN2A, STXBP1, CDKL5, POLG, GLUT1*.

> Bij onze patiënt wordt metabool advies ingewonnen, maar zeer uitgebreid onderzoek kan geen aanknopingspunten leveren. Een behandelpoging met pyridoxine en pyridoxaalfosfaat geeft geen verbetering. Genetisch onderzoek wordt gestart, met onderzoek naar mutaties in *STXBP1, SCN1A, POLG, SCN2A* en *KCNQ2*. Nu zouden we wellicht een genen-panel aanvragen, waarin automatisch op bekende mutaties voor epilepsie wordt gescreend (een zich uitbreidende lijst), maar enkele jaren geleden was dit nog niet beschikbaar en werd 'gen-per-gen'-onderzoek verricht.

> *Fase 2: zuigeling*
> Ondertussen wordt duidelijk dat de aanvallen niet onder controle komen met fenobarbitaltherapie. Het aanvalstype blijft identiek met frequente tonische aanvallen (variërend van één tot tien per dag). Verontrustend is eveneens dat er op de leeftijd van 6-8 weken nog geen visuele fixatie uitgelokt kan worden. Ook de hypotonie en tragere motorische ontwikkeling blijven bestaan.

Vraag 2. Wat is de volgende behandelingsstap?
Monotherapie fenobarbital wordt enkele weken in een goede dosis toegediend zonder of met zeer weinig succes. In dit geval wordt het beste gekozen voor een tweede anti-epilepticum, ofwel in combinatie met fenobarbital of beter nog ter vervanging van fenobarbital. De meeste beschikbare anti-epileptica zijn bij zuigelingen niet grondig getest. De etiologie geeft ons voorlopig ook geen therapieaanwijzingen. We kunnen ons bij onze keuze blijven baseren op het feit dat het hier om gegeneraliseerde aanvallen gaat: dan kan gekozen worden voor bijvoorbeeld valproaat, levetiracetam of topiramaat.

> Bij Katrien wordt gekozen voor add-on valproaat, onder strenge bewaking van de leverfunctie. Valproaat wordt opgehoogd tot 30 mg/kg/dag, zonder bijwerkingen maar ook zonder significante verbetering. Ondertussen wordt de fenobarbital gestopt. Tijdens de monotherapie met natriumvalproaat treedt rond de leeftijd van 6 maanden een nieuw aanvalstype op. Het betreffen nu aanvallen waarbij het kind kortstondig naar voren knikt. Dit wordt meestal gezien bij wakker worden en in een periode van 5 minuten kunnen wel dertig van dergelijke knikaanvallen voorkomen. Deze beschrijving is typisch voor infantiele spasmen of salaamkrampen en ook het nieuwe EEG bevestigt ons vermoeden: we zien een zeer ontregeld achtergrondpatroon met multifocale epileptische activiteit. Ictaal bij een knikaanval zien we een grote golf met daarachter een kortstondige suppressie, allemaal typisch voor hypsaritmie (figuur 18.1). Op de leeftijd van 6 maanden is er verder nog steeds weinig hoofdcontrole en kan het kind nog niet alleen zitten zonder steun. Visueel volggedrag kan ook dan niet uitgelokt worden (fixatie lijkt nu wel in orde). Ze grijpt ook niet naar speelgoed. Perifeer is er hypertonie met nu ook voor de eerste keer duidelijke positieve Babinski-reflexen.

Vraag 3. Hoe behandelen we deze nieuwe vorm van aanvallen (infantiele spasmen)?
Verschillende studies tonen aan dat ACTH of corticosteroïden te verkiezen zijn boven vigabatrine, tenzij de patiënt bekend is met tubereuze sclerose. ACTH veroorzaakt wel meer morbiditeit, terwijl vigabatrine bij ongeveer een derde van de kinderen een irreversibele maar beperkte concentrische gezichtsvelduitval veroorzaakt.

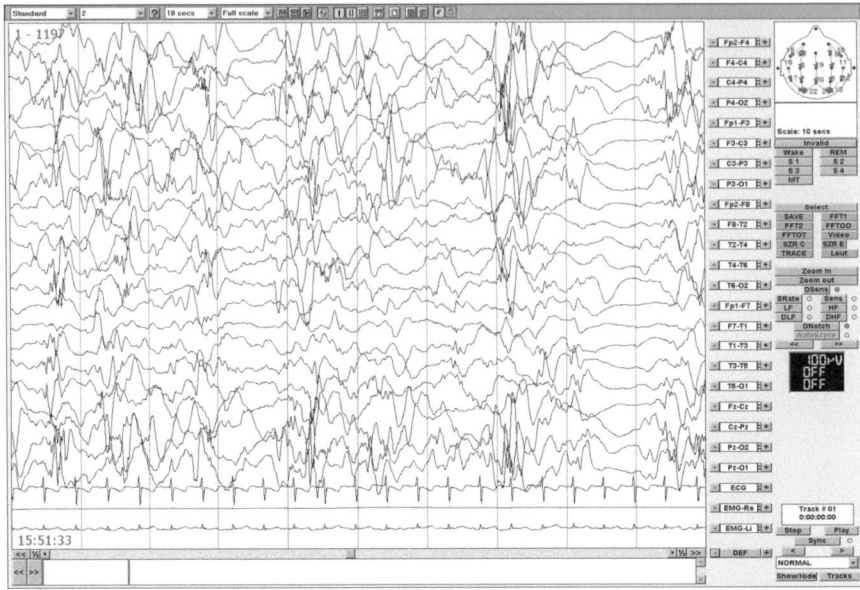

Figuur 18.1 EEG-beeld op de leeftijd van 7 maanden: hypsaritmie. We zien een slecht georganiseerd achtergrondpatroon met multifocale hooggevolteerde epileptische pieken.

> Bij onze patiënt weigert de moeder een behandeling met ACTH en wordt (ondanks het vermoeden van slechte visus) gestart met vigabatrine (dosis tot 150 mg/kg/dag, nog steeds in combinatie met valproaat). Na twee tot drie weken wordt een goed resultaat verkregen met duidelijke vermindering van het aantal infantiele spasmen. Het EEG-grondpatroon wordt ook iets beter met minder interictale epileptische activiteit. Aangezien het hier gaat om een vrouwelijke patiënte die infantiele spasmen ontwikkelt (met daarvoor geen normale ontwikkeling) wordt nog gedacht aan een mogelijke mutatie in het *CDKL5*-gen en analyse van dit gen wordt ook aangevraagd. Twee maanden na de start van de vigabatrine wordt besloten om vigabatrine weer af te bouwen en terug te keren naar monotherapie valproaat. Hoewel er nog steeds tonische aanvallen zijn, wil de moeder op dat ogenblik geen nieuwe anti-epileptica proberen. De aanvalsfrequentie is nog steeds hoog met ongeveer een tot twee tonische aanvallen per dag, echter zonder veel repercussies op andere functies en zonder een echte postictale fase. Klinisch onderzoek bevestigt ondertussen meer en meer een evolutie naar 'cerebral palsy' (hersenverlamming) met slechte visuele functie. Een nieuwe MRI (figuur 18.2) toont nu duidelijke atrofie van de frontale kwabben, echter zonder focale afwijkingen.

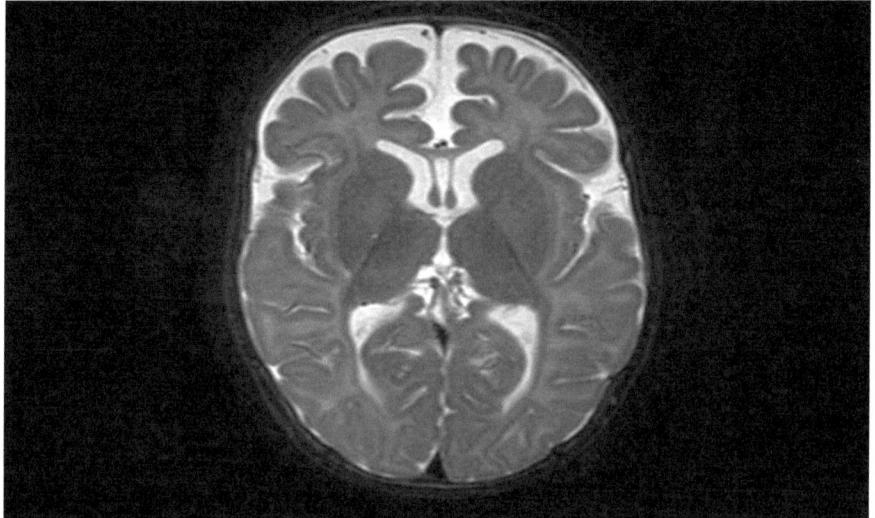

Figuur 18.2   MRI-onderzoek op de leeftijd van 14 maanden: duidelijke frontale atrofie beiderzijds (verwijde sulci), zonder focale afwijkingen.

Fase 3: peuter en kleuter
Rond de leeftijd van 11 maanden krijgen we uiteindelijk bericht over de genetische diagnostiek: er wordt een pathogene mutatie vastgesteld in het KCNQ2-gen. De patiënte wordt ondertussen opnieuw opgenomen op de afdeling kinderneurologie omdat de moeder meer aanvallen vaststelt die weer wat anders van karakter zijn. Tonische aanvallen duren nu langer met ook ongemak voor het kind: ze huilt nu hard bij iedere aanval. Tussendoor worden nu ook korte myoclonieën gezien. Klinisch onderzoek toont nu een typisch quadriplege 'cerebral palsy' en visuele problemen. Mentaal is er ook geen ontwikkeling van taal of communicatie.

Vraag 4. Nu de diagnose bekend is, verandert dit de behandelopties?

Mutaties in het KCNQ2-gen blijken een relatief frequente oorzaak te zijn van epilepsie op jonge leeftijd. Het is al langer bekend dat dergelijke mutaties aan de basis liggen van benigne familiale neonatale convulsies (BFNC). Deze kinderen vertonen in de neonatale fase tonische aanvallen, die echter gemakkelijk te behandelen zijn en die naderhand in 90% van de gevallen verdwijnen. Het interictaal EEG blijft hierbij steeds normaal net als de ontwikkeling van die kinderen. Recentelijk werd ook duidelijk dat KCNQ2-mutaties aanleiding kunnen geven tot medicatieresistente epilepsie met een encefalopathisch beeld en dus slechtere ontwikkeling. Enigszins verrassend zijn er anekdotische rapporten die een goed effect van carbamazepine in *KCNQ2*-epileptische encefalopathie beschrijven. Carbamazepine is een anti-epilepticum met vooral bewezen werkzaamheid op focale aanvallen en niet zozeer op gegeneraliseerde aanvallen.

> Bij onze patiënt wordt gekozen voor een combinatietherapie valproaat-topiramaat (9 mg/kg/dag). Deze therapie wordt goed verdragen en had een relatief goed effect op zowel de tonische aanvallen als op de myoclone aanvallen: de moeder vermeldt een vermindering met ongeveer 50% en is vooral blij dat het bijkomende ongemak bij de aanvallen verdwijnt en wil vooral daarom de medicatie niet meer aanpassen. Rond de leeftijd van 2,5 jaar wordt Katrien teruggezien en we vernemen dat het kind nu in een medisch-pedagogisch instituut wordt opgevangen. Haar ontwikkelingsniveau bevindt zich op 5-6 maanden op een kalenderleeftijd van 24 maanden. De epilepsiefrequentie is duidelijk afgenomen. Er zijn geen tonische aanvallen meer en slechts zelden worden nog een paar myoclonieën gezien, vooral bij plots geluid of bij verandering van positie. Er wordt voorgesteld om toch nog andere anti-epileptica te proberen, of het ketogeen dieet of nervus vagus-stimulatietherapie, maar dit wordt door de moeder, misschien terecht, geweigerd. Ook het afbouwen van natriumvalproaat (waar topiramaat blijkbaar voor het goede effect zorgde) lijkt haar geen goed idee.

Commentaar

Deze casus illustreert een aantal belangrijke discussieonderwerpen bij infantiele epileptische encefalopathieën.

Dit kind heeft zeker *medicatieresistente epilepsie*: ondanks meer dan twee adequate anti-epileptica gedurende langere tijd, blijven we epileptische aanvallen zien. Toch leert deze geschiedenis dat er ook een spontane verbetering kan optreden; uiteindelijk heeft het kind nu nog maar sporadisch en weinig hinderlijke aanvallen, ondanks het feit dat de onderhoudsmedicatie meer dan 1,5 jaar niet werd aangepast. De casus toont hoe het type aanvallen kan veranderen in de tijd (tonische aanvallen, infantiele spasmen, myoclone aanvallen) en hoe verschillend het effect van anti-epileptica op type en ernst van de aanvallen kan zijn. Er wordt zeker geen volledige aanvalsvrijheid verkregen met topiramaat, maar de resterende myoclone aanvallen zijn minder ernstig dan de blijkbaar volledig gecontroleerde tonische aanvallen. Het is wel moeilijker om de ernstige geassocieerde problemen te verklaren. Er is zeker sprake van een *encefalopathie*. Het kind heeft steeds een tragere ontwikkeling gekend en ontwikkelde geen adequate communicatie. Bovendien zien we een quadriplegie 'cerebral palsy' met ernstige visuele problemen. Moeten we aannemen dat deze ernstige kliniek puur het gevolg is van de vroeg ontstane epilepsie en de frequente aanvallen? We weten dat kinderen met neonatale epilepsie, geassocieerd met een slecht EEG, het op latere leeftijd niet goed doen op cognitief ontwikkelingsgebied. Anderzijds zien we ook geen inhaalslag in de cognitieve ontwikkeling nu de aanvallen verminderd zijn en het EEG verbeterd is. De ontwikkeling van 'cerebral palsy' blijft toch moeilijk te duiden. Kan deze ook het gevolg zijn van de *KCNQ2*-mutatie? In de verschillende rapporten over *KCNQ2*-epilepsie kunnen we geen afdoend antwoord vinden.

Wat zijn verder de behandelingsopties bij medicatieresistente epilepsie?

- *Epilepsiechirurgie*. Het is erg onwaarschijnlijk dat dit kind met een genetische epilepsie en met typische gegeneraliseerde aanvallen ooit een goede kandidaat zal worden voor epilepsiechirurgie. Echter, bij het optreden van bijvoorbeeld nieuwe (focale) aanvallen moet er steeds opnieuw nagedacht worden over mogelijke epilepsiechirurgie.
- *Anti-epileptica*. De vraag doet zich voor of deze epilepsie volledig te controleren is met andere anti-epileptica. Er zijn zeer weinig randomized controlled trials die ons een adequaat antwoord kunnen geven. We kunnen ons baseren op bestaande internationale richtlijnen, zoals die van het NICE (www.nice.org.uk/guidance/cg137). Er zou bij onze patiënt bijvoorbeeld nog overwogen kunnen worden om levetiracetam (soms effectief bij reflexmatige myoclonieën) of zelfs benzodiazepinen te proberen. Omdat het kind medicatieresistente epilepsie heeft zal het per definitie moeilijk blijven het effect van anti-epileptica te voorspellen. Verschillende studies tonen aan dat na het falen van drie à vier middelen de kans op aanvalsvrijheid zeer laag wordt (bijna 0%) en dat ook de kans op een 50% reductie van de aanvallen slechts 25-35% is. In de ideale wereld zou het beter begrijpen van de pathofysiologie van de individuele epilepsie ons duidelijk moeten maken welk anti-epilepticum bij die patiënt het beste zou kunnen werken. Bij *KCNQ2*-epileptische encefalopathie is er een disfunctie van de kaliumkanalen, waardoor kalium het neuron niet kan verlaten en er daarom een verhoogde neiging blijft tot depolarisatie (verhoogde exciteerbaarheid). Eén van de nieuwere anti-epileptica, retigabine, zorgt voor een verhoogde uitstroom van kalium. Moeten we daarom retigabine proberen bij *KCNQ2*-epilepsie? Het is echter niet aangetoond of retigabine wel kan werken via de gemuteerde kaliumkanalen. In de praktijk laat het resultaat van de genetische tests bovendien nog te lang op zich wachten zodat we

de genetische diagnostiek niet kunnen gebruiken bij het kiezen van het meest adequate anti-epilepticum.
- *Ketogeen dieet*. Dit dieet is zeker een goede optie bij medicatieresistente kinderepilepsie. Bij alle vormen van het ketogeen dieet worden de hersenen verplicht om vetten als energiebron te gebruiken in plaats van glucose. Goed toepassen van een ketogeen dieet vraagt grote inspanningen van de ouders en zeer frequent contact met gespecialiseerde dieetspecialisten. Er zijn vormen van epilepsie waarbij het ketogeen dieet de eerste behandeloptie is: glucose transporter disease (GLUT1-deficiëntie) en een aantal mitochondriale ziekten met epilepsie. Het werkingsmechanisme is niet volledig duidelijk. Een gecontroleerde studie waarin een heterogene groep kinderen met medicatieresistente epilepsie drie maanden werd behandeld met ketogeen dieet toonde in vergelijking met een controlegroep een statistisch hogere kans (38% versus 6%) om meer dan 50% aanvalsreductie te bereiken. Slechts weinigen werden volledig aanvalsvrij. In dat opzicht kan het effect van het ketogeen dieet vergeleken worden met het effect van het toevoegen van een nieuw anti-epilepticum. Er zijn op dit ogenblik onvoldoende data die aangeven welk type aanvallen of welke epilepsieën het beste reageren op ketogeen dieet. Veel ouders prefereren het ketogeen dieet, vooral omdat ze de bijwerkingen van anti-epileptica vrezen. Toch heeft ook het ketogeen dieet bijwerkingen (in het begin hypoglykemie, maag-darmproblemen, verhoging cholesterol) en bij een aantal metabole ziekten (zoals vetzuuroxidatieproblemen) is het dieet gecontraindiceerd.
- *Nervus vagus-stimulatie* (NVS). NVS-therapie is in verschillende landen goedgekeurd voor de behandeling van medicatieresistente epilepsie wanneer epilepsiechirurgie niet mogelijk is. In dat opzicht wordt NVS dikwijls eerder laat geïntroduceerd in het behandelingstraject en dan nog vooral voor focale epilepsie. Bij NVS wordt via een geïmplanteerde generator en elektrodedraden de linker nervus vagus intermitterend gestimuleerd (bijvoorbeeld om de 3 minuten gedurende 30 seconden met een amplitude van 2,0 mA). Verschillende studies hebben aangetoond dat deze therapie voor zowel focale als gegeneraliseerde epilepsie even efficiënt is als het toevoegen van een nieuw anti-epilepticum. Vooral bij kinderen worden goede resultaten gezien bij 30-40%. Het effect wordt na enkele maanden therapie groter en het aantrekkelijke van deze add-on therapie is het feit dat er weinig bijwerkingen zijn (behalve mogelijk tintelingen in de keel en heesheid als er gestimuleerd wordt). Er is echter een (kleine) chirurgische ingreep nodig en dat blijkt nogal eens een

hoge drempel voor patiënt en arts. Ook bij nvs-therapie is het exacte werkingsmechanisme nog onduidelijk en is het ook niet voorspelbaar welke epilepsiesyndromen er goed op zullen reageren. Voorlopige gegevens tonen wel aan dat vroegere implantatie, dus vroeger in het epilepsieproces, meer kans geeft op een grotere werkzaamheid.

Tot besluit

Het is duidelijk dat op dit ogenblik de behandeling van medicatieresistente epilepsie een evenwichtsoefening blijft. De meeste patiënten zullen wellicht nooit helemaal aanvalsvrij worden en er moet dus een evenwicht gevonden worden tussen aanvaardbare aanvalsfrequentie en therapie. Kwaliteit van leven is voor veel van deze kinderen en hun ouders veel belangrijker dan totale aanvalsvrijheid. Niet alleen het aantal aanvallen maar ook de ernst van de aanvallen moeten meegenomen worden in de discussie over werkzaamheid van een therapeutische optie bij medicatieresistente epilepsie. Al vroeg in het behandelproces moet de behandelende arts overwegen en met de ouders bespreken of epilepsiechirurgie, ketogeen dieet of nvs-therapie mogelijke behandelopties zijn.

Literatuur

Appleton RE, Freeman A, Cross JH. Diagnosis and management of the epilepsies in children: a summary of the partial update of the 2012 nice epilepsy guideline. Arch Dis Child. 2012;97:1073-6.

National Institute for Health and Care Excellence. nice guideline. The epilepsies: the diagnosis and management of the epilepsies in adults and children in primary and secondary care. www.nice.org.uk/guidance/cg137.

Orosz I, McCormick D, Zamponi N, et al. Vagus nerve stimulation for drug-resistant epilepsy: A European long-term study up to 24 months in 347 children. Epilepsia. 2014;55:1576-84.

Rahman S, Footitt EJ, Varadkar S, Clayton PT. Inborn errors of metabolism causing epilepsy. Dev Med Child Neurol. 2013, 55:23-36.

Scheffer IE. Epilepsy genetics revolutionizes clinical practice. Neuropediatrics. 2014;45:70-4.

Weckhuysen S, Mandelstam S, Suls A, et al. kcnq2 encephalopathy: emerging phenotype of a neonatal epileptic encephalopathy. Ann Neurol. 2012;71:15-25.

19 FOCALE EPILEPSIE EN EEN STREEPJE OP DE MRI

M.C.Y. de Wit

Casus

Een meisje van 6 maanden oud wordt verwezen naar de kinderneuroloog wegens sinds enkele dagen bestaande aanvallen van reeksen van tonische verstijvingen van de armen met naar voren buigen van het hoofd en wegdraaien van de ogen. De psychomotore ontwikkeling van het meisje was tot dan toe normaal, hoewel zij de laatste weken achteraf wat minder alert was.

Vraag 1. De kinderneuroloog denkt aan het West-syndroom. Wat is er nodig om deze diagnose te stellen?

Er is sprake van het West-syndroom bij een combinatie van aanvallen van salaamkramp, hypsaritmie op het EEG en een achteruitgang of stilstand van de ontwikkeling bij een zuigeling. Dat laatste is niet altijd direct duidelijk; vaak is wel sprake van minder alertheid of levendigheid. Het is voor de prognose van belang deze vorm van epilepsie snel te behandelen en het is dus nodig om snel een EEG te maken. Van hypsaritmie is sprake wanneer het EEG hooggevolteerd is met een gestoord achtergrondpatroon met multifocale epileptiforme activiteit (zie figuur 18.1). Aanvallen gaan meestal gepaard met een korte vervlakking in het EEG-beeld. Dit beeld past bij een ernstige epileptische encefalopathie. Het West-syndroom is een beschrijvende diagnose en kan veel verschillende oorzaken hebben.

Vraag 2. Het EEG wordt dezelfde dag verricht en toont een hypsaritmie. Wat is nu de aangewezen behandeling?

Behandelingen van eerste keus voor het West-syndroom bestaan uit corticosteroïden, in de vorm van ACTH (adrenocorticotroop hormoon) dan wel prednison, of vigabatrine. Vigabatrine is vooral voor kinderen die West-syndroom hebben op basis van tubereuze sclerose complex zeer effectief. Voor andere kinderen wordt meestal direct gekozen voor corticosteroïden. Het precieze werkingsmechanisme hiervan is onbekend; naast een ontstekingsremmende werking is er ook een direct neuronaal effect met invloed op de exciteerbaarheid van neuronen en op de neurotransmitter-release. Vigabatrine werkt anti-epileptisch door de afbraak van de neurotransmitter GABA te remmen.

Vraag 3. De ouders zijn bezorgd over bijwerkingen en vragen u waar zij rekening mee moeten houden. Wat vertelt u hen?

Corticosteroïden geven een vermindering van de immuunreactie op infecties. Ook enkele maanden na het staken zal de respons van het lichaam op infecties en stress verminderd zijn en kan het nodig zijn hydrocortison te geven bij koorts of ziekzijn. Verder kunnen een steroïddiabetes en hypertensie optreden. Hiervoor zal hun dochter gedurende het gebruik frequent controles moeten ondergaan. Bij kinderen zien we niet snel een maagulcus, maar het kan nodig zijn om maagklachten met zuurremming te behandelen. Op langere termijn geven corticosteroïden risico op osteoporose en groeiremming.

Vigabatrine is een middel dat goed wordt verdragen en snel werkt, maar dat een beperkt indicatiegebied heeft omdat het een irreversibele perifere retinabeschadiging kan veroorzaken. Hierdoor kan een vermindering van het perifere gezichtsveld ontstaan. Bij jonge kinderen en bij kinderen met een verstandelijke beperking is het lastig het perifere gezichtsveld betrouwbaar te onderzoeken, hoewel een ervaren kinderoogarts wel een uitspraak kan doen. Doordat perimetrie niet goed mogelijk is bij veel vigabatrinegebruikers en ERG niet standaard gedaan wordt, is het precieze risico op retinaschade niet bekend. Dit wordt geschat tussen de 5 en 40%. In het algemeen wordt aangenomen dat kortdurend gebruik (zes maanden) een acceptabel risico met zich meebrengt. Er zijn aanwijzingen dat een relatief tekort aan taurine bijdraagt aan retinaschade. Taurine is een aminozuur dat zowel endogeen gemaakt wordt als via het dieet wordt binnengekregen. Bekend is dat een absoluut tekort aan taurine retinaschade door UV-lichtinval kan versterken. In dierexperimenten zijn er aanwijzingen dat de toxiciteit van vigabatrine versterkt wordt bij een tekort aan taurine. Bij mensen is er geen bewijs dat gebruik van taurinesupplementen retinaschade voorkomt. Aan de andere kant is er nauwelijks risico op bijwerkingen van taurine als het in fysiologische doseringen wordt gegeven, dus dit valt te overwegen indien langdurig gebruik van vigabatrine noodzakelijk blijkt.

Ten slotte vertelt u de ouders dat het spoedig behandelen van deze ern-

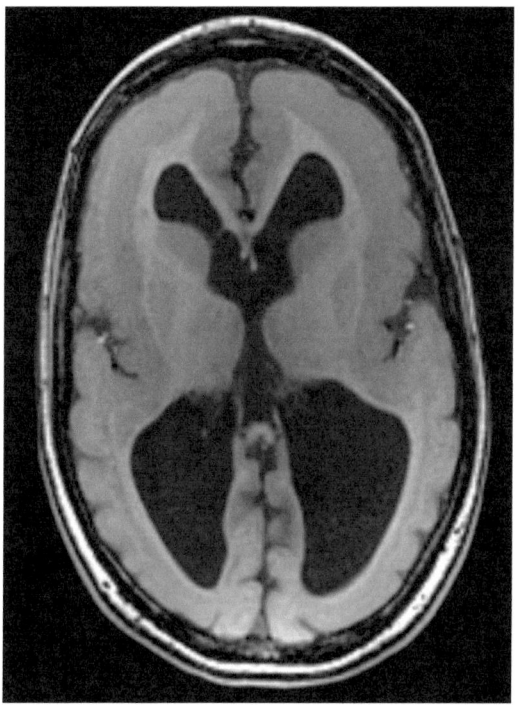

Figuur 19.1 MRI van de hersenen van het patiëntje uit de casus.

stige vorm van epilepsie essentieel is om het risico op verdere stilstand en blijvende regressie van de psychomotore ontwikkeling te verkleinen.

Vraag 4. Het meisje wordt behandeld met zowel ACTH als vigabatrine en wordt daarmee aanvalsvrij. Ook het EEG verbetert aanzienlijk. Welk aanvullend onderzoek richting de mogelijke oorzaak is aangewezen?

Oorzaken van West-syndroom zijn divers en omvatten aanlegstoornissen van de hersenen, hersenbeschadiging, stofwisselingsziekten en genetische afwijkingen. Beeldvormend onderzoek van de hersenen is een goede eerste stap. Bij patiëntje wordt op een MRI van de hersenen een afwijking gezien (figuur 19.1).

Vraag 5. Welke afwijking ziet u hier en welke test vraagt u naar aanleiding van deze MRI aan?

Er is sprake van een double-cortex-syndroom, ook wel subcorticale bandheterotopie genoemd. U ziet een verdikte cortex met ondiepe sulci en in de cortex een lijn ('cell sparse zone') die de cortex in twee lagen lijkt te verdelen. Hierbij is het ventrikelsysteem verwijd, zonder dat er tekenen zijn van verhoogde druk. Er is dus geen sprake van een hydrocefalus. Dit beeld past bij een migratiestoornis op basis van een genetische oorzaak. De meest waarschijnlijke oorzaak is een afwijking in het DCX-gen op het X-chromosoom, zoals ook bij ons patiëntje het geval bleek te zijn. Het DCX-eiwit is een belangrijk eiwit voor de functie van microtubuli in neuronen en is essentieel voor het organiseren van het cytoskelet tijdens migratie. Migratie is het proces waarbij neuronen die tijdens de zwangerschap uit voorlopers worden gevormd, door de cortex heen bewegen naar hun normale plek. Neuronen migreren daarbij langs uitlopers van gliacellen, waarbij latere neuronen aan de buitenkant aansluiten. Hierdoor ontstaan de typische georganiseerde lagen van de cortex.

Door de normale random X-inactivatie krijgen meisjes met een DCX-mutatie een double-cortex-syndroom. De neuronen die het goede DCX-gen gebruiken migreren normaal, de neuronen die het X-chromosoom gebruiken met de mutatie migreren abnormaal en blijven hangen in de band onder de cortex. Jongens met een DCX-mutatie krijgen het ernstiger beeld van een lissencefalie. Opvallend is dat bij DCX de anterieure zijde van de hersenen vaak ernstiger is aangedaan dan de posterieure zijde. Een enkele jongen met een mozaïek-DCX-mutatie en een double-cortex-syndroom is ook beschreven.

Double-cortex-syndroom kan ook het gevolg zijn van een somatisch mozaïcisme voor een LIS1-mutatie. Kinderen met een LIS1-mutatie hebben een aanlegstoornis in het pachygyrie-lissencefaliespectrum. Een ernstige LIS1-mutatie of een microdeletie geeft een volledige agyrie met een gladde dikke cortex. Dit leidt tot een zeer ernstige ontwikkelingsachterstand waarbij er vrijwel geen enkele psychomotore ontwikkeling is en een therapieresistente epilepsie. Mildere mutaties geven een pachygyrie waarbij er wel enkele gyri en sulci zijn. In de meest milde vormen is er een double-cortex of een pachygyrie van een deel van de cortex. Bij LIS1-mutaties betreft het dan juist vooral het occipitale deel van de hersenen.

Andere vormen van lissencefalie kunnen worden veroorzaakt door mutaties in een van de tubulinegenen die coderen voor de eiwitten van de microtubuli zelf (onder andere TUBA1A, TUBB2B, TUBG1). Bij deze vormen van lissencefalie zijn er meestal ook afwijkingen aan de basale ganglia en aan de midline, bijvoorbeeld aan het corpus callosum of de cerebellaire vermis. Gezien de overlap van de beelden en het feit dat er telkens nieuwe genen en fenotypen worden beschreven, is het handig om genetisch onderzoek aan te vragen in de vorm van een panel van alle bovenstaande en andere genen betrokken bij de neuronale migratie.

Vraag 6. Wat vertelt u de ouders naar aanleiding van deze uitslag?
De ouders kunnen verwachten dat hun dochter een verstandelijke beperking zal hebben. De ernst van de verstandelijke beperking is bij DCX-muta-

ties erg variabel, maar duidelijk gerelateerd aan de ernst van de aanlegstoornis en het type mutatie. Onze patiënt heeft een ernstig MRI-fenotype en we verwachten dus een matige tot ernstige verstandelijke beperking. De meerderheid van de patiënten heeft ook gedragsproblemen die soms tot een diagnose autisme leiden. De epilepsie is meestal moeilijk behandelbaar en kan zich op latere leeftijd tot een Lennox-Gastaut-syndroom ontwikkelen. Verder vertelt u de ouders dat het een erfelijke aandoening betreft die soms overgeërfd is van de moeder, maar meestal de novo is ontstaan. U verwijst hen derhalve naar de klinisch geneticus, want ook een asymptomatische moeder kan een verhoogd herhalingsrisico hebben, bijvoorbeeld door een somatisch of kiemcelmozaïcisme.

> Het patiëntje blijft een jaar aanvalsvrij, maar krijgt dan opnieuw aanvallen. Zij heeft dagelijks aanvallen met afwezigheid en even voorover knikken van het hoofd en minder frequent aanvallen waarbij ze verkrampt en tot 10 minuten afwezig is. Zij wordt behandeld met carbamazepine, lamotrigine en topiramaat zonder goede respons. Op een combinatie van valproïnezuur en clobazam is er een vermindering van aanvallen waardoor geen coupeermedicatie meer nodig is. Deze situatie is acceptabel. Zij heeft inmiddels een duidelijke ontwikkelingsachterstand waarvoor kinderrevalidatie wordt gestart. Wanneer zij 8 jaar is, is de epilepsie geleidelijk weer in ernst toegenomen en komen ouders met haar terug om te vragen of er nog opties zijn. Het meisje kan inmiddels lopen, begrijpt eenvoudige opdrachten en kan enige woorden zeggen. Zij gaat naar ZMLK-onderwijs (voor zeer moeilijk lerende kinderen). Haar aanvallen bestaan uit meerdere tonische aanvallen van 3 tot 5 minuten per dag. Daarnaast heeft zij regelmatig wegrakingen met voorover knikken van hoofd en romp en ook afwezigheden. Het EEG toont een traag achtergrondpatroon voor de leeftijd en multifocale hooggevolteerde piekgolfcomplexen van 2 tot 2,5 Hz.

Vraag 7. Hoe zou u de epilepsie classificeren en wat is uw volgende stap in de epilepsiebehandeling?

De combinatie van verschillende typen aanvallen en een epileptische encefalopathie op het EEG met trage piekgolfcomplexen past het meest bij de diagnose Lennox-Gastaut-syndroom. De epilepsie ontwikkelt zich medicatieresistent nu vijf anti-epileptica niet hebben geleid tot aanvalsvrijheid. Er is geen overtuigend bewijs voor specifieke effectiviteit van een anti-epilepticum boven andere bij dit zeldzame syndroom, dus u kunt behandeling met anti-epileptica proberen zoals ook bij andere vormen van ernstige epilepsie. In diermodellen is duidelijk dat DCX-mutaties zeer epileptogeen zijn, maar het precieze mechanisme achter de hyperexcitabiliteit van het afwijkend aangelegde netwerk is niet opgehelderd.

Voor epilepsiechirurgie komt onze patiënt niet in aanmerking gezien de oorzaak diffuus in de hersenen. Volgende mogelijke stappen zijn het ketogeen dieet of nervus vagus-stimulatie (NVS). Ketogeen dieet is ook bij genetisch structurele oorzaken van epilepsie zoals lissencefalie een geschikte behandeling en dit wordt aan de ouders voorgesteld.

Ouders zien een ketogeen dieet echter niet zitten en kiezen voor implantatie van een nervus vagus-stimulator. Twee maanden na het aanzetten en opbouwen van de NVS rapporteren ouders dat de aanvallen wat minder frequent optreden en dat zij effect zien van het gebruik van de zelfactiverende magneet tijdens een langere aanval. In de loop van de tijd is zij ook meer alert en actief geworden. Hiermee is opnieuw een acceptabele situatie ontstaan.

Literatuur

Arya R, Shinnar S, Glauser TA. Corticosteroids for the treatment of infantile spasms: a systematic review. J Child Neurol. 2012;27:1284-8.

Bahi-Buisson N, Souville I, Fourniol FJ, et al.; SBH-LIS European Consortium. New insights into genotype-phenotype correlations for the doublecortin-related lissencephaly spectrum. Brain. 2013;136(Pt 1):223-44.

Bernasconi A, Martinez V, Rosa-Neto P, et al. Surgical resection for intractable epilepsy in 'double cortex' syndrome yields inadequate results. Epilepsia. 2001;42:1124-9.

Thammongkol S, Vears DF, Bicknell-Royle J, et al. Efficacy of the ketogenic diet: which epilepsies respond? Epilepsia. 2012;53:e55-9.

20 WANNEER STOPPEN MET ANTI-EPILEPTICA?

H. Stroink

Casus

Een 30-jarige vrouw, bekend met epilepsie, komt op het spreekuur van de neuroloog. Zij gebruikt sinds haar 13e jaar 1000 mg valproaat per dag. Er is toen tegen haar en haar ouders gezegd dat ze deze medicijnen haar hele leven moet blijven gebruiken. Ze is lange tijd niet meer op het spreekuur van een neuroloog geweest. Ze heeft nu de vraag of ze de valproaat kan afbouwen. Ze heeft voor deze vraag diverse redenen. Sinds ze de medicatie gebruikt is ze fors aangekomen in gewicht en heeft zij last van hinderlijk trillende handen. Ze heeft nu een vaste partner en kinderwens. Op het internet las zij dat valproaat een groot risico geeft op aangeboren afwijkingen. Bovendien heeft ze al zeventien jaar geen aanvallen meer gehad. Ze denkt zelf dat ze de medicijnen niet meer nodig heeft; ze wil van de bijwerkingen af en een zwangerschap zonder grote risico's voor het kind. Op advies van haar huisarts heeft ze deze afspraak gemaakt om een onjuiste beslissing te voorkomen.
Uit een gerichte anamnese wordt de volgende informatie verkregen: ze heeft op de leeftijd van 12 en 13 jaar in totaal tweemaal een tonisch-clonisch insult doorgemaakt kort na het ontwaken. Ze kan zich niet herinneren ooit schokjes te hebben gevoeld na het wakker worden, en is zich ook niet bewust ooit absences te hebben gehad. Ze weet niet meer of er luxerende factoren zijn geweest zoals slaaptekort, stress of de menstruatiecyclus. Er komt geen epilepsie voor in de familie. In ieder geval heeft ze na haar tweede aanval op de leeftijd van 13 jaar nooit meer een tonisch-clonisch insult doorgemaakt. Ze heeft geen eerdere kinderen. Ze rijdt auto. Haar beroep is onderwijzeres. Ze heeft haar auto nodig om op het werk te komen.

Vraag 1. Welke factoren kunnen van belang zijn bij de afweging al dan niet de medicatie af te bouwen?

Individuele factoren spelen een zeer grote rol. Bij de vrouw in deze casus is dit duidelijk. Ze heeft bijwerkingen van de medicatie en er is een kinderwens. De medicatie die zij gebruikt brengt risico's met zich mee voor het ongeboren kind. Maar als zij de medicatie afbouwt, hoe groot is dan het risico van aanvallen, zijn deze schadelijk tijdens een zwangerschap en wat zijn de praktische consequenties voor haar beroep en het autorijden? Maakt de duur van de aanvalsvrijheid uit? Is de epilepsie nog steeds goed behandelbaar indien deze mocht recidiveren na het afbouwen? Zijn er ook andere mogelijkheden dan het staken van de valproaat om haar problemen te ondervangen? Spelen er factoren die ze zelf niet heeft aangegeven, zoals nadelige langetermijneffecten van de medicatie (bijvoorbeeld osteoporose), eventuele interacties met andere medicijnen in de toekomst, stigmatisering zolang je medicatie gebruikt, invloed van medicatie op de cognitie? Kunnen we haar voldoende betrouwbare informatie verschaffen om een verantwoorde beslissing te nemen?

Vraag 2. Hoe groot is de kans dat de epilepsie terugkomt na uitsluipen?

We willen weten hoe groot de kans is op recidiefaanvallen en hoe lang de periode duurt waarin je deze kunt verwachten. Over de kans op aanvallen na het staken van medicatie is bij volwassenen veel minder bekend dan bij kinderen. Bij kinderen wordt gemakkelijker medicatie afgebouwd. Een belangrijke reden hiervoor is dat de gevolgen van recidiefaanvallen veel geringer zijn. Denk bijvoorbeeld aan het autorijden, het werk en andere sociale gevolgen die alleen op de volwassen leeftijd spelen.

Bij volwassenen zijn slechts enkele studies gedaan. In 2011 verscheen aanvullende informatie over de MRC Antiepileptic Drug Withdrawal Study gepubliceerd in 1991, met in dat artikel ook een review van de overige literatuur. Reden van die publicatie was het gegeven dat in Groot-Brittannië voor patiënten met epilepsie de eisen voor het autorijden erg streng zijn. Autorijden is daar toegestaan wanneer de kans op aanvallen de volgende twaalf maanden minder is dan 20%. In Groot-Brittannië mag men niet autorijden gedurende het afbouwen van de medicatie en zes maanden daarna. Indien een recidief optreedt geldt opnieuw een rijverbod voor de periode van twaalf maanden. In Nederland mag men nog wel blijven autorijden tijdens afbouwen indien men minstens twee jaar aanvalsvrij is geweest. Indien tijdens of na afbouwen een recidief optreedt geldt een rijverbod van slechts drie maanden op voorwaarde dat de medicatie op dezelfde wijze weer wordt hervat. Waarschijnlijk komt er in de toekomst Europese regelgeving met een rijverbod gedurende drie maanden tijdens afbouwen.

Patiënten in de MRC-studie waren minimaal twee jaar aanvalsvrij. Patiënten werden gerandomiseerd tot voortzetten van de medicatie of afbouwen over een periode van minstens zes maanden. Twee jaar na randomisatie waren in de medicatiegroep bij 22% van de patiënten aanvallen opgetreden, in de groep zonder medicatie bij 41%. In deze laatste groep was de kans in het eerste jaar 30%. Als een patiënt de eerste drie maanden aanvalsvrij was gebleven, daalde het risico om daarna alsnog aanvallen te krijgen tot 15%. Met dit risico zou men daar op dat moment wel geschikt moeten zijn auto te rijden. De belangrijkste gunstige prognostische factor was langdurige aanvalsvrijheid, ongunstige factoren waren polytherapie en tonisch-clonische insulten. Het EEG had slechts een gering effect op de recidiefkans. De MRC-studie is de grootste ooit uitgevoerd. Men kan op basis van deze studie getallen noemen over recidiefkansen in het eerste jaar, in het tweede jaar en wanneer het de eerste drie maanden goed is gegaan. Maar het is een erg oude studie. De diagnostische mogelijkheden (MRI) waren veel minder en de gebruikte medicatie verschilt in belangrijke mate van de huidige. En, heel belangrijk, er werd geen onderscheid gemaakt tussen de diverse typen epilepsie. Reden is dat toentertijd in Groot-Brittannië niet of zeer slecht classificatie van de epilepsie plaatsvond. In het artikel uit 2011 werd ook gekeken naar vijf andere studies. In drie van deze studies waren zowel kinderen als volwassenen geïncludeerd. Dit maakt het niet mogelijk een uitspraak te doen specifiek over volwassenen. Er waren meer problemen met deze studies: de vereiste minimale aanvalsvrije periode varieerde, er waren verschillende inclusiecriteria, soms werd een aantal epilepsiesyndromen uitgesloten, de snelheid van afbouwen was verschillend of onduidelijk en slechts bij één studie vond randomisatie plaats. In deze studies varieerde de recidiefkans in het eerste jaar tussen de 12 en 28%. The American Academy of Neurology publiceerde in 1996 een Practice Parameter. Zij kwamen uit op een recidiefkans tijdens de eerste twee jaar van rond de 30% bij kinderen en 40% bij volwassenen.

In 2012 vond een update plaats van de Cochrane-review over vroeg (minder dan twee jaar aanvalsvrij) versus laat medicatie afbouwen na een aanvalsvrije periode van twee jaar of langer. De conclusie voor kinderen was dat afbouwen voordat een kind twee jaar aanvalsvrij is in het algemeen met een hoger risico gepaard gaat. Uitgezonderd zijn enkele specifieke epilepsiesyndromen waarbij dit wel na één jaar mogelijk is. Bijvoorbeeld Rolandische epilepsie, als deze al wordt behandeld want meestal is dit niet geïndiceerd (zie hoofdstuk 13). Over volwassenen bestaat geen literatuur over het afbouwen van medicatie voordat de patiënt twee jaar aanvalsvrij is.

Vraag 3. Moet je snel of langzaam afbouwen?
Er is een update uit 2006 van de Cochrane-review over snel (korter dan drie maanden) versus langzaam afbouwen (gedurende drie maanden of langer) van de medicatie. Er werd slechts één studie over kinderen gevonden. Bij snel afbouwen traden recidiefaanvallen vroeger op, bij later afbouwen traden recidiefaanvallen later op. Deze studie had een slechte methodologie, zodat in de Cochrane-review geen conclusie werd getrokken. Over volwassenen zijn geen studies gepubliceerd waarin snel afbouwen werd vergeleken met langzaam afbouwen.

Samengevat kan men zeggen dat afbouwen mogelijk is bij een deel van de patiënten na een aanvalsvrije periode van twee jaar of langer, bij kinderen in geval van een aantal specifieke epilepsiesyndromen al na één jaar, dat de kans op succes groter wordt naarmate de aanvalsvrije periode langer is, maar dat het moeilijk is de kans van slagen in te schatten voor een individuele patiënt, zeker zonder nauwkeurige syndroomclassificatie.

Vraag 4. Kan het afbouwen van medicatie gevaarlijk zijn?
In de gedane onderzoeken wordt bij de patiënten bij wie de medicatie werd afgebouwd geen verhoogd risico gevonden op status epilepticus of dood ('sudden death in epilepsy', SUDEP). Op basis van de beschikbare gegevens kan worden geconcludeerd dat het risico hierop erg laag is.

Een andere vraag is of de epilepsie even goed behandelbaar is als voorheen indien deze recidiveert na het afbouwen van de medicatie. Bij kinderen zijn er geen aanwijzingen gevonden dat afbouwen van de medicatie de kans op nieuwe medicatieresistente epilepsie vergroot. Bij volwassenen bestaat weinig literatuur hierover, de resultaten spreken elkaar tegen en 'experts' geven verschillende meningen.

Vraag 5. Zijn er risico's voor de zwangerschap?
Hoewel er weinig literatuur is over dit onderwerp gaat men ervan uit dat langdurige tonisch-clonische insulten nadelig kunnen zijn voor het ongeboren kind. Bij eventueel afbouwen is het daarom belangrijk te weten gedurende welke periode de kans op aanvallen het grootst is en bij voorkeur de zwangerschap uit te stellen tot na deze periode (zie hierboven).

Vraag 6. Hebben we nog meer informatie nodig over deze patiënt?
Ze heeft in de tweede levensdecade tweemaal een tonisch-clonisch insult doorgemaakt kort na het ontwaken. Dit zou kunnen passen bij 'ontwaakepilepsie' ('awakening epilepsy'; 'grand mal on awakening') of juveniele myoclonusepilepsie (JME, syndroom van Janz). Het lukt nog de oude gegevens op te

vragen. Tijdens de EEG-registratie op de leeftijd van 12 jaar traden paroxismen op van gegeneraliseerde polypiekgolfcomplexen. De MRI-scan van de hersenen was niet afwijkend. Er wordt geen melding gemaakt van absences en/of myocloniën. Gezien de anamnese van de aanvallen kort na het ontwaken (dit is overigens ongeacht het tijdstip van de dag), het ontbreken van absences en myoclonieën, en de gegeneraliseerde polypiekgolfcomplexen op het EEG kunnen we nu een specifieke syndroomdiagnose stellen. Patiënte heeft ontwaakepilepsie (gehad), een vorm van idiopathisch gegeneraliseerde epilepsie. Ze voldoet niet aan de klinische criteria voor juveniele myoclonusepilepsie (JME).

Vraag 7. Kan medicatie worden uitgeslopen bij patiënten met JME of ontwaakepilepsie?

JME en ontwaakepilepsie behoren allebei tot de categorie idiopathisch gegeneraliseerde epilepsie. Er is een aantal grote overeenkomsten tussen deze twee syndromen. De EEG-bevindingen zijn hetzelfde (zie hierna). Bij beide syndromen begint de epilepsie in de tweede levensdecade. Bij ontwaakepilepsie hebben patiënten tonisch-clonische insulten, vooral kort na het ontwaken.

JME-patiënten hebben naast de tonisch-clonische insulten ook kortdurende spierschokjes, voornamelijk in de schouders en armen, eveneens meestal optredend kort na het ontwaken. Een derde van de JME-patiënten heeft met lage frequentie absences. Het EEG heeft een normaal achtergrondpatroon en er treden paroxismen op van gegeneraliseerde (poly)piekgolfcomplexen van 3-4 Hz. Bij ongeveer een derde van de JME-patiënten kunnen deze worden geprovoceerd door middel van lichtflitsstimulatie. Gezien de overeenkomst tussen deze beide syndromen worden beide hieronder besproken (zie ook hoofdstuk 14).

Van JME is altijd aangenomen dat dit een levenslange aandoening is, waarbij de medicatie niet kan worden afgebouwd. In 2009 verscheen een retrospectieve studie van 24 patiënten met een follow-up van gemiddeld 26 jaar (Camfield e.a., 2009). Drieëntwintig patiënten konden nog worden getraceerd. Elf patiënten hadden de medicatie zelf gestaakt; zes hiervan waren volledig aanvalsvrij gedurende minstens vijf jaar (26%), drie hadden uitsluitend nog myoclonieën (13%) en twee hadden slechts sporadisch tonisch-clonische aanvallen. Bijna de helft van de patiënten blijkt de medicatie te hebben gestaakt. 26% was dus zonder medicatie en aanvalsvrij, 13% had niet-hinderlijke myoclonieën zonder medicatie. In totaal ging het goed met 39% zonder medicatie. Hoewel het om een retrospectieve studie gaat is de kwaliteit goed, en is de uitval minimaal. In ieder geval blijkt dat bij lang niet alle patiënten JME een levenslange aandoening is.

Maar hoe zit het nu met de ontwaakepilepsie? In 2014 verscheen een nieuwe studie over patiënten met ontwaakepilepsie, waarvan Janz één van de medeauteurs was (Holtkamp e.a., 2014). Het betrof een retrospectieve studie waarin men de beschikking had over een follow-up van 42 patiënten. De follow-up was minimaal twintig jaar, mediaan veertig jaar, leeftijd op het einde van follow-up mediaan 60 jaar. 62% (26 patiënten) had een terminale remissie (TR) van minstens vijf jaar, dus was op het eind van de follow-up minstens vijf jaar aanvalsvrij al dan niet met medicatie. De kans op een TR van vijf jaar nam toe met de leeftijd. Van deze 26 aanvalsvrije patiënten gebruikten 21 (81%) nog steeds medicatie. Vijf van deze 26 patiënten (19%) waren zonder medicatie, dit is 12% van de gehele groep. De mediane TR in deze groep aanvalsvrije patiënten was twintig jaar. Van alle 42 patiënten, al dan niet aanvalsvrij, gebruikten er nog 33 (79%) medicatie. In totaal is bij 19 patiënten ooit geprobeerd de medicatie af te bouwen. Bij 12 van hen mislukte dit (63%). Bij 60% trad het recidief binnen twaalf maanden op. Hoewel dus 26 patiënten minstens vijf jaar aanvalsvrij waren is bij zeven van hen nooit een poging tot afbouwen gedaan. De auteurs denken dat het aantal medicatievrije patiënten hoger had kunnen zijn, maar zij durfden voorheen niet af te bouwen gezien hun eigen oude onderzoeksresultaten.

Hoewel bij patiënte nu een syndroomdiagnose is gesteld blijven gegevens uit de literatuur vrij summier. Belangrijk is te beseffen dat er een aantal oude dogma's bestaat, zoals dat afbouwen van medicatie niet mag bij een aantal vormen van epilepsie. Deze dogma's zijn gebaseerd op expert opinions of op erg oud en kwalitatief slecht onderzoek. Geleidelijk worden deze vooroordelen onderuit gehaald. Probeer de diagnose zo nauwkeurig mogelijk te stellen, kijk wat er bekend is over dit syndroom, maar wees voorzichtig met oude literatuur van slechte kwaliteit en expert opinions.

Beleid bij deze patiënte

Met haar werd besproken dat de kans op succesvol afbouwen van de medicatie bij langdurig aanvalsvrije patiënten met deze vorm van epilepsie volgens een recent onderzoek 37% is, dus ruim een derde. Tevens werd besproken dat bij 60% van de patiënten die na afbouwen toch weer aanvallen kregen, dit binnen één jaar gebeurde, zodat redelijk snel duidelijk wordt of het goed blijft gaan. Het kan verstandig zijn niet zwanger te worden tijdens of direct na het afbouwen omdat het optreden van insulten tijdens de zwangerschap ook niet wenselijk is. Uitgelegd werd dat in haar geval autorijden tijdens afbouwen in Nederland is toegestaan, maar dat bij een recidief wel een tijdelijk rijverbod geldt van drie maanden. Tevens is uitgelegd dat er momenteel voor deze vorm van epilepsie ook andere medicijnen beschikbaar zijn zoals lamotrigine en levetiracetam met minder bijwerkingen zoals gewichtstoename en een aanzienlijk lager risico op aangeboren afwijkingen. Dus wanneer zij het risico op recidief (tijdens zwangerschap) te hoog vindt zijn er alternatieven die haar bezwaren tegen de huidige medicatie voor een belangrijk deel wegnemen.

Ze geeft aan voldoende informatie te hebben gekregen en een en ander te willen overdenken en met haar partner te willen bespreken. Twee weken later komt zij terug op de polikliniek met haar partner. Zij hebben besloten een poging tot afbouwen te willen proberen. Er wordt een schema gemaakt voor afbouw van de valproaat in drie maanden tijd.

Samenvatting

Na een aanvalsvrije periode dient afbouwen van medicatie te worden overwogen. Voor kinderen na een aanvalsvrije periode van twee jaar. Bij volwassenen wordt een aanvalsvrij periode voorgesteld van twee tot vijf jaar. In de onderzoeken is geen rekening gehouden met specifieke epilepsiesyndromen. Bij een aantal epilepsiesyndromen op de kinderleeftijd is afbouwen na één jaar al mogelijk. Indien er geen specifieke syndroom is gediagnosticeerd, kan wel een aantal gunstige en ongunstige factoren worden aangegeven (tabel 20.1). Vaak is een beter advies te geven indien wel een specifiek epilepsiesyndroom kan worden gediagnosticeerd. Echter, in alle gevallen blijft de beslissing al dan niet de medicatie te continueren sterk afhankelijk van individuele factoren waarbij uiteindelijk de patiënt zelf de beslissing neemt op grond van de beschikbare informatie.

Tabel 20.1 Factoren genoemd in de literatuur die de recidiefkans beïnvloeden*

	Gunstig	Ongunstig
langere duur aanvalsvrijheid	+++	
langere duur epilepsie		++
aanvallen na start behandeling		++
gebruik van meer dan een AED		++
symptomatische epilepsie en verstandelijke handicap		++
epileptiform EEG		+

* Algemeen geldende prognostische factoren zonder dat gedifferentieerd is naar epilepsiesyndroom. Als een classificatie van de epilepsie mogelijk is kan meestal een aanzienlijk betere voorspelling worden gedaan
AED: anti-epileptic drug.

Literatuur
Bonnett LJ, Shukralla A, Tudur-Smith C, et al. Seizure recurrence after antiepileptic drug withdrawal and the implications for driving: further results from the MRC Antiepileptic Drug Withdrawal Study and a systematic review. J Neurol Neurosurg Psychiatry. 2011;82:1328-33.
Camfield CS, Camfield PR. Juvenile myoclonic epilepsy 25 years after seizure onset: a population-based study. Neurology. 2009;73:1041-5.
Holtkamp M, Kowski AB, Merkle H, Janz D. Long-term outcome in epilepsy with grand mal on awakening: forty years of follow-up. Ann Neurol. 2014;75:298-302.
Practice Parameter: a guideline for discontinuing antiepileptic drugs in seizure-free patients –summary statement. Report of the Quality Standards Subcommittee of the American Academy of Neurology. Neurology. 1996;47:600-2.
Sirven JI, Sperling M, Wingerchuk DM. Early versus late antiepileptic drug withdrawal for people with epilepsy in remission. Cochrane Database Syst Rev. 2012;3:CD001902.

21 EEN ONGEWOON BELOOP NA HERPES ENCEFALITIS

O.F. Brouwer

Casus

Deze tevoren gezonde jongen is 8 jaar oud als hij in maart 2012 naar ons ziekenhuis wordt overgeplaatst. Ruim een week daarvoor is hij met hoge koorts uit school gekomen en heeft tweemaal gebraakt. Twee dagen daarna heeft hij nog steeds een temperatuur boven 39° C en toont hij vreemd gedrag, volgt geen opdrachten op, spreekt onduidelijk en ziet mannen die er niet zijn. Geleidelijk begint hij steeds minder te spreken en zijn rechtermondhoek gaat afhangen. Bij presentatie op de spoedeisende hulp elders worden minuten durende trekkingen van de rechtermondhoek gezien die zich geleidelijk uitbreiden naar de rechterarm. In verband hiermee krijgt hij enkele malen midazolam toegediend. Er wordt een CT-hersenen gemaakt die geen afwijkingen laat zien, waarna hij naar onze kinderintensivecare wordt overgeplaatst vanwege een dreigende respiratoire insufficiëntie.

Vraag 1. Wat is de differentiële diagnose bij een kind met koorts en epileptische aanvallen?

De combinatie van koorts en epileptische aanvallen kan passen bij koortsconvulsies, een infectie van het centrale zenuwstelsel en een door koorts geprovoceerde aanval bij epilepsie.

De leeftijd sluit bij onze patiënt koortsconvulsies uit. Die treden per definitie op tussen 6 maanden en 6 jaar; bij de helft gebeurt dit tussen 12 en 30 maanden (zie hoofdstuk 12). De aan de aanvallen voorafgaande neurologische symptomen horen niet bij koortsstuipen.

Een door koorts geprovoceerde aanval bij epilepsie is eveneens onwaarschijnlijk. Er is geen voorgeschiedenis van aanvallen. Een eerste manifestatie van een vorm van epilepsie zou kunnen, maar het klinisch beloop en het focale karakter van de aanvallen pleiten dan voor een symptomatische vorm van focale epilepsie vanuit de linkerhemisfeer. Voor een benigne focale epilepsie, zoals een Rolandische epilepsie, is deze aanloop zeer ongebruikelijk.

De enkele dagen durende aanloop in combinatie met de verschijnselen van algemeen ziekzijn en koorts passen het meest bij een acuut-symptomatische (focale) epilepsie in het kader van een infectie van het centrale zenuwstelsel. Een (meningo-)encefalitis is gezien de focale uitvalsverschijnselen waarschijnlijker dan een meningitis. De oorsprong ervan kan bacterieel of viraal zijn, maar ook tuberculose of een parasiet dan wel schimmel behoort tot de mogelijkheden. Dit laatste komt eigenlijk alleen voor bij kinderen met een niet normaal functionerende afweer. Een hersenabces ontstaat per continuitatem vanuit een ernstige infectie in het KNO-gebied, of hematogeen bij een sepsis. De normale CT pleit echter tegen een (groot) abces.

Vraag 2. Welke aanvullende diagnostiek is nu geïndiceerd?
Liquoronderzoek en een MRI van de hersenen.

Een (meningo-)encefalitis is het meest waarschijnlijk. Beslissende elementen voor deze diagnose zijn de klinische symptomatologie (koorts en focale neurologische uitvals- of prikkelingsverschijnselen, soms meningeale prikkeling), liquorbevindingen en MRI-afwijkingen.

Een lumbaalpunctie kan bij een dergelijke patiënt met focale neurologie alleen worden verricht als er voldoende zekerheid bestaat dat er geen duidelijke massawerking is in een van de intracraniële compartimenten in verband met kans op inklemming. Bij de lumbaalpunctie wordt standaard de druk gemeten en wordt 10-20 ml liquor afgenomen voor aanvullend onderzoek. Van belang zijn aspect, celgetal, totaal eiwit, glucose en identificatie van verwekkers zelf door middel van een grampreparaat (bacteriën) of polymerasekettingreactie (PCR) van viraal materiaal (DNA van herpes simplex, CMV, VZV, adeno; RNA van polio, coxsackie, echo, influenza) dan wel tegen verwekkers gerichte specifieke IgM-/IgG-antilichamen. Op grond van de eerste vier kenmerken is vaak al globale differentiatie mogelijk.

De MRI-hersenen kan in een acute fase van een encefalitis afwijkingen laten zien zoals cytotoxisch oedeem in het aangedane deel van de cortex. Op grond van aspect, lokalisatie en aanwezigheid van massawerking kan dit meestal goed worden onderscheiden van een ischemisch infarct, tumor of een wittestofaandoening zoals een acute gedissemineerde encefalomyelitis (ADEM).

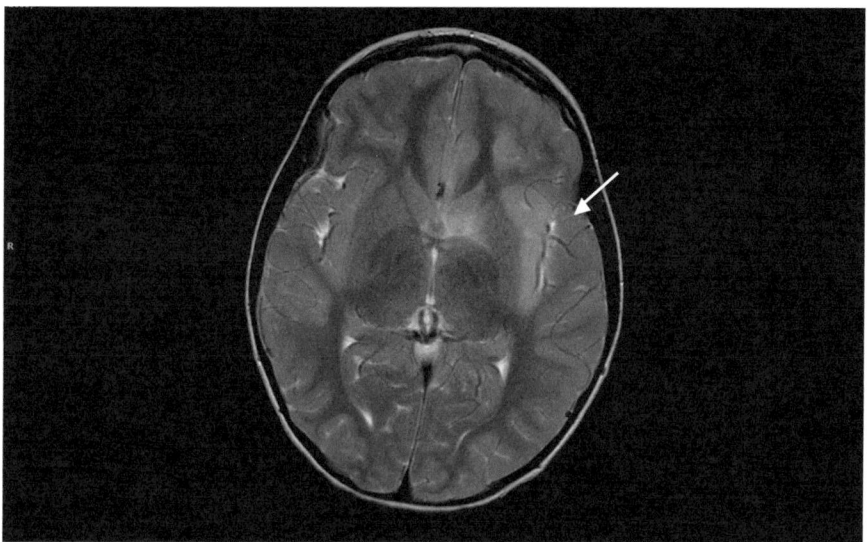

Figuur 21.1 T2-gewogen MRI op de dag van opname: afwijkend hoog signaal met enige zwelling linkerinsula (zie pijl), gyrus cinguli en caput van de nucleus caudatus. In deze gebieden is er bij de diffusiegewogen opnamen enige diffusierestrictie. Beeld kan passen bij een HSV-1-encefalitis.

Met de CT was al een ruimte-innemend proces met duidelijke massawerking zoals een groot abces uitgesloten, zodat een lumbaalpunctie (LP) zonder risico kon worden verricht. Deze verloopt vlot, maar helaas is geen drukmeting verricht. De liquor bevat een verhoogd celgetal met 35 leukocyten, het totaal eiwit bedraagt 0,23 g/l (normaal < 0,40 g/l) en de glucoseconcentratie 5,1 mmol/l. Het grampreparaat is negatief. De PCR op HSV type 1 wordt de volgende dag bekend en blijkt positief. Al voor het bekend worden van de uitslagen is gestart met intraveneuze toediening van aciclovir. De diezelfde dag vervaardigde MRI van de hersenen (figuur 21.1) ondersteunt de diagnose HSV-1-encefalitis. De aciclovirbehandeling wordt twee weken gecontinueerd.

Bij overplaatsing naar de afdeling kinderneurologie vijf dagen later is hij wakker, maar spreekt niet en kan niet slikken bij een duidelijke asymmetrie van het gelaat ten nadele van rechts. Hij vertoont nog af en toe aanvallen met trekkingen van rechter gelaats- en lichaamshelft. Medio april 2012 wordt hij ontslagen voor verdere klinische revalidatie elders. De anti-

> epileptische medicatie bestaat op dat moment uit levetiracetam 40 mg/
> kg/dag. Een week na ontslag vindt echter heropname plaats in verband
> met toename van epileptische aanvallen, opvallende onwillekeurige
> bewegingen in gelaat en extremiteiten en cognitieve achteruitgang.

Vraag 3. Welke mogelijke verklaringen zijn er voor een dergelijke secundaire klinische verslechtering?

Een status epilepticus, een weer opvlammende herpessimplexencefalitis of een immuungemedieerde encefalopathie.

Zeker gezien de activiteit van de epilepsie in de voorafgaande periode is een non-convulsieve (focale) status epilepticus een mogelijkheid. Enige fluctuatie van het beeld en het soms erbij optreden van positieve klinische fenomenen zoals nystagmus of myoclonieën zouden dit kunnen ondersteunen.

Het is niet bekend hoe vaak een recidief door een weer opvlammende HSV-1-encefalitis optreedt. Onvoldoende dosering en duur van de aciclovirbehandeling kunnen een rol spelen.

Bij veel van de gepubliceerde gevallen van een recidiefencefalitis ging het achteraf waarschijnlijk om een immuungemedieerde encefalopathie. In dat geval geeft de voorafgaande HSV-1-infectie aanleiding tot een immuunrespons met vorming van antilichamen die zich weer tegen het centrale zenuwstelsel richten. Het precieze mechanisme dat hiertoe aanleiding geeft is niet bekend. Een sterke overeenkomst tussen antigenen van virus en gastheermoleculen kan een rol spelen ('molecular mimicry'). Het is ook mogelijk dat de virale encefalitis aanleiding geeft tot weefseldestructie en massaal vrijkomen van antigenen die vervolgens een immuunrespons opwekken. Bij HSV-1-encefalitis gaat het vaak om vorming van anti-NMDA-receptor-antilichamen, maar ook andere antistoffen kunnen betrokken zijn. De secundaire verslechtering begint een tot zes weken na het begin van de HSV-1-encefalitis. Kenmerkend voor het klinisch beeld zijn de orofaciale dyskinesieën en de choreoathetose naast het gedaald bewustzijn, afwijkend gedrag en epileptische aanvallen.

Vraag 4. Welke diagnostiek is dan aangewezen?

EEG, opnieuw liquordiagnostiek en herhaling van de MRI-hersenen.

Een EEG is bij uitstek geschikt om een status epilepticus aan te tonen dan wel uit te sluiten als daarover op grond van de klinische beoordeling twijfel bestaat.

Hernieuwd liquoronderzoek is nodig om door middel van PCR te kijken of er nog steeds HSV-1 aantoonbaar is. Dit is betrouwbaarder dan beoordeling van *de andere liquorparameters omdat die na een kort daaraan voorafgaande actieve infectie nog steeds afwijkend kunnen zijn en de trend door het missen van het exacte beloop ervan vaak niet duidelijk is. Daarnaast kan in liquor gezocht worden naar specifieke antistoffen zoals anti-NMDA-receptor-antilichamen.*

Herhaling van de MRI is vooral gericht op het aantonen dan wel uitsluiten van nieuwe actieve necrotische laesies ter ondersteuning voor een weer opvlammende HSV-1-encefalitis.

Het EEG toont geen aanwijzingen voor een status epilepticus. De liquor bevat nog een iets verhoogd aantal cellen met twaalf leuko's, maar de PCR op HSV-1-DNA is negatief. Herhaald MRI-onderzoek van de hersenen toont geen nieuwe necrotische laesies. Op verdenking van een immuungemedieerde encefalopathie wordt hij vervolgens behandeld met prednisolon en intraveneus immunoglobuline (IVIG) met aanvankelijk goed effect. In verband met ontsporing van de epilepsie wordt de IVIG-behandeling tweemaal herhaald. Vanwege persisterende aanvallen wordt in april 2013 gestart met ketogeen dieet via een PEG-sonde. Enkele maanden daarna treedt weer een verslechtering op van de epilepsie en zijn algeheel functioneren.

Op grond van inmiddels verschenen publicaties wordt het aannemelijk dat de klinische verslechtering bij deze jongen in april 2012 is veroorzaakt door specifieke anti-NMDA-receptor-antistoffen, ontstaan als gevolg van de herpesvirusencefalitis. Besloten wordt deze antistoffen te bepalen in nog beschikbare oude bloed- en liquormonsters en in oktober 2013 opnieuw verkregen liquor (tabel 21.1). Deze bevestigen onze hypothese. Vanwege de nog steeds aanwezige anti-NMDA-receptor-antilichamen wordt hierna opnieuw gestart met immuuntherapie in de vorm van maandelijks methylprednisolon en IVIG. Helaas ontspoort zijn epilepsie na de eerste behandeling met het beeld van een (sub)klinische status epilepticus (figuur 21.2), waarvoor fenytoïne wordt gegeven. Dit heeft tijdelijk een gunstig effect.

In januari 2014 wordt hij in slechte toestand opgenomen met een darminfectie. Besloten wordt het ketogeen dieet te stoppen, de anti-epileptica te saneren en de immuuntherapie te onderbreken. Dit laatste wordt ondersteund door het feit dat inmiddels in de liquor geen anti-NMDA-receptor-antilichamen meer worden aangetroffen (tabel 21.1). Op verzoek van de ouders wordt op proef gestart met cannabinoïde olie. Inmiddels is hij aangemeld voor implantatie van een nervus vagus-stimulator.

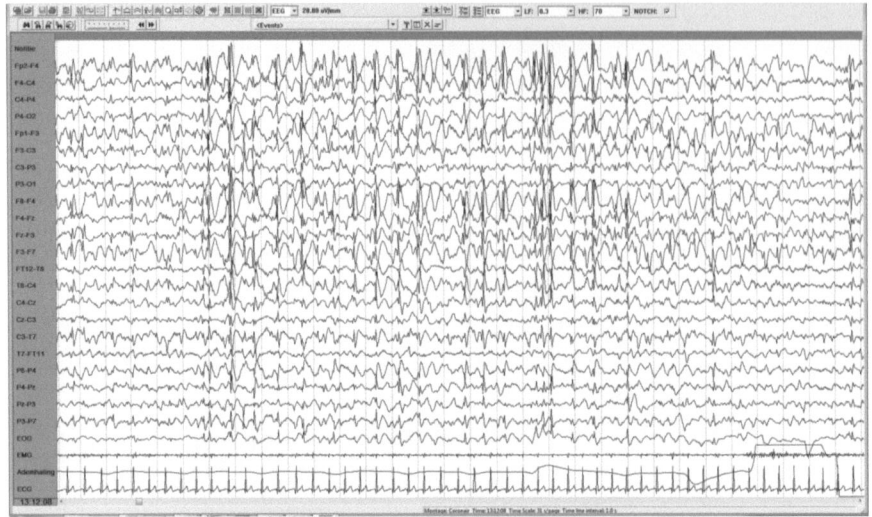

Figuur 21.2 EEG met zeer frequente en soms ritmisch optredende piekgolfontladingen met een maximum frontaal (Fp2, F4, Fp1 en F3); soms blijkt de patiënt daarbij minder alert en vertoont hij subtiele knikjes van het hoofd (registratie in SEIN, Zwolle; met dank aan collega W.B. Gunning).

Vraag 5. Welke auto-immuunencefalopathieën kunnen gepaard gaan met epilepsie?

De meest voorkomende zijn die gebaseerd op autoantilichamen gericht tegen NMDA-receptoren, stroomafhankelijke kaliumkanaalcomplex (VGKC)-eiwitten (LGI1, CASPR2, Contactin-2), glycinereceptoren en glutamaatdecarboxylase.

Antilichaamgemedieerde encefalopathieën zijn relatief zeldzame aandoeningen die gepaard gaan met antistoffen in serum en/of liquor gericht tegen ionkanalen, receptoren en geassocieerde eiwitten. Meest opvallende symptomen zijn geheugenverlies, verwardheid, epileptische aanvallen en gedragsstoornissen. Bij kinderen komt de variant met antistoffen tegen NMDA-receptoren het meest voor, minder frequent zijn die met antistoffen tegen stroomafhankelijke

Tabel 21.1 Anti-NMDA-receptor-antilichamen

	Bloed	Liquor
april 2012	±	
september 2012	−	+
oktober 2013		±
januari 2014		−

kaliumkanalen (VGKC) en tegen andere CZS-antigenen zoals glycinereceptor (GlyR) en glutamaatdecarboxylase (GAD). Bij patiënten met een anti-NMDA-receptorencefalitis moet altijd worden gezocht naar een maligniteit, vooral een ovariumteratoom, maar de kans hierop is bij kinderen erg klein.

Vraag 6. Wat is de gebruikelijke immuuntherapie bij dergelijke aandoeningen?

De eerstelijnsimmuuntherapie bestaat onder andere uit steroïden (methylprednisolon), immunoglobuline en eventueel plasmaferese. De tweedelijnsbehandeling uit onder meer rituximab en/of cyclofosfamide.

Er is geen standaardprotocol voor de immuuntherapie. Meestal wordt gestart met steroïden in combinatie met immunoglobuline. Een algoritmische benadering van diagnostiek en behandeling bij patiënten met een HSV-1-encefalitis die secundair verslechteren heeft de voorkeur.

Leerpunten

- Denk bij patiënten met een HSV-encefalitis die ondanks maximale behandeling niet verbeteren of in tweede instantie verslechteren, aan de mogelijkheid van een auto-immuunencefalopathie en zet onderzoek in naar anti-NMDA-receptor-antilichamen en andere neuronale antistoffen.
- Het stellen van de diagnose auto-immuunencefalopathie is van belang omdat het zich leent voor immuuntherapie. Een dergelijke immuuntherapie is bij deze patiënten relatief veilig.

Literatuur

Armangue T, Titulaer MJ, Málaga I, et al. Pediatric anti-N-methyl-D-aspartate receptor encephalitis – clinical analysis and novel findings in a series of 20 patients. J Pediatr. 2013;162:850-6.

Hacohen Y, Deiva K, Pettingill P, et al. N-methyl-D-aspartate antibodies in post-herpes simplex virus encephalitis neurological relapse. Mov Disord. 2014;29:90-6.

Titulaer MJ, Leypoldt F, Dalmau J. Antibodies to N-methyl-D-aspartate and other synaptic receptors in choreoathetosis and relapsing symptoms post-herpes virus encephalitis. Mov Disord. 2014;29:3-6.

Vincent A, Bien CG, Irani SR, Waters P. Autoantibodies associated with diseases of the CNS: new developments and future challenges. Lancet Neurol. 2011;10:759-72.

22 KINDEREN MET GESTOORDE ONTWIKKELING EN EPILEPSIE

E.E.O. Hagebeuk

Casus 1

Koen is een jongen van 7 jaar met een vertraagde motorische ontwikkeling en een afwezige taalontwikkeling. Hij heeft blond haar, blauwe ogen, een afgeplat achterhoofd en is opvallend vrolijk. Hij heeft een breedbasisch looppatroon.
Sinds de leeftijd van 6 jaar heeft hij perioden van afwezigheid, verminderd contact, wisselend functioneren en vermoeidheid. Er zijn geen uitlokkende factoren, zoals koorts of ziek zijn, en het algemeen kindergeneeskundige onderzoek is normaal. Plotseling krijgt hij op 7-jarige leeftijd een langdurige aanval waarbij er geen contact met hem te maken is; hij heeft zijn hoofd naar rechts gedraaid, een nystagmus van de ogen en een algehele verstijving van beide armen en benen. De aanval duurt in totaal vier uur. Hij wordt met de ambulance naar het ziekenhuis gebracht, waar diazepam (Stesolid) wordt gegeven en de aanval stopt.

Vraag 1. Was dit een epileptische aanval?
Dit is zeer waarschijnlijk een status epilepticus.

Vraag 2. Wat is de syndroomdiagnose en hoe wordt deze bevestigd?
De combinatie psychomotorische retardatie, ernstige epilepsie en afwijkend gedrag doet een syndroom vermoeden. De uiterlijke kenmerken zijn hier typerend. De klinische verdenking op de diagnose Angelman-syndroom wordt door middel van chromosoomonderzoek (deletie chromosoom 15q11)

bevestigd. Een andere naam voor het Angelman-syndroom is het 'happy puppet'-syndroom.

Vraag 3. Heeft de patiënt epilepsie?

Voorafgaand aan deze epileptische aanval heeft Koen een langdurige periode gehad van afwezigheden, verminderd functioneren en veranderd contact, waarvoor geen oorzaak gevonden is. Dit zou ook een uiting kunnen zijn geweest van niet-convulsieve status epilepticus. Bovendien heeft hij de diagnose Angelman-syndroom, een genetisch syndroom gekenmerkt door frequent voorkomen van epilepsie. Er is een indicatie voor onderhoudsbehandeling met anti-epileptica. De diagnose epilepsie wordt gesteld.

> Valproaat wordt gestart en Koen heeft geen aanvallen meer. Wel wordt hij agressief en sloom. De valproaat wordt gestaakt, waarna het gedrag verbetert.

Vraag 4. Is de kans op epilepsie verhoogd bij een kind met een verstandelijke beperking?

Ongeveer 25% van de mensen met epilepsie heeft een verstandelijke beperking. Omgekeerd heeft gemiddeld 20 tot 30% van de mensen met een verstandelijke beperking epilepsie. Bij mensen met een lichte beperking (IQ 50 tot 70) komt epilepsie het minst voor (5 tot 7%) en bij mensen met een zeer ernstige beperking (IQ lager dan 20) is de prevalentie van epilepsie het hoogst (meer dan 60%).

Vraag 5. Is aanvullend onderzoek geïndiceerd?

Het EEG is afwijkend bij het Angelman-syndroom, alhoewel niet specifiek. Kenmerkend is de stoornis in het grondpatroon met veel trage activiteit, met name aan de voorkant van de hersenen, vermengd met epileptiforme activiteit. Epileptiforme activiteit zonder kliniek, dus interictaal, komt ook regelmatig voor.

Tijdens een periode van verminderd contact, afwezigheden of anders functioneren heeft een (langdurige) video-EEG-aanvalsregistratie een meerwaarde om een (non-convulsieve) status epilepticus te detecteren. Ook kan het EEG met videoregistratie onderscheid maken tussen epileptische aanvallen en gedrag. Plotselinge uitbarstingen van lachen bijvoorbeeld komen veel voor bij Angelman-syndroom. EEG met videoregistratie op zo'n moment toont bij Koen geen epileptiforme activiteit.

Vraag 6. Is kennis van het syndroom van belang voor de behandeling?

Kennis van het onderliggende syndroom is essentieel voor een goede behandeling. Van de patiënten met het Angelman-syndroom heeft 80-95% epilepsie. Bij een deletie in chromosoom 15, zoals bij onze patiënt, komt epilepsie vaker voor en is deze moeilijker te behandelen.

De epileptische aanvallen beginnen meestal in de vroege kindertijd, 75% heeft de eerste aanvallen voor 3-jarige leeftijd. Aanvallen worden in eerste instantie vaak uitgelokt door koorts, maar later ontstaan ook afebriele epileptische aanvallen. Gegeneraliseerde aanvallen komen het meeste voor, zoals myoclonieën, atypische absences, gegeneraliseerde tonisch-clonische aanvallen en atone aanvallen. Een derde heeft daarnaast ook focale aanvallen met dwangstand van de ogen en braken.

Kenmerkend bij het Angelman-syndroom is het voorkomen van terugkerende status epilepticus (in 91%). Met name een non-convulsieve status epilepticus komt veel voor, zich uitend in verminderd contact en wisselende alertheid.

> Enkele maanden na het staken van de valproaat krijgt Koen aanvallen met een hoofddeviatie naar links, wijde pupillen, geen contact en spugen. Carbamazepine wordt gestart. Al snel krijgt hij een status epilepticus.

Vraag 7. Wat voor type aanval is dit? Is carbamazepine een goede keus?

De hoofddeviatie en het braken wijzen op een focaal aanvalsbegin, een lokalisatiegebonden vorm van epilepsie. Carbamazepine is bij focale epilepsie meestal een goede keus, maar niet bij het Angelman-syndroom.

Vraag 8. Beïnvloedt het onderliggend syndroom de medicatiekeuze?

Bij patiënten met het Angelman-syndroom is valproaat het meest gebruikte anti-epilepticum (in 62%). Andere effectieve anti-epileptica zijn levetiracetam, clonazepam, lamotrigine, topiramaat en ethosuximide. De nieuwere generatie anti-epileptica (levetiracetam, lamotrigine en topiramaat) zijn even effectief, maar geven minder bijwerkingen. Levetiracetam kan een niet-convulsieve status epilepticus doorbreken.

Carbamazepine, oxcarbazepine en vigabatrine kunnen een aanvalstoename geven bij patiënten met het Angelman-syndroom.

Casus 2

> Elise is een meisje van 2,5 jaar, geboren na een ongecompliceerde zwangerschap en partus. Ze maakt een normale ontwikkeling door tot de leeftijd van 18 maanden. Op dat moment valt op dat zij haar handen steeds minder gebruikt en niet meer speelt als voorheen. Ze gaat meer wrijven in de handen en zegt geen papa en mama meer. Ook het oogcontact is verminderd. Ze kon net los lopen, maar doet dat niet meer. Vanwege de regressie in functioneren bezoekt zij de kinderneuroloog. Bij onderzoek valt op dat zij een microcefalie heeft, alleen stereotype handbewegingen laat zien en slap is. Ze weet niet goed meer hoe ze moet lopen (dyspraxie).

Vraag 1. Aan welk syndroom denkt u bij dit verhaal en hoe kan dit worden bevestigd?

Dit verhaal van een regressie van vaardigheden rond 1,5-2 jaar met de stereotiepe handbewegingen passen bij de klinische diagnose Rett-syndroom en kan worden bevestigd door middel van genetisch onderzoek (een mutatie in het *MECP2*-gen op het X-chromosoom).

> Op de leeftijd van 4,5 jaar krijgt zij overdag aanvallen waarbij haar hoofd en ogen naar rechts draaien, met blauwe lippen en trekkingen in beide armen en benen, zonder contact. Zij heeft geen voorafgaande koorts of andere bijzonderheden.

Vraag 2. Komt epilepsie veel voor bij meisjes met het Rett-syndroom?

Epilepsie komt voor bij ongeveer 86% van de volwassen patiënten met Rett-syndroom (bijna altijd vrouwen). De prevalentie neemt toe met de leeftijd en correleert met de klinische ernst en het type van de *MECP2*-mutatie.

De mediane leeftijd van het ontstaan van de epilepsie is tussen de 4 en 5 jaar. De epilepsie begint zelden vóór de leeftijd van 2 jaar. Ongeveer 33% van de Rett-meisjes van 3-5 jaar en 62% van 5-10 jaar heeft epilepsie. Slechts een klein deel (< 15%) heeft aanvallen beginnend na de leeftijd van 10 jaar.

Vraag 3. Wat voor soort en hoe vaak hebben de patiënten met het Rett-syndroom aanvallen?

De meest voorkomende aanvallen zijn gegeneraliseerde tonisch-clonische aanvallen (49%) en complex partiële aanvallen (46%), die in 53% secundair generaliseren. Andere gegeneraliseerde aanvallen zijn myocloniën, salaam-krampen en aanvallen met tonusverlies (atoon). De hoeveelheid aanvallen varieert sterk, 36% heeft jaarlijkse, 27% maandelijkse, 20% wekelijkse en 11% dagelijkse aanvallen.

> De aanvallen nemen bij Elise toe in frequentie en heftigheid. Ze heeft nu dagelijks partiële aanvallen die uitmonden in een tonisch-clonische aanval. Daarna is ze moe en moet ze slapen zodat ze niet naar de dagopvang kan.

Vraag 4. Welke anti-epileptica worden het meest gebruikt bij patiënten met een dergelijk syndroom en is de epilepsie makkelijk te behandelen?

Veelgebruikte anti-epileptica zijn valproaat, lamotrigine, carbamazepine en levetiracetam. Zonisamide en topiramaat worden ook regelmatig gebruikt bij moeilijk behandelbare epilepsie. Bij 37% is één anti-epilepticum voldoende, bij 35% zijn twee en bij 8% drie of meer anti-epileptica nodig. Bij een lage aanvalfrequentie is bij 20% geen behandeling met anti-epileptica nodig.

Moeilijk behandelbare epilepsie komt met name voor bij een vroeg begin van de epilepsie (voor het derde jaar) en bij dagelijkse aanvallen. Juist bij deze groep Rett-patiënten kan een elektrische status epilepticus tijdens slow-wave-slaap (ESES) aanwezig zijn, gekenmerkt door een forse toename van de epileptiforme activiteit in de nacht. Een nachtelijke video-EEG-registratie is nodig om deze diagnose te stellen.

Vraag 5. Zijn er ook andere behandelingsmogelijkheden dan medicijnen?

Het ketogeen dieet kan moeilijk behandelbare epilepsie verbeteren. Bij patiënten met het Rett-syndroom die vanwege een achterblijvende groei en voedingsproblemen een gastrostomie hebben, kan KetoCal geprobeerd worden. Een nervus vagus-stimulator (NVS) is met succes gebruikt (13%). Ernstige ademhalingsproblemen zijn een contra-indicatie.

> Sinds de start van de epilepsie is Elise overdag ook erg moe en wordt ze 's nachts regelmatig wakker. Het is bekend dat slaapstoornissen veelvuldig voorkomen bij meisje met het Rett-syndroom. Onduidelijk is of ze ook nachtelijke aanvallen heeft. Overdag staart ze regelmatig. Er wordt een langdurig video-EEG gemaakt, inclusief de nachtslaap.

Vraag 6. Laat EEG-onderzoek bij patiënten met het Rett-syndroom specifieke afwijkingen zien?

Het EEG is bijna altijd abnormaal na de leeftijd van 2 jaar en toont afwijkingen overeenkomend met de leeftijd en het klinische stadium van de Rett-patiënt: het varieert van vrijwel normaal in het begin tot bijna continue, gegeneraliseerde epileptische activiteit tijdens de slaap in de laatste fase.

Vraag 7. Is er bij de aanwezigheid van epileptiforme afwijkingen op het EEG bij een patiënt met het Rett-syndroom een indicatie om te starten met anti-epileptica?

Ondanks de aanwezigheid van forse epileptiforme afwijkingen op het EEG kunnen klinische aanvallen afwezig zijn. Dit benadrukt verder het belang van de samenhang van de klinische en EEG-bevindingen. Op dat moment is er geen indicatie voor een anti-epilepticum.

Vraag 8. Is staren altijd epileptisch?

Gedragsmatig staren bij kinderen met een ontwikkelingsstoornis, zoals een verstandelijke beperking, 'attention deficit hyperactivity disorder' (ADHD), autismespectrumstoornis of een visusstoornis is moeilijk te onderscheiden van epileptische aanvallen. Langdurige video-EEG-monitoring kan uitsluitsel geven.

> Na een aantal jaren meldt moeder dat de aanvallen veranderen. Met name in de vroege ochtend heeft Elise incidenten met naar boven draaien van de ogen, geen contact en algehele verstijvingen van de armen en de benen. Voorafgaand heeft zij een snelle ademhaling.

Vraag 9. Is kennis van het syndroom van belang voor de diagnostiek en de behandeling?

Aanvalsgewijze niet-epileptische manifestaties met staren, myocloniën, het hoofd draaien, dystonie en dyskinesieën van de mond en gelaat zijn bij ongeveer de helft van de patiënten met het Rett-syndroom aanwezig en kunnen lijken op epileptische aanvallen.

Met het stijgen van de leeftijd komen aanvalsgewijze ademhalingsstoornissen regelmatig voor, met name overdag. Voorbeelden zijn hypoventilatie, centrale apneu, episodische hyperventilatie gevolgd door langdurige centrale apneus, het inslikken van lucht en vervolgens vasthouden van de ademhaling. Dit kan erg lijken op epileptische aanvallen, zoals bij onze patiënte aanvankelijk werd gedacht. Langdurige video-EEG-monitoring met speciale aandacht voor de ademhaling is nodig om deze ademhalingsstoornissen van de epileptische aanvallen te kunnen onderscheiden.

Vraag 10. Is levenslange anti-epilepticatherapie nodig?

De ernst en frequentie van de epileptische aanvallen nemen af in de volwassenheid en het afbouwen en staken van de behandeling kan dan worden overwogen.

Casus 3

Anne is een meisje dat is geboren na een ongecompliceerde zwangerschap en bevalling. Vanaf de leeftijd van 2 maanden heeft zij aanvallen van naar boven draaiende ogen, zonder contact, met schudden van de armen en de benen. Daarna is ze heel suf. De aanvallen komen dagelijks voor en in toenemende frequentie. Fenobarbital heeft geen effect op de aanvallen. Sindsdien zijn de aanvallen ook veranderd. De ouders hebben een video van de aanval gemaakt: de ogen gaan omhoog, met een hoofddeviatie naar links en de armen worden gespreid en zijn verstijfd.
Op de leeftijd van 3 maanden beschrijven ouders zeer vluchtig oogcontact, geen oogvolgen of gericht lachen en slaapheid. Zij ontwikkelt zich vanaf de geboorte zeer traag.

Vraag 1. Bij welk type epilepsiesyndroom kunnen deze aanvallen passen?

De tonisch-clonische aanvallen op de leeftijd van 2 maanden en de latere tonische aanvallen passen bij een gegeneraliseerde epilepsie.

Vraag 2. Is aanvullend onderzoek geïndiceerd? Zo ja, wat?

De differentiële diagnose voor epilepsie bij een pasgeborene is uitgebreid en bevat onder andere de evaluatie van perinatale problematiek zoals asfyxie, (intra-uteriene) infecties, trauma, genetische en metabole oorzaken en aanlegstoornissen van de hersenen.

Een echo cerebrum is niet belastend, maar onvoldoende sensitief. Een CT-cerebrum levert bij een pasgeborene weinig informatie op en geeft röntgenstralenbelasting. Er is een goede indicatie voor een MRI-cerebrum die onder narcose moet plaatsvinden om een goede kwaliteit te waarborgen. Tevens bloed-, urine- en liquoronderzoek naar doorgemaakte (intra-uteriene) infecties en metabole screening.

Bij neurologisch onderzoek op de leeftijd van 3 maanden heeft Anne een kleine schedelomtrek, fixeert zij niet en is ze opvallend hypotoon. Ze heeft subtiele dysmorfe kenmerken zoals een prominent breed voorhoofd, diepliggende ogen en volle lippen. Het uitgebreide aanvullend onderzoek levert geen afwijkingen op.

Vraag 3. Moet een genetisch epilepsiesyndroom overwogen worden?

Gezien de dysmorfe kenmerken en de epilepsie bij een meisje op zeer jonge leeftijd met een algehele ontwikkelingsachterstand is een genetische oorzaak zeker mogelijk, ook al is de familieanamnese negatief. Genetisch onderzoek door de klinisch geneticus is geïndiceerd en op basis van het klinisch beeld wordt een specifieke mutatie onderzocht.

Vraag 4. Kunnen deze verschijnselen passen bij het Rett-syndroom?

Patiënten met Rett-syndroom hebben de eerste zes tot achttien maanden een normale ontwikkeling, waarna een regressie volgt. De epilepsie begint merendeels na het tweede levensjaar.

Vraag 5. Zijn er aanwijzingen voor een ander genetisch epilepsiesyndroom, veelal voorkomend bij meisjes?

Bij meisjes met resistente epileptische aanvallen in de eerste levensmaanden en ernstige psychomotorische ontwikkelingsachterstand vanaf de geboorte staat in de differentiële diagnose onder andere het atypisch Rett-syndroom, veroorzaakt door een X-chromosomale mutatie in het cyclineafhankelijke kinaseachtige 5 (*CDKL5*)-gen. Bij negatieve mutatiebevindingen kan bij een kind met een epileptische encefalopathie een bredere genetische evaluatie worden ingezet, een zogenoemd epilepsie-genenpanel.

Casus 4

> Max is een jongen die is geboren na een ongecompliceerde zwangerschap en bevalling. Het geboortegewicht is 3500 gram en de apgarscore 9/10. Hij is het eerste kind van niet-consanguïene ouders. Op zijn tweede levensdag krijgt hij een serie van schokjes en verstijvingen van de armen, soms de benen, soms met een korte apneu. De aanvallen treden meerdere keren per dag op, zowel tijdens waak als slaap. Tussen de aanvallen door is hij normaal. Het neurologisch onderzoek toont geen afwijkingen.

Vraag 1. Wat is de differentiële diagnose van epilepsie bij kinderen onder het jaar?

Bij beoordeling van aanvalsgewijze gebeurtenissen bij kinderen is het van belang rekening te houden met de leeftijd van het kind, het moment van de dag, de omstandigheden en of het kind slaapt of wakker is. De differentiële diagnose van epilepsie bij kinderen onder het jaar is als volgt:

- voeding: reflux;
- slaapgerelateerde aanvallen;
- slaapmyoclonieën;
- collaps (tot 24 uur na inenting);
- apneu: reflux, infectie keel-, neus- en oorgebied, aspiratie;
- zelfstimulatie;
- hyperplexia (schrikrespons).

Vraag 2. Is een EEG zinvol om te doen?

Bij een ernstig epilepsiesyndroom op de zuigelingenleeftijd toont het EEG vaak een gestoord achtergrondpatroon en frequente epileptiforme afwijkingen. Het EEG kan helpen, samen met het klinisch beeld, om een specifieke epilepsiesyndroomdiagnose te stellen.

> Bij Max toont het EEG epileptiforme afwijkingen samenvallend met de schokjes. Tussendoor is het EEG normaal, evenals het achtergrondpatroon. Er wordt gestart met fenobarbital en hij wordt aanvalsvrij.
> Bloed- en liquoronderzoek waren normaal evenals doppleronderzoek (echografie) van het hoofd door de fontanel en MRI-hersenen. Er waren geen aanwijzingen voor een perinatale infectie, asfyxie, of een cerebrale aanlegstoornis van de hersenen.

Vraag 3. De oorzaak voor de epilepsie is nog niet bekend. Ontbreekt er informatie in de anamnese?

Bij het uitvragen van de familieanamnese blijkt dat mama en broer als pasgeborene ook convulsies hebben gehad. Deze autosomaal dominante overerving past bij benigne familiaire neonatale convulsies (BFNC), op basis van een mutatie in het *KCNQ2*- of *KCNQ3*-gen. Dit veroorzaakt een stoornis in de kaliumkanalen, een zogenoemde kanalopathie. Kenmerkend zijn de myoclonieën en tonische aanvallen met korte apneus, beginnend op de tweede tot achtste levensdag bij kinderen die zich verder normaal ontwikkelen.

Vraag 4. Hoe is de prognose?

Er is een licht verhoogd risico op epilepsie op latere leeftijd en op een mentale retardatie.

Recentelijk is aangetoond dat deze mutaties een variabele expressie hebben en ook geassocieerd zijn met epileptische encefalopathieën. Deze kinderen hebben een ernstige ontwikkelingsachterstand, een refractaire epilepsie en vaak een burst-suppressiebeeld met multifocale epileptiforme activiteit op het EEG. Dit fenotype is dus ernstiger dan dat van Max.

> Na een half jaar fenobarbitalgebruik komen ouders op de polikliniek. Max laat een normale ontwikkeling zien, groeit goed en heeft geen aanvallen meer gehad.

Vraag 5. Hoelang moet hij de anti-epileptica blijven gebruiken?

Er is geen consensus over de behandeling. BFNC heeft over het algemeen een goede prognose en de convulsies gaan vanzelf over voor de leeftijd van 6 maanden. Anti-epileptica beïnvloeden de prognose niet. Veelgebruikte middelen zijn fenobarbital, benzodiazepinen en fenytoïne. Het is nu een goed moment om de anti-epileptica af te gaan bouwen.

Literatuur

Dolce A, et al. Rett syndrome and epilepsy: an update for child neurologists. Pediatr Neurol. 2013;48:337-45.
Jian Le, et al. Seizures in Rett syndrome: An overview from a one-year calendar study. Eur J Paediatr Neurol. 2007;11:310-7.
Thibert RL, et al. Neurologic manifestations of Angelman syndrome. Pediatr Neurol. 2013;48:271-9.
Weckhuysen S, et al. KCNQ2 encephalopathy: emerging phenotype of a neonatal epileptic encephalopathy. Ann Neurol. 2012;71:15-25.

23 EEN JONGE VROUW MET EPILEPSIE

I. Wegner

Casus

Een jonge vrouw van 28 jaar is sinds haar 15e levensjaar bekend met een focale epilepsie vanuit een focus links temporo-occipitaal. De epilepsie uit zich in (elementair partiële) aanvallen met behouden bewustzijn. In het verleden was er tevens sprake van (complex partiële) aanvallen met gedaald bewustzijn, maar na het ophogen van de door haar gebruikte carbamazepine doen deze aanvallen zich nog maar zelden voor. Ze gebruikt een anticonceptiepil met een hoge dosering oestrogeen (ethinylestradiol 50/levonorgestrel 125 μg). Desondanks heeft zij steeds vaker last van tussentijds bloedverlies ('spotting').

Vraag 1. Is deze dosering van de anticonceptiepil in combinatie met carbamazepine voldoende?

Nee. In combinatie met carbamazepinegebruik moet een gecombineerd oraal anticonceptivum gebruikt worden met een hogere dosering progestageen (bijvoorbeeld twee tabletten ethinylestradiol 30 μg/levonorgestrel 150 μg per dag).

Vraag 2. Hoe kan men de betrouwbaarheid van de 'pil' vergroten?

Eventueel kan dit gecombineerd worden met het continu slikken van de anticonceptiepil. Overigens geeft ook dan het uitblijven van doorbraakbloedingen geen zekerheid over de betrouwbaarheid van deze methode. Om optimaal tegen zwangerschap beschermd te zijn moet de combinatie met gebruik van een barrièremiddel (condoom) overwogen worden.

Vraag 3. Welke anti-epileptica beïnvloeden de betrouwbaarheid van een hormonaal anticonceptivum?

De anti-epileptica die inductie geven van het cytochroom P450-enzymsysteem in de lever. Daartoe behoren de sterk inducerende middelen carbamazepine, fenytoïne, fenobarbital en primidon en de wat minder sterk inducerende middelen oxcarbazepine, felbamaat en topiramaat > 200 mg/dag.

Anti-epileptica en hormonale anticonceptie kunnen elkaar in twee richtingen beïnvloeden: sommige anti-epileptica kunnen de hormonen uit de pil beïnvloeden. Andersom kunnen de serumspiegels van andere anti-epileptica weer beïnvloed worden door de pil. Er zijn twee belangrijke routes van metabolisering die bij deze farmacokinetisch interacties een rol spelen, namelijk de route via:
- het cytochroom P450-enzymsysteem (CYP450) in de lever;
- glucuronidering in de lever met behulp van het uridine-difosfaat-glucuronosyltransferase (UGT)-enzymsysteem.

Door remming en inductie van de enzymsystemen kan grote variatie ontstaan in de metabole omzettingssnelheid.

Een aantal van de (vaak oudere) anti-epileptica geeft inductie van het CYP450-systeem in de lever. Dit is echter ook de belangrijkste route van metabolisatie van de geslachtshormonen. De inductie van dit systeem doet de snelheid van metabolisatie van de geslachtshormonen toenemen en geeft dus een daling van de plasmaconcentratie. Overigens bevorderen deze CYP450-inducerende anti-epileptica ook de binding van geslachtshormonen aan circulerende serumeiwitten, waardoor de biologische beschikbaarheid verder afneemt. In de jaren zeventig van de vorige eeuw werd de ethinylestradiolcomponent in de anticonceptiepil omlaaggebracht van 50 μg per tablet naar 30 μg per tablet. De betrouwbaarheid van deze preparaten verschilde nauwelijks met de hoger gedoseerde tabletten terwijl de bijwerkingen minder waren. Bij vrouwen met epilepsie en gebruik van CYP450-enzyminducerende middelen werd echter een toegenomen falen gezien van de anticonceptie terwijl juist bij deze vrouwen een goede planning van de zwangerschap van belang is. Meteen werd er een relatie gelegd met het verlagen van de ethinylestradiolfractie in de pil en dit leidde tot het advies om deze vrouwen een anticonceptiepil voor te schrijven met een dosering van minimaal 50 μg ethinylestradiol per tablet. Er zijn echter geen gepubliceerde data die dit advies ondersteunen, wel zijn er case reports van zwangerschappen op een dergelijke combinatie. Het is van belang om te realiseren dat zowel het ethinylestradiol als het progestageen op zich bij voldoende hoge dosering de ovulatie kan voorkomen. In de nieuwe generatie anticonceptiepillen is het met name het progestageen dat zorgt voor inhibitie van de ovulatie. Het ethinylestradiol ondersteunt deze inhibitie en is voorts *verantwoordelijke voor het in stand houden van de cyclus (het afstoten van het endometrium). Bij combinatie met een CYP450-enzyminducerend anti-epilepticum geeft het ophogen van de ethinylestradiolfractie naar 50 μg per tablet daarom niet zonder meer een verbetering van de anticonceptieve werking. En indien overgegaan wordt van de pil met ethinylestradiol 30 μg/levonorgestrel 150 μg per tablet naar ethinylestradiol 50 μg/levonorgestrel 125 μg per tablet wordt de anticonceptieve werking juist minder. Om deze reden wordt geadviseerd om bij deze combinatie twee tabletten voor te schrijven met de combinatie ethinylestradiol 30 μg/levonorgestrel 150 μg per tablet.*

Vraag 4. Is in dit geval het voorschrijven van de 'prikpil' een goed alternatief?

Nee, dit is geen goed alternatief. Ook de 'prikpil' wordt sneller afgebroken in combinatie met carbamazepine.

Vraag 5. Welke vorm van anticonceptie is het meest betrouwbaar in combinatie met carbamazepine?

De levonorgestrelbevattend spiraal is een goed alternatief (tabel 23.1). Het werkingsmechanisme is voornamelijk gebaseerd op plaatselijke effecten op het endometrium.

Tabel 23.1 Overzicht van hormonale anticonceptie bij cytochroom P450-enzyminducerende anti-epileptica

indien orale anticonceptie gewenst	start met 2 tabletten ethinylestradiol 30 μg/ levonorgestrel 150 μg
nog betere anticonceptie	geen stopweek zo nodig barrièremethode
pilpleister	niet betrouwbaar
vaginale ring	niet betrouwbaar
(mini)pil met uitsluitend progestageen	niet betrouwbaar
i.m. medroxyprogesteron	onbekend; frequenter toedienen wordt gesuggereerd, maar is niet evidence based cave bijwerkingen
subdermaal etonogestrel	niet betrouwbaar
levonorgestrelbevattend IUD	betrouwbaar
morningaftercontraceptie	onbekend; het gebruik van een hogere dosering wordt aanbevolen maar is niet evidence based (1,5 mg levonorgestrel z.s.m., gevolgd door 0,75 mg 12 uur later)

> Onze patiënte gaat over op het gebruik van de levonorgestrelbevattende spiraal. Twee jaar later doen zich zonder duidelijk aantoonbare reden ineens weer in oplopende frequentie complex partiële aanvallen voor. Medicatieaanpassing is om deze reden gewenst. Carbamazepine wordt opgehoogd waarop ze last krijgt van vermoeidheid. Tevens is zij een uur na inname van de medicatie wat duizelig in haar hoofd. De complex partiële aanvallen blijven desondanks voorkomen. De carbamazepinespiegel, geprikt in de ochtend voor inname van de medicatie, blijkt hoog (9,6 µg/ml). U brengt de dosering van de carbamazepine iets omlaag en bespreekt met haar het starten van een ander anti-epilepticum. Hierbij houdt u rekening met het feit dat het een jonge vrouw betreft met mogelijk toekomstige kinderwens.

Vraag 6. Hoe dient men om te gaan met het gebruik van anti-epileptica tijdens de zwangerschap?

Zowel voor als tijdens de zwangerschap moet gestreefd worden naar aanvalsvrijheid, met name bij vrouwen en meisjes met gegeneraliseerde tonisch-clonische aanvallen. Men moet daarbij echter ook rekening houden met de negatieve effecten van anti-epileptica. Neem daarom in alle gevallen de laagste effectieve dosis en spreid deze dosis over de dag, zo mogelijk in een slow-releasevorm. Vermijd, indien mogelijk, polytherapie. Bij vrouwen die lamotrigine of oxcarbazepine gebruiken en een zwangerschapswens hebben, dient de serumspiegel vóór de zwangerschap vastgelegd te worden.

Vraag 7. Welk anti-epilepticum moet in ieder geval vermeden worden met het oog op zwangerschap?

Valproaat. Met name het gebruik tijdens de zwangerschap van hogere doseringen valproaat (> 700 mg/dag) en polytherapie met valproaat zijn geassocieerd met een hoog risico op aangeboren afwijkingen bij het kind.

Bij gebruik van de klassieke anti-epileptica tijdens de zwangerschap is het risico op aangeboren afwijkingen inmiddels goed omschreven. Met name het risico op congenitale hartafwijkingen, lip- en gehemeltespleten, hypospadie en dysmorfieën is verhoogd. Bij gebruik van valproaat is er tevens een verhoogd risico op spina bifida (2%), evenals bij gebruik van carbamazepine (0,5%). Recente studies laten zien dat in utero blootstelling aan valproaat ook een forse verhoging geeft van het risico op neurologische ontwikkelingsstoornissen (onder andere taal, spraak, geheugen, intelligentie, autismespectrumstoornis). Van de nieuwere anti-epileptica is het meest bekend over het gebruik van lamotrigine tijdens de zwangerschap. Dit middel lijkt een relatief laag risico op congenitale afwijkingen te geven. Ook het gebruik van monotherapie levetiracetam tijdens de zwangerschap lijkt een relatief laag risico op congenitale afwijkingen te geven. Wat betreft andere nieuwe anti-epileptica zijn nog onvoldoende gegevens beschikbaar over het gebruik in monotherapie.

Vanwege het feit dat de recente onderzoeken suggereren dat het risico op neurologische ontwikkelingsstoornissen bij in utero blootstelling aan valproaat veel hoger is dan eerder werd aangenomen, wordt geadviseerd om valproaat niet te gebruiken voor de behandeling van epilepsie bij meisjes en vrouwen in de vruchtbare leeftijd tenzij andere behandelingen ineffectief zijn gebleken of niet verdragen worden.

> De voor- en nadelen van zowel lamotrigine- als levetiracetamgebruik worden met patiënte besproken. Omdat zij zelf een wat opvliegend karakter heeft en in het verleden tevens bekend is met depressieve klachten wordt gekozen voor het starten van lamotrigine, in eerste instantie als add-on. Bij een gunstig effect zal uiteindelijk gepoogd worden carbamazepine te staken. Lamotrigine wordt langzaam opgebouwd totdat een gunstig resultaat op de aanvallen is te zien. Het opbouwen van een goede spiegel is in deze combinatie lastig. Omdat al een duidelijke verbetering te zien valt ten aanzien van de aanvalsfrequentie wordt besloten carbamazepine af te bouwen. Op monotherapie lamotrigine met een spiegel van 4,5 µg/ml zijn de complex partiële aanvallen verdwenen en doen zich nog maar sporadisch elementair partiële aanvallen voor.

Vraag 8. Indien patiënte lamotrigine zou willen combineren met een oraal anticonceptivum, waar dient u dan rekening mee te houden?

Er zal een wijziging in de serumspiegel lamotrigine optreden bij het starten of staken van orale anticonceptie. Daarnaast is er enige onzekerheid over de betrouwbaarheid van de pil in combinatie met gebruik van lamotrigine.

Bij de beïnvloeden van anti-epileptica door hormonale anticonceptie staat de route van metabolisatie door middel van glucuronidering in de lever centraal. Lamotrigine wordt voor een groot deel via glucuronidering omgezet, evenals (in mindere mate) oxcarbazepine en valproaat. Bij gebruik van de pil vindt inductie plaats van het uridine-difosfaat-glucuronosyltransferase (UGT)-enzymsysteem. Doordat het UGT sneller lamotrigine gaat omzetten, daalt de spiegel van dit mid-

del met gemiddeld 50%. Bij het starten of staken van de pil dient daarom de dosering lamotrigine te worden aangepast.

Er bestaat in de literatuur enige discussie over de betrouwbaarheid van orale anticonceptie bij het gebruik van lamotrigine. Aanvankelijk lieten resultaten van onderzoek geen effect zien van lamotrigine op de betrouwbaarheid van orale anticonceptie. Eén studie naar farmacokinetische effecten van 300 mg lamotrigine bij gezonde vrouwen liet een daling zien van de plasmaconcentratie levonorgestrel zonder verdere aanwijzingen voor ovulatie.

> De patiënte geeft bij een volgende controle aan een actuele zwangerschapswens te hebben. Inmiddels heeft zij al de progestageenbevattende spiraal laten verwijderen.

Vraag 9. Wat is bij gebruik van lamotrigine nog een aandachtspunt vóór de zwangerschap?

Voor de zwangerschap moet de serumconcentratie van lamotrigine worden vastgelegd als referentiewaarde.

Tijdens de zwangerschap neemt de klaring van alle anti-epileptica toe. De wijziging in hormoonhuishouding tijdens de zwangerschap veroorzaakt echter inductie van de glucuronidering, waardoor vooral bij het gebruik van lamotrigine en oxcarbazepine in monotherapie een forse daling van de spiegels wordt gezien. Dit geeft een verhoogd risico op epileptische aanvallen. Dit is het meest onderzocht bij lamotrigine. Ten gevolge van individuele variatie is niet goed te voorspellen in welke mate de farmacokinetiek door de zwangerschap wordt beïnvloed. Wel is in onderzoek aangetoond dat een daling van de lamotriginespiegel onder 65% van de referentiewaarde van voor de zwangerschap een significante voorspeller is voor een toename van de aanvalsfrequentie. Dit is reden om vóór de conceptie de serumspiegel vast te leggen als uitgangswaarde bij vrouwen met een zwangerschapswens. Tijdens de zwangerschap moet de serumspiegel minimaal maandelijks gecontroleerd worden en zo nodig kan de dosering lamotrigine worden aangepast. Het type aanvallen kan men eventueel mee laten wegen in de beslissing over een meer agressief dan wel terughoudend beleid wat betreft het ophogen van de lamotrigine. Na de partus ziet men meestal binnen twee weken de lamotrigineklaring weer terugkeren naar de situatie van voor de zwangerschap. Om het optreden van bijwerkingen door het snelle stijgen van de lamotriginespiegel te voorkomen zal na de partus opnieuw tijdig gekeken moeten worden of aanpassing van de dosering noodzakelijk is.

Vraag 10. Welke dosering foliumzuur adviseert u?

Het advies is om de gangbare dosis foliumzuur van 0,4 of 0,5 mg per dag te gebruiken. Een hogere dosis foliumzuur (5 mg/dag) wordt alleen geadviseerd na een voorgaand kind met een neuralebuisdefect, bij een aangetoonde foliumzuurdeficiëntie of bij een foliumzuurafhankelijke aandoening zoals hyperhomocysteïnemie.

Er is geen bewijs dat teratogene mechanismen van anti-epileptica identiek zijn aan de pathogene mechanismen van idiopathische aangeboren afwijkingen. Er zijn zelfs aanwijzingen voor een mogelijk ongunstig effect van foliumzuur op de zwangerschapsuitkomst bij deze vrouwen. Dit is reden om vrouwen die anti-epileptica gebruiken en een actuele zwangerschapswens hebben te adviseren om foliumzuur te gebruiken in een dosering van 0,4 of 0,5 mg/dag, zoals gebruikelijk voor alle vrouwen in Nederland.

Vraag 11. Mag ze borstvoeding geven na de zwangerschap?

Het gebruik van anti-epileptica door de moeder vormt geen contra-indicatie voor het geven van borstvoeding. Wel wordt een goede observatie van de baby op het mogelijk optreden van bijwerkingen aangeraden.

Lamotrigine komt in hoge mate in de borstvoeding. Er is echter maar weinig onderzoek gedaan naar de directe effecten van anti-epileptica in de borstvoeding op de pasgeborene. Ernstige negatieve effecten zijn niet aangetoond, maar effecten op lange termijn zijn onvoldoende onderzocht. Wel is bekend dat het geven van borstvoeding gezondheidsvoordelen heeft voor moeder en kind op zowel de korte als de langere termijn. Een recente studie naar het effect van blootstelling aan anti-epileptica via borstvoeding op de cognitieve status van kinderen die in utero eveneens blootgesteld zijn, laat op de leeftijd van 6 jaar significant betere scores zien ten gunste van de borstgevoede kinderen wat betreft het totale IQ en de verbale capaciteiten. Er werden in deze studie geen nadelige effecten van borstvoeding aangetoond.

Er is een Europees zwangerschapsregister dat de gegevens verzamelt van zwangere vrouwen die gedurende de zwangerschap anti-epileptica gebruiken: EURAP (European Register of Antiepileptic drugs and Pregnancy). EURAP is onderdeel van het zwangerschapsregister pREGnant. Vrouwen die in aanmerking komen voor deelname kunnen aangemeld worden via e-mail: eurap@lareb.nl, telefoon: 073-6469700 (vraag naar medewerker van het EURAP-PREGnant-onderzoek). Meer informatie is te vinden op www.lareb.nl/teratologie en www.pregnant.nl.

Literatuur

Marean A, et al. Folic acid supplementation can adversely affect murine neural tube closure and embryonic survival. Hum Mol Genet. 2011;20:3678-83.

Meador KJ, et al. Breastfeeding in children of women taking antiepileptic drugs. Cognitive outcomes at age 6 years. JAMA Pediatr. 2014;168:729-36.

Schwenkhagen AM et al. Which contraception for women with epilepsy? Seizure. 2008;17:145-50.

Sidhu J, et al. The pharmacokinetic and pharmacodynamic consequences of the co-administration of lamotrigine and a combined oral contraceptive in healthy female subjects. Br J Clin Pharmacol. 2006;61:191-9.

Tomson T, et al. Dose-dependent risk of malformations with antiepileptic drugs: an analysis of data from the EURAP epilepsy and pregnancy registry. Lancet Neurol. 2011;10:609-17.

24 EERSTE HULP BIJ AANVALLEN THUIS

J.J. Ardesch

Casus

Marieke is een vrouw van 55 jaar met Down-syndroom. Zij woont ondanks haar beperkingen nog steeds thuis en wordt verzorgd door haar inmiddels (hoog)bejaarde ouders. Marieke gaat langzaam achteruit in functioneren. Zo merken haar ouders dat ze achteruit gaat in geheugen. Ze was lang ADL-zelfstandig (zelfstandig voor algemene dagelijkse levensverrichtingen), maar dit lukt steeds moeilijker. Ze is vrolijk en functioneert op het niveau van een 8-jarige. U wordt gebeld door een ambulancebroeder. Ze zijn bij Marieke geroepen met het vermoeden van een tonisch-clonische aanval. Haar moeder hoorde een knal in de kamer. Daar vond ze Marieke heftig schokkend, ze maakte een raar geluid bij de ademhaling, de ogen waren wijd open, ze liep blauw aan en was nat in de onderbroek. Het bloed kwam uit de mond en ze had een kaakklem. Haar moeder heeft daarop geprobeerd een potlood tussen de tanden te doen. Bij het arriveren van het ambulancepersoneel is er nog een snurkende onregelmatige ademhaling, haar T-shirt is nat van de speekselvloed. Ze ligt verder rustig en slap, maar reageert niet op aanspreken.

Vraag 1. Moet het ambulancepersoneel haar aanval nu couperen?
Nee, de aanval is over als het schokken stopt.

Bij de postictale periode na een tonisch-clonisch insult hoort vaak een snurkende, soms onregelmatige ademhaling. De patiënt ligt vaak stil en reageert nog niet op aanspreken. In deze postictale periode kan de patiënt in slaap vallen of langzaam weer bijkomen en dwalend, afwerend en soms zelfs agressief gedrag vertonen. Coupeermedicatie heeft geen zin meer. Een EEG op zo'n moment zou dan een vertraging van het grondpatroon laten zien ten teken dat het brein nog niet is hersteld van de aanval.

Een speciale situatie is de non-convulsieve status epilepticus. Hierbij vertoont de patiënt geen schokken en trekkingen meer. Voor het oog lijkt het alsof de aanval over is, maar een EEG zal laten zien dat de aanval nog steeds doorgaat. Er worden dan nog steeds ritmische epileptische ontladingen gezien, zonder dat er klinische verschijnselen zijn. De aanval is dan ogenschijnlijk over maar gaat in het EEG nog door. Meld in de thuissituatie dat de patiënt na een uur weer helder moet zijn, of goed wekbaar als de patiënt lijkt te zijn gaan slapen. Laat anders weer contact opnemen.

Vraag 2. Moet ze naar de spoedeisende hulp (SEH) worden gebracht?

Een eerste tonisch-clonische aanval is vaak het heftigst, zowel de aanval als de emotie van degene die erbij is. Het is daarom verstandig om de patiënt wel naar de SEH te laten komen. De omstandigheden van de aanval kunnen dan beter worden uitgevraagd, en een eventuele uitlokkende factor kan worden bepaald.

Leg goed uit aan de verzorgende wat de ictale fase is en wanneer de patiënt zich in de postictale fase bevindt. Helaas gebeurt het nog regelmatig dat er bij een kaakklem doekjes, potloden of vingers tussen de kaken worden gedaan uit angst voor de tongbeet. Dit is gevaarlijk en zinloos. Besteed hier aandacht aan en wijs op de gevaren.

Vraag 3. Laat u beeldvorming van de hersenen doen?

Als Marieke snel weer de oude is op de SEH en er geen sprake is van hersenletsel als gevolg van het insult, dan hoeft er niet met spoed een scan te worden gemaakt om een eventuele oorzaak van het insult te achterhalen.

Bij mensen met Down-syndroom komt in 26-37% epilepsie voor. Bij mensen met Down-syndroom ouder dan 50 jaar kan dit zelfs oplopen tot 46%. Meer dan 50% van de mensen met Down-syndroom die ouder zijn dan 50 jaar heeft tevens een dementiebeeld. Bij iemand met Down-syndroom die ouder is dan 45 jaar en tevens een dementiesyndroom heeft, is de kans dat de epilepsie wordt veroorzaakt door de ziekte van Alzheimer zo groot dat een hersenscan niet meer is geïndiceerd.

Vraag 4. Start u een anti-epilepticum?

Er wordt besloten om niet te behandelen.

Na een eerste niet-geprovoceerd insult is er geen strikte indicatie om te starten met een anti-epilepticum. Het is legitiem om af te wachten tot een volgende aanval. Het is immers moeilijk in te schatten of het gekozen anti-epilepticum het juiste is en de juiste dosering heeft als je geen effect kunt meten. Daarvoor is een aanduiding nodig van de spontane aanvalsfrequentie. Bedenk echter wel dat er bij deze patiënt een gerede kans is op een recidief.

Na drie maanden belandt Marieke weer op de SEH. Ze heeft weer een tonisch-clonische aanval gehad, dit keer minder heftig. Er was wederom sprake van urine-incontinentie, tongbeet en speekselvloed. De aanval duurde 2 minuten, waarna het 15 minuten duurde voor ze weer de oude was. Besloten wordt om te starten met valproaat 2 dd 500 mg. Aanvallen treden hierna niet meer op, maar Marieke gaat nu wel sneller achteruit in functioneren qua gedrag en cognitie. Ze dwaalt door het huis alsof ze niet weet waar ze heen moet en buiten wordt ze regelmatig door buren weer thuisgebracht omdat ze niet weet waar ze woont. Verder moet ze met de ADL veel meer geholpen worden. Haar ouders kunnen de zorg niet meer aan en Marieke gaat naar een woonvorm voor verstandelijk gehandicapten. Ze komt op een groep van tien cliënten, met verschillende vormen van beperkingen en met name veel gedragsproblemen. Hier loopt het helemaal uit de hand, Marieke heeft één keer per week een tonisch-clonische aanval die gemiddeld 8 minuten duurt en haar aanvallen beginnen langzaam aan ook te clusteren. Na een aanval komen er bijna altijd nog twee in datzelfde uur. Ook valt het op dat Marieke regelmatig schokt, waardoor ze bijvoorbeeld dingen uit haar handen laat vallen.

Vraag 5. Start u een ander anti-epilepticum?
Marieke heeft nog maar 2 dd 500 mg valproaat. Deze kan nog worden opgehoogd naar 2 dd 1000 mg. Houd er rekening mee dat valproaat ook een encefalopathie kan veroorzaken, waardoor de dementie lijkt te verergeren. In plaats van de dosering op te hogen kan dus ook een ander medicament worden overwogen. Een tweede middel van keus bij iemand met Down-syndroom is levetiracetam. Houd bij dit middel rekening met agitatieproblemen. In deze casus is het nu belangrijker om te kijken waarom het hier uit de hand loopt.

Bij patiënten met een verstandelijke beperking is het belangrijk om te kijken naar het functioneren en met name op welke groep ze in een woonvorm worden geplaatst. Het pre-existente lage niveau van Marieke met haar Alzheimer maken haar heel kwetsbaar. Nu ze op deze leeftijd bij haar ouders weggaat en op een grote groep cliënten komt met voornamelijk gedragsproblemen is de verandering voor haar waarschijnlijk te groot. Dit kan een goede verklaring zijn voor de toename van de aanvallen. Goede ondersteuning en communicatie met een gedragswetenschapper/orthopedagoog verbonden aan de instelling zijn dan ook belangrijk.

Vraag 6. Wat wordt uw coupeerbeleid?

Een coupeerbeleid wordt gegeven als aanvallen, met name de tonisch-clonische, langer duren dan 5 minuten. Dit geldt ook als tonisch-clonische aanvallen weliswaar korter duren maar gaan clusteren, zoals bij Marieke. In Nederland zijn er drie middelen die vaak gegeven worden ter coupering, toegediend door de verzorgende in de thuissituatie.

Midazolam neusspray is volgens de richtlijn middel van eerste keus. De toedieningsvorm is elegant, maar vergt wel goede uitleg omdat het pompje eerst goed gevuld moet worden. Bij volwassenen (> 50 kg) worden twee pufjes per neusgat geadviseerd, dit komt overeen met 10 mg midazolam. Na 5 minuten kan deze handeling worden herhaald. Nadelen zijn de hoge kosten en de korte houdbaarheid, ook ongeopend. De halfwaardetijd is 1,6-6 uur.

Diazepam 10 mg rectaal via een rectiole (niet via een zetpil!) is volgens de richtlijn een middel van tweede keus. Ook dit kan na 5 minuten worden herhaald bij uitblijven van effectiviteit. Dit middel is goedkoop en lang houdbaar. Nadeel is dat het moeilijk toe te dienen is tijdens een tonisch-clonisch insult, zeker als de verzorgende alleen is. Bovendien is het gebruik in openbare gelegenheden erg confronterend. De lange halfwaardetijd (20-48 uur) maakt dit middel geschikt voor het couperen van clusters.

Clonazepam druppelvloeistof buccaal toedienen (10 druppels, 1 druppel = 0,1 mg) is vaak gemakkelijker dan diazepam rectaal, maar kan ook bij een tonisch-clonisch insult een uitdaging zijn. In een openbare gelegenheid is het wel eleganter dan rectale toediening van coupeermedicatie. Speekselvloed tijdens een aanval is een relatieve contra-indicatie.

> Bij Marieke wordt gekozen voor diazepam rectioles, omdat ze op een woonvorm woont waar altijd meerdere verzorgenden aanwezig zijn die kunnen helpen met toedienen. Clustervorming, kosten en het feit dat ze bijna niet meer van haar kamer komt zijn hierbij de overwegingen.
> Er wordt nog niet opgehoogd met de valproaat. Marieke kan verhuizen naar een groep met vier andere cliënten, allen dementerend maar hierbij

rustig in gedrag. Het gaat inmiddels goed met haar epilepsie. Een enkele maal heeft ze nog een tonisch-clonisch insult, maar het coupeerbeleid wordt zelden uitgevoerd. Wel is ze aangekomen in gewicht en vertoont ze bij deze lage dosering een symmetrische rust- en actietremor, meest opvallend aan de handen. Ook haar cognitie gaat hard achteruit. Het schokken wordt ook hinderlijker. Haar ouders melden dat ze dit al enige tijd heeft, maar ze dachten dat het nervositeit was.

Vraag 7. Is op dit moment spiegelbepaling zinvol?
Routinematig bepalen van bloedspiegels wordt afgeraden.

Geadviseerd wordt om spiegels te bepalen als er bijwerkingen zijn bij een lage dosering of bij uitblijven van effect bij een relatief hoge dosering. Valproaat heeft echter een grote inter-individuele variatie in plasmaspiegel en ook intra-individuele schommelingen binnen het etmaal zijn groot. Houd hiermee dus rekening bij het beoordelen van de spiegel.

Vraag 8. Zijn de schokken uiting van epilepsie?
Myoclonieën komen veelvuldig voor bij patiënten met de ziekte van Alzheimer. Bij patiënten met Down-syndroom wordt ook wel gesproken over LOMEDS ('late onset myoclonic epilepsy in Down syndrome').

Bij Marieke werd gestopt met de valproaat en overgegaan op levetiracetam. Bij een dosering van 2 dd 750 mg zijn haar myoclonieën zo goed als over en heeft ze sporadisch nog een tonisch-clonisch insult. De tremor is over en het gewicht is genormaliseerd. Cognitief blijft ze verslechteren. Een hogere dosering van levetiracetam leidt tot gedragsproblemen.

Literatuur
Farmacotherapeutisch Kompas. 2014.
Möller JC, Hamer HM, Oertel WH, Rosenow F. Late-onset myoclonic epilepsy in Down's syndrome (LOMEDS). Seizure. 2001;10:302-5.
Richtlijn Nederlandse Vereniging van Artsen voor Verstandelijk Gehandicapten. www.nvavg.nl/home.html.

25 STATUS EPILEPTICUS

M.J.A.M. van Putten

Casus 1

Een 64-jarige patiënt presenteert zich op de spoedeisende hulp (SEH). Zijn echtgenote vertelt dat hij sinds enkele uren nauwelijks meer reageert op aanspreken en zeer passief is. Het herinnert haar aan een episode van enkele jaren geleden waarbij hij, tijdens een vakantie, ook een periode zo passief was en niet sprak. Zijn echtgenote maakte zich hierover destijds overigens niet erg ongerust: 'We kennen elkaar al meer dan twintig jaar. Als hij een dag niks zegt, respecteer ik dat, hoewel het wel wat ongezellig is. En ach, na ongeveer een dag is het over.'
Bij neurologisch onderzoek wordt een man gezien die geen spontane spraak heeft en traag reageert. Het benoemen en nazeggen zijn ongestoord, wel is de 'frontal assessment battery' (FAB-vragenlijst) afwijkend, waaronder de onmogelijkheid om dieren op te noemen en alternerende bewegingen met de handen uit te voeren. Daarnaast zijn er af en toe kortdurend enkele minimale spiercontracties rond het linkeroog. Er zijn geen paresen. U overweegt een (focale) non-convulsieve status epilepticus.

Vraag 1. Wat zijn argumenten die een non-convulsieve status epilepticus zeer waarschijnlijk maken?
De minimale spiercontractie rond het linkeroog, de evidente stoornis van de frontale gebieden en het eerder hebben doorgemaakt van een dergelijke episode pleiten sterk voor een focale status epilepticus.

Hoewel er minimale kortdurende, soms ritmische, contracties van het linkerooglid zijn, is deze bevinding onvoldoende om van een convulsieve status epilepticus (SE) te spreken. Bij veel patiënten met een non-convulsieve status epilepticus (NCSE), ook bijvoorbeeld op de intensive care, zijn dergelijke minimale contracties van de facialismusculatuur (mm. frontalis, orbicularis oculi of oris) nogal eens te zien, evenals soms subtiele myoclonieën van de handspieren. Retrospectief is de genoemde episode tijdens de vakantie waarschijnlijk ook een non-convulsieve status epilepticus geweest, met spontaan herstel.

Vraag 2. Hoe kunt u de diagnose bevestigen?

Een EEG wordt gemaakt (figuur 25.1). Het EEG toont overwegend beiderzijds frontaal piekgolfontladingen met hoge amplitudes in een frequentie van ongeveer 2-3 Hz, passend bij een gegeneraliseerde status epilepticus.

Bij een langer bestaande SE toont het EEG vaak trage ontladingen, in tegenstelling tot een status epilepticus die korter geleden begonnen is (zie ook volgende casus). In de literatuur is beschreven dat er in het begin vaak EEG-episoden zijn (van typisch minuten) waarbij epileptiforme ontladingen ontstaan, vaak met verandering van frequentie en amplitude, afgewisseld met perioden van veelal trage activiteit. Bij persisteren van de status kan dit evolueren naar een meer continu patroon van epileptiforme afwijkingen, zonder verandering in frequentie of amplitude, waarbij deze golfvormen meestal anders zijn dan de interictale. Zo kan een patiënt met interictaal pieken of piekgolfcomplexen een status epilepticus ontwikkelen waarbij het EEG ritmische trage activiteit toont zonder pieken.

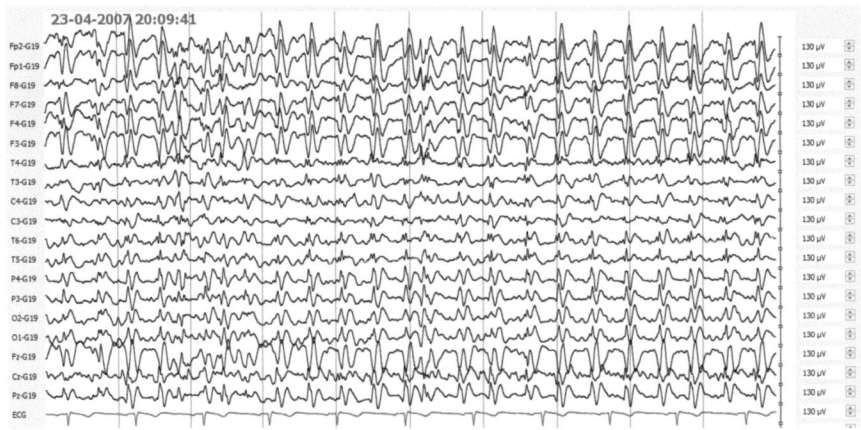

Figuur 25.1 EEG-fragment (10 s) van casus 1 waarbij bilateraal, maximaal over de frontale gebieden, ritmische ontladingen te zien zijn van ongeveer 2,5 Hz. De amplitudes zijn tot 200 µV. G19: gemeenschappelijke referentie (gemiddelde van alle elektroden). EEG past bij een NCSE en is compatibel met een fors afwijkende FAB bij neurologisch onderzoek.

Vraag 3. Wat is de volgende stap?

Allereerst zal geprobeerd moeten worden de oorzaak van de SE te achterhalen. Is er bijvoorbeeld sprake van een infectie of zijn er elektrolytafwijkingen? Afhankelijk van deze bevindingen zal hiervoor behandeling moeten worden gestart. Daarnaast is behandeling met anti-epileptica zinvol.

Alhoewel er geen directe levensbedreigende situatie bestaat, kan persisteren van een status leiden tot celdood, gliose en netwerkreorganisatie. Het ontstaan van celdood kan door excitotoxiciteit ontstaan doordat er een overmatige excitatoire (glutamaterge) activiteit bestaat. De Ca-influx die hiermee gepaard gaat, kan een cascade in gang zetten die leidt tot necrose of apoptosis.

Vraag 4. Welke keuze maakt u?

Deze patiënt wordt opgeladen met fenytoïne (18 mg/kg, met vervolgens drie dagen onderhoud van tweemaal daags 150 mg) en er wordt gestart met valproaat 500 mg, 3 dd 1.

Alternatieven zijn het opladen met valproaat met aansluitend onderhoud. Hoewel veel clinici opladen met fenytoïne, is valproaat waarschijnlijk even effectief.

Vraag 5. Hoe evalueert u het effect?

Enkele uren later normaliseert het EEG en verdwijnen ook de frontale stoornissen.

Als patiënt niet binnen enkele uren had gereageerd rijst de vraag wat de volgende stap had moeten zijn. Bij een focale SE is het voordeel van agressievere behandeling (inclusief eventuele noodzaak tot IC-opname) boven een meer afwachtend beleid niet altijd duidelijk, mede omdat de focale status ook na langere tijd (vele uren tot soms dagen) vanzelf kan stoppen. Een dergelijke keuze is uiteraard niet mogelijk bij een gegeneraliseerde convulsieve status epilepticus door de hierbij bijna altijd aanwezige insufficiënte ademhaling.

Ook bij patiënten met goede zuurstofsaturatie kan het persisteren van een focale of gegeneraliseerde non-convulsieve aanval tot neuronale schade leiden, die mogelijk deels irreversibel is. Verder is bekend dat hoe sneller geprobeerd wordt de status te stoppen, hoe groter de kans is dat dat ook daadwerkelijk lukt. Dit pleit dus tegen een afwachtend beleid. Afhankelijk van onder andere comorbiditeit zal hier een individuele afweging gemaakt moeten worden.

Vraag 6. Verricht u nog beeldvorming?
Bij onze patiënt wordt een MRI-hersenen gemaakt, die lichte atrofie laat zien zonder focale afwijkingen.

De toegevoegde waarde van beeldvorming bij gegeneraliseerde aanvallen is beperkt, zeker bij de oudere patiënt (65-70+), bij wie regelmatig enige vasculaire schade wordt gezien, veelal zonder dat dit leidt tot insulten.

Casus 2

> Een 40-jarige patiënt wordt op de SEH beoordeeld omdat hij sinds gisteravond wisselend een doof, soms tintelend gevoel in het linkerbeen ervaart, waarbij ook regelmatig schokken van het linkerbeen en de linkerarm. Op de eerste hulp heeft hij geen hoofdpijn meer, wel nog tintelingen. Geen recente ziekte. De voorgeschiedenis vermeldt alcoholabusus en focale epilepsie, mogelijk op basis van een oud trauma of een meningo-encefalitis. Hij wordt opgenomen, waarna zich weer frequent focale insulten voordoen, zonder bewustzijnsveranderingen. Huidige medicatie: levetiracetam 750 mg, 2 dd 1. U concludeert dat er sprake is van een focale status epilepticus.

Vraag 1. Wat doet u?
Gegeven het regelmatig optreden van focale aanvallen werd besloten om de patiënt op te laden met fenytoïne, waarna enkele dagen onderhoudsdosering met 150 mg, 2 dd 1; de levetiracetam werd verhoogd naar tweemaal daags 1000 mg. Omdat dit aanvankelijk onvoldoende effect had, werd patiënt ook tijdelijk behandeld met clonazepam 4 mg per 24 uur, per pomp. Na ongeveer een dag verdwenen de insulten.

Vraag 2. Vindt u dit een acceptabele termijn?
Idealiter waren de insulten sneller verdwenen.

Voor focale aanvallen zonder bewustzijnsveranderingen is het relatief verantwoord om terughoudend te zijn met 'agressieve' behandeling (waaronder eventuele noodzaak tot beademing en IC-opname). Tegelijkertijd geldt ook hier dat uitstel van succes ook de kans op schade vergroot en vaak tot langere ziekenhuisopname leidt.

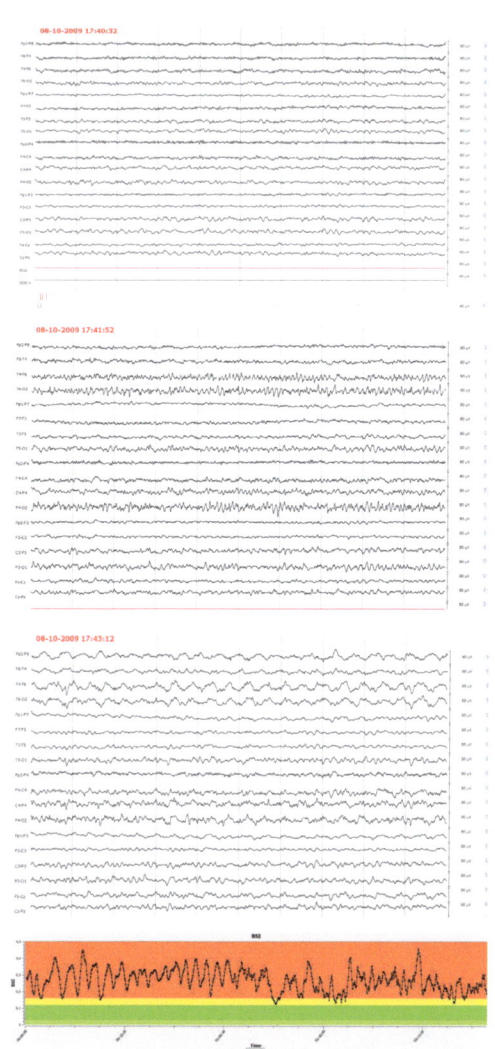

Figuur 25.2 Drie EEG-fragmenten van de patiënt uit casus 2, waar de evolutie van de focale aanval vanuit rechts-temporaal goed zichtbaar is. Bovenste EEG: interictaal, geringe asymmetrie ter hoogte van rechts temporo-pariëto-occipitaal. De tweede EEG: begin van de aanval, met ontstaan van een ritme van ongeveer 8 Hz, met geleidelijk afname van de frequentie na 1,5 minuut (3e EEG). Tijdens een dergelijke aanval ontstaan er ritmische schokken van het linkerbeen. Onderaan (in kleur): de Brain Symmetry Index (BSI) als functie van de tijd (totaal 2,5 uur). Goed is te zien dat, zeker initieel, er recidiverende perioden zijn, ongeveer elke 5 minuten, waarbij deze focale aanvallen zich voordoen, waarbij er ook een toename is van de BSI van ongeveer 0,2 naar 0,4 omdat tijdens de aanval de asymmetrie in het EEG toeneemt.

Vraag 3. Is EEG-monitoring gewenst?

In ons ziekenhuis wordt zeer laagdrempelig gemonitord, zo ook bij deze patiënt. Een probleem van EEG-monitoring is dat het EEG doorgaans door een expert moet worden geïnterpreteerd die niet continu voorhanden is. Een voorbeeld van een aanval is weergegeven in figuur 25.2. Elke keer dat een focale aanval optreedt neemt de asymmetrie in het EEG toe, goed te zien in de Brain Symmetry Index (BSI)-trendcurve. De BSI is een voorbeeld van een computerprogramma dat met het EEG meeloopt en kan alarmeren zonder hulp van een deskundige. De BSI berekent het verschil in het gemiddelde EEG-spectrum van de linker- en rechterhemisfeer, en kwantificeert dit met een getal tussen 0 en 1, waarbij hogere waarden op een grotere asymmetrie duiden. Aangezien focale epileptiforme afwijkingen ook spectrale asymmetrie induceren, kunnen deze met de BSI-trendcurve goed worden gedetecteerd. Ook is hier heel duidelijk zichtbaar dat de focale aanvallen vrij periodiek optreden, ongeveer elke 5 minuten.

Aangezien bij deze patiënt de aanvallen focaal zijn en klinisch goed te beoordelen, is monitoring wellicht niet direct geïndiceerd. Tegelijkertijd geeft dit wel continu informatie over de aanvallen, waarbij goed zichtbaar is wanneer de behandeling succesvol is. Daarnaast kun je van elke patiënt nieuwe dingen leren: wij waren in dit geval zeer verrast door de periodiciteit van de aanvallen. Alhoewel een goede verklaring hiervoor nog wel ontbreekt, illustreert het dat aanvallen soms 'periodiek' kunnen optreden, waarbij volgens de literatuur de intervallen tussen de aanvalsperioden ook langer kunnen zijn, tot soms uren.

Vraag 4. Als er sprake was geweest van een gegeneraliseerde status epilepticus die succesvol werd behandeld in de zin dat de trekkingen verdwenen maar dat de patiënt na enkele uren nog niet wakker was, wat zou dan uw beleid zijn?

Na succesvolle behandeling van een gegeneraliseerde tonisch-clonische SE moet het bewustzijn binnen een uur, liever sneller, herstellen.

Als een patiënt na enkele uren niet wakker is na behandeling van een gegeneraliseerde status epilepticus is de kans op een non-convulsieve SE groot. Hier kan een EEG uitsluitsel geven. Daarnaast kan er ook sprake zijn van een langdurige postictale fase. Ook dat laatste kan met het EEG bijna altijd goed worden vastgesteld. Ook hier is het advies: maak laagdrempelig een EEG.

Casus 3

> U wordt door de intensivist gevraagd met spoed een patiënt op de intensive care (IC) te beoordelen wegens sinds ongeveer 20 minuten bestaande ritmische trekkingen van de armen en benen. Bij aankomst treft u een geïntubeerde man aan met regelmatige kortdurende schokken van de armen en benen, ook in het gelaat zijn ritmische kortdurende contracties van de m. facialis aanwezig. Hij was opgenomen in verband met een reanimatie twee dagen eerder. Hij werd behandeld met milde therapeutische hypothermie en propofol is ruim een uur geleden gestopt. Stamreflexen zijn aanwezig, de EMV-score is 3.

Vraag 1. Wat is uw conclusie?
Er is sprake van een postanoxische myoclone status die zich uit als gegeneraliseerde myoclonieën.

De postanoxische myoclone status komt bij ongeveer 10% van de patiënten na een reanimatie voor en is een prognostisch ongunstig gegeven, echter niet altijd infaust. Bij deze patiënt is er verder zeer waarschijnlijk sprake van een myoclone status epilepticus, waarbij dan het EEG corticale ontladingen zal laten zien die de myoclonieën veroorzaken. Bij veel van deze patiënten zijn tijdens de hypothermiefase ook al EEG-ontladingen te zien, waarbij het stoppen van de propofol (dat ook als anti-epilepticum fungeert) dan ook tot klinische verschijnselen leidt. Een dergelijke status epilepticus komt overigens niet alleen voor bij patiënten met een postanoxisch coma: het is ook beschreven bij patiënten met een juveniele myoclonusepilepsie, het Dravet-syndroom en het Angelman-syndroom, en bij patiënten zonder een voorgeschiedenis van epilepsie, maar met een neurodegeneratieve aandoening of als bijwerking van medicatie.

Vraag 2. Gaat u behandelen?
Hierover zijn de meningen verdeeld.

Uit enquêtes is gebleken dat de huidige behandeling varieert: een deel van de neurologen of intensivisten behandelt agressief, een deel matig een deel doet niets. Uit retrospectief onderzoek in ons eigen cohort blijkt dat niet-gestandaardiseerde behandeling met anti-epileptica (zonder barbituraten, maar met levetiracetam, valproaat of fenytoïne) geen verbetering van de uitkomst geeft. Waarschijnlijk zijn het tijdstip van ontstaan en het onderliggende EEG-patroon belangrijke voorspellers.

Vraag 3. Maakt u een EEG?
Er is toenemende literatuur over relevantie van EEG-monitoring bij postanoxisch coma, zowel voor goede als slechte uitkomst. Bij deze patiënt kan een EEG zeker overwogen worden als er al niet gemonitord wordt. Als er ontladingen aanwezig zijn, met tussen de ontladingen een (vrijwel) vlak (< 10 μV) grondpatroon, is de prognose vrijwel zeker slecht. Als het grondpatroon wel relatief intact is, ondanks de corticale ontladingen, is deze beter.

Een myoclone status epilepticus heeft dus niet altijd een infauste prognose, en onder andere het EEG kan bijdragen aan de prognose. Een voorbeeld van een tweetal EEG-fragmenten is getoond in figuur 25.3.

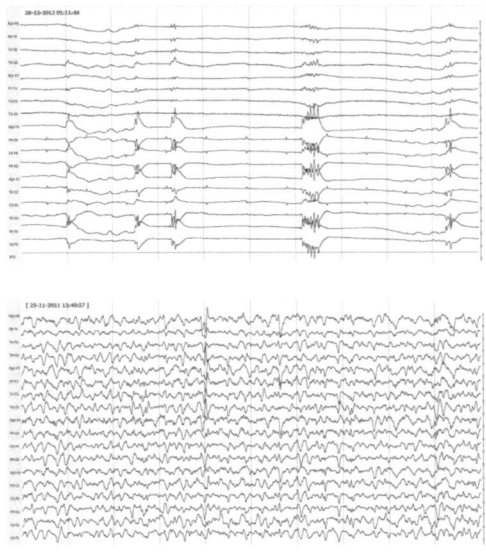

Figuur 25.3 Boven: sterk gestoord grondpatroon met bursts van activiteit die gepaard gaan met myoclonieën, passend bij een myoclone status epilepticus. Tussen de bursts is er geen EEG-activiteit. Deze patiënt is overleden. Onder: een andere patiënt, eveneens met een myoclone status epilepticus. Hier zijn deels gegeneraliseerde ontladingen aanwezig, geassocieerd met de myoclonieën. Daarnaast is er nog een grondpatroon zichtbaar. Er is een goede reactie op fenytoïne. Deze patiënt is goed hersteld. Filter settings 0,5-35 Hz.

Vraag 4. Als de patiënt geen klinische verschijnselen had getoond maar ook een minimale EMV-score had gehouden na staken van de sedatie, wat was dan uw differentiële diagnose?

De drie meest waarschijnlijke scenario's zijn restsedatie (de halfwaardetijd van de sedativa kan verlengd zijn bij patiënten die ook gekoeld zijn geweest), zeer ernstige corticale schade met massale celdood of een non-convulsieve status epilepticus.

Een non-convulsieve status epilepticus, ook wel elektrografische status epilepticus genoemd, komt bij 10-17% van de patiënten met een postanoxisch coma voor. Differentiatie is mogelijk met het EEG. Ook van deze laatste patronen is het onduidelijk of behandeling zinvol is. Recentelijk is de TELSTAR-trial (www.telstartrial.nl) gestart om dit te onderzoeken.

Vraag 5. Wat is de differentiële diagnose van postanoxische myoclonieën?

Lance-Adams-myoclonieën zijn mogelijk.

Het Lance-Adams-syndroom is een zeldzame aandoening waar, vaak chronisch, een actie- of intentiemyoclonus bestaat die aanwezig is bij een wakkere patiënt, en typisch 2-3 dagen na een reanimatie ontstaat.

Tot slot

Ook bij andere patiënten dan die met een postanoxisch coma komen regelmatig non-convulsieve en convulsieve aanvallen voor. Bij onbegrepen bewustzijnsstoornissen op de IC is een EEG zeer zinvol. Bij behandeling van een SE kan het voorkomen dat na het doorlopen van het stappenplan conform de richtlijnen van de Nederlandse Vereniging voor Neurologie de SE toch aanhoudt. Als dit langer duurt dan 24 uur wordt gesproken van een 'superrefractoire status epilepticus'. Shorvon en Ferlisi (2011) hebben daar een uitstekende review over geschreven met suggesties voor aanvullende behandeling.

Kernpunten

- Overweeg bij een oudere patiënt met een gedragsverandering (waaronder passief of soms verward gedrag) een non-convulsieve status epilepticus en maak laagdrempelig een EEG.
- Hoe eerder met behandeling van een status gestart kan worden, hoe groter de kans op succes op korte termijn.
- Bij persisteren van de non-convulsieve SE moet een afweging gemaakt worden tussen de risico's van agressieve behandeling met de kans op ademhalingsdepressie en IC-opname en het soms dagenlang kunnen blijven bestaan van de status.
- De postanoxische status epilepticus komt veel voor. Of, en indien zo hoe, dit behandeling behoeft is nog onduidelijk.
- De prognose van een postanoxische status epilepticus is slecht, maar niet altijd infaust; dit geldt zowel voor de myoclone status epilepticus als de non-convulsieve status epilepticus.
- Voor een superrefractoire status epilepticus geeft het artikel van Shorvon en Ferlisi (2011) nuttige suggesties.

Literatuur

Hofmeijer J, Tjepkema-Cloostermans MC, Blans MJ, et al. Unstandardized treatment of electroencephalographic status epilepticus does not improve outcome of comatose patients after cardiac arrest. Front Neurol. 2014;5:39.

Putten MJAM van. The revised brain symmetry index. Clin Neurophysiol. 2007;118:2362-7.

Shorvon S, Ferlisi M. The treatment of super-refractory status epilepticus: a critical review of available therapies and a clinical treatment protocol, Brain. 2011;134:1-17.

Tjepkema-Cloostermans MC, Hofmeijer J, Trof RJ, et al. EEG predicts outcome in patients with postanoxic coma during mild therapeutic hypothermia. Crit Care Med. 2015;43:159-67.

Wasterlain CG, Treiman DM, eds. Status epilepticus. Mechanisms and management. Cambridge: MIT Press, 2006.

26 EEN PATIËNT MET EEN HERSENTUMOR

J.C. Reijneveld

Casus

Een 33-jarige vrouw bezoekt de polikliniek neurologie in verband met aanvallen die ze sinds enkele maanden af en toe heeft. Ze vertelt dat ze dan een krampend gevoel heeft in de linkerhand en -arm, soms ook gepaard gaand met ritmische, onwillekeurige bewegingen in deze arm. Volgens haar echtgenote zijn er de laatste tijd tijdens een aanval soms ook trekkingen te zien aan de linkermondhoek. Ze verliest het bewustzijn niet tijdens de aanvallen en is ook niet incontinent voor urine. De verschijnselen duren telkens ongeveer een minuut en treden de laatste tijd steeds vaker op, tot wel viermaal per dag. Volgens haar echtgenote is ze de laatste tijd daarnaast prikkelbaarder en heeft ze een 'korter lontje' dan vroeger. Ze vertelt zelf dat ze de laatste tijd erg moe is en meer problemen heeft tijdens haar werk in de gezondheidszorg: vaker conflicten, en meer moeite met het oplossen van complexe problemen. U gaat er op basis van de anamnese vanuit dat er sprake zou kunnen zijn van elementaire partiële epileptische aanvallen, mogelijk symptomatisch van origine, waarbij u in ogenschouw neemt dat patiënte mogelijk ook cognitieve en gedragsstoornissen heeft. U start anti-epileptica en besluit een MRI-hersenen aan te vragen. Deze toont inderdaad een weinig scherp omschreven laesie met een maximale diameter van ongeveer 4 cm in de rechterfrontaalkwab, waarbij er ook enige contrastopname zichtbaar is. Differentiaaldiagnostisch denkt u aan een diffuus hooggradig glioom; een laaggradig glioom, een abces of een metastase van een tumor elders in het lichaam acht u minder waarschijnlijk. U besluit patiënte te bespreken op het multidisciplinair overleg neuro-oncologie, waar uw mening gedeeld

> wordt en geconcludeerd wordt dat patiënte in aanmerking komt voor resectie, waarbij het postoperatieve beleid gestuurd zal worden door de uiteindelijke pathologische diagnose.
> Ze ondergaat kort daarop een macroscopisch totale resectie.
> De patholoog onderzoek het weefsel en stelt de diagnose oligodendroglioom WHO-graad II, waarbij er sprake is van 'loss of heterozygosity' (LOH) van chromosoom 1p en 19q. Ze herstelt postoperatief vlot en vertelt bij het eerste controlebezoek op de multidisciplinaire polikliniek neuro-oncologie dat ze sinds de operatie geen aanvallen meer heeft ervaren.

Vraag 1. Hoe vaak komt epilepsie eigenlijk voor bij patiënten met een glioom?

Patiënten met een glioom, een primaire hersentumor uitgaand van het steunweefsel ('glia') in de hersenen, hebben vaak epilepsie. De incidentie is gerelateerd aan de maligniteitsgraad van het glioom, waarbij globaal gesteld kan worden dat 80-90% van de patiënten met een WHO-graad II glioom en ongeveer 50% van de patiënten met een WHO-graad IV ('glioblastoom') epileptische aanvallen heeft op enig moment tijdens de ziekte.

Per jaar wordt bij ongeveer duizend volwassenen in Nederland de diagnose glioom gesteld. Gliomen zijn onder te verdelen naar histologisch subtype (astrocytoom, oligodendroglioom, gemengd oligoastrocytoom of ependymoom) en maligniteitsgraad WHO-graad I, (voornamelijk op de kinderleeftijd, tot en met WHO-graad IV). De behandeling is afhankelijk van het subtype, de maligniteitsgraad en in toenemende mate de aanwezigheid van moleculaire markers zoals 'loss of heterozygosity' (LOH) van chromosoom 1p/19q, de methyleringsstatus van O6-methylguanine-DNA-methyltransferase (MGTM) en mutaties in het gen voor isocitraatdehydrogenase (IDH) in de tumor. De behandeling bestaat uit combinaties van resectie, radiotherapie en chemotherapie, uiteraard ook afhankelijk van de klinische conditie van de patiënt. De prognose varieert van een mediane overleving van 6-7 jaar voor patiënten met een WHO-graad II glioom tot ongeveer een jaar voor patiënten met een WHO-graad IV glioom (glioblastoom).

Vraag 2. Wat is de meest gebruikelijke keuze van anti-epileptica bij glioompatiënten met epilepsie?

Epilepsie bij patiënten met een glioom wordt bij voorkeur behandeld door middel van monotherapie met valproaat of levetiracetam.

Glioompatiënten hebben vaak cognitieve stoornissen die veroorzaakt worden door de tumor zelf en door de tegen de tumor gerichte behandeling. Daarnaast blijkt uit onderzoek dat combinatietherapie met meer dan één anti-epilepticum gecorreleerd is met ernstigere cognitieve stoornissen. Bij behandeling met anti-epileptica dient dus getracht te worden met monotherapie te volstaan. Ten aanzien van de keuze van anti-epilepticum is een aantal factoren van belang. Ten eerste is op de membraan van glioomcellen vaak een verhoogde expressie van zogenoemde 'multi-drug resistance proteins' zoals P-glycoproteïne (P-gp) aanwezig. Deze eiwitten zorgen ervoor dat sommige medicijnen snel uit de hersenen verwijderd worden. Het is dus verstandig zo mogelijk een anti-epilepticum te kiezen dat geen substraat is voor deze 'medicijnpompen', zoals levetiracetam. Ten tweede worden glioompatiënten in verschillende stadia van hun ziekte vaak behandeld met chemotherapie (bijvoorbeeld temozolomide, de combinatie procarbazine-lomustine-vincristine (PCV) of experimentele middelen) en dexamethason, waarbij eventuele interacties met enzyminhiberende of -stimulerende anti-epileptica ongewenst zijn. Met name levetiracetam levert weinig interacties op, terwijl valproaat enzyminhiberend is en onder andere carbamazepine enzyminducerende eigenschappen heeft. Ten derde is er een verschil in cognitief bijwerkingenprofiel tussen verschillende anti-epileptica, waarbij zowel levetiracetam als valproaat er gunstig uit lijkt te springen.

Vraag 3. Zijn er ook andere manieren om epilepsie bij glioompatiënten te behandelen?

Steeds meer wordt duidelijk dat tegen de tumor gerichte therapie vaak ook een gunstig effect heeft op de aanvalsfrequentie. Dit geldt zowel voor resectie als voor radio- en chemotherapie.

Resectie van de tumor kan tot aanvalsvrijheid leiden. In de hierover bekende literatuur wordt aanvalsvrijheid bereikt bij 53-87% van de geopereerde patiënten, en bij een deel van de overige patiënten wordt in ieder geval nog een reductie in het aantal aanvallen waargenomen. Gunstige factoren hierbij zijn onder andere een macroscopisch complete resectie en relatief kort bestaande epilepsie voorafgaand aan de operatie. Radiotherapie leidt tot een aanvalsreductie in maar liefst 72-100% van de patiënten en bij 20-80% zelfs tot aanvalsvrijheid. Hetzelfde geldt voor chemotherapie, waarbij in verschillende studies 48-100% van de patiënten een aanvalsreductie laat zien, en de mate van aanvalsreductie zelfs prognostische waarde ten aanzien van de overleving lijkt te hebben en zelfs mogelijk een eerdere en sterkere voorspeller is dan de waargenomen radiologische respons. Overigens dient wel aangetekend te worden dat de informatie over het effect op aanvalsfrequentie van de verschillende antitumorbehandelingen meestal gebaseerd is op retrospectieve studies, met over het algemeen relatief kleine groepen patiënten.

> De patiënte herstelt voorspoedig van haar operatie, en gezien haar leeftijd (< 40 jaar) en het feit dat er sprake was van een macroscopisch totale resectie van een laaggradig oligodendroglioom, is door het multidisciplinair neuro-oncologisch behandelteam besloten voorlopig af te zien van aanvullende postoperatieve behandeling. Zij pakt haar oude leven weer op, wat haar in sommige opzichten nog wel moeilijk valt: ze heeft veel last van moeheid en blijft ook meer moeite dan vroeger houden met 'multitasking'. Patiënte gebruikt de daaropvolgende twee jaar consequent haar anti-epileptica, heeft geen epileptische aanvallen meer en haar periodieke MRI-scans van de hersenen laten geen recidieftumor zien. Ze vraagt zich af of zij na twee jaar nog steeds anti-epileptica moet gebruiken.

Vraag 4. Moeten glioompatiënten die een of meer epileptische aanvallen hebben doorgemaakt levenslang anti-epileptica gebruiken?
In principe wordt geadviseerd om glioompatiënten die een epileptisch insult hebben doorgemaakt levenslang met anti-epileptica te behandelen.

De toevoeging 'in principe' is hier op zijn plaats, want de inzichten op dit gebied zijn de laatste tijd aan het veranderen. Zoals hierboven al gesteld, wordt steeds duidelijker dat als de initiële antitumorbehandeling van glioompatiënten met epilepsie resulteert in stabiele ziekte, deze patiënten ook vaak langdurig aanvalsvrij zijn. Een gunstig effect op de aanvalsfrequentie was al langer bekend na tumorresectie, maar ook chemotherapie en bestraling lijken de ernst van de epilepsie, uitgedrukt in aanvalsfrequentie, gunstig te kunnen beïnvloeden. Gezien de mogelijke bijwerkingen van anti-epileptica valt dus zeker bij patiënten met een relatief gunstige prognose (lage leeftijd, lage maligniteitsgraad) te overwegen de anti-epileptica af te bouwen indien ze een periode aanvalsvrij zijn. Momenteel loopt hierover in een aantal Nederlandse ziekenhuizen een haalbaarheidsstudie.

> Ze besluit, na uitgebreid overleg met haar behandelend neuroloog, om het gebruik van anti-epileptica te continueren. Hierbij speelt een rol dat zij voor haar werk afhankelijk is van het gebruik van een auto, en zich realiseert dat ze na een nieuwe epileptische aanval weer een periode niet mag autorijden. Helaas krijgt zij een half jaar later, ondanks

medicatie, binnen korte tijd een aantal partiële epileptische aanvallen. Zij bezoekt naar aanleiding daarvan de polikliniek, waarbij zij zich zeer bezorgd toont over de vraag of er sprake zou kunnen zijn van een recidieftumor.

Vraag 5. In hoeverre duidt een toename van de aanvalsfrequentie op progressie van het glioom?

Er is zeker geen een-op-eenrelatie tussen een toename van de aanvalsfrequentie en tumorprogressie.

Een toename van de aanvalsfrequentie bij een glioompatiënt die al bekend is met epilepsie kan vele oorzaken hebben. Ten eerste kan er, zoals in feite bij elke epilepsiepatiënt, sprake zijn van therapieontrouw, een medische reden zoals een gastro-enteritis die zorgt voor tijdelijk verminderde opname van het anti-epilepticum, of luxerende factoren zoals slaapdeprivatie. Daarnaast kan er sprake zijn van therapiegerelateerde factoren, variërend van door radiotherapie veroorzaakte toename van peritumoraal oedeem tot chemotherapiegeïnduceerde metabole ontregeling en postoperatieve complicaties zoals een botlapinfectie. Uiteraard kan er natuurlijk ook sprake zijn van tumorprogressie, vaak zijn er hiervoor dan (hetero)anamnestisch natuurlijk ook andere aanwijzingen. Te denken valt hierbij aan nieuw ontstane of toename van bestaande neurologische uitval, cognitieve stoornissen of tekenen van intracraniële drukverhoging.

Literatuur

Groot M de, Douw L, Sizoo EM, et al. Levetiracetam improves verbal memory in high-grade glioma patients. Neuro Oncol. 2013;15:216-23.

Groot M de, Reijneveld JC, Aronica E, Heimans JJ. Epilepsy in patients with a brain tumour: focal epilepsy requires focused treatment. Brain. 2012;135:1002-16.

Ho VK, Reijneveld JC, Enting RH, et al. Changing incidence and improved survival of gliomas. Eur J Cancer. 2014;50:2309-18.

Koekkoek JA, Dirven L, Heimans JJ, et al. Seizure reduction in a low-grade glioma: more than a beneficial side effect of temozolomide. J Neurol Neurosurg Psychiatry. 2014 Jul 23. [Epub ahead of print]

Koekkoek JA, Kerkhof M, Dirven L, et al. Withdrawal of antiepileptic drugs in glioma patients after long-term seizure freedom: design of a prospective observational study. BMC Neurol. 2014;14:157.

27 EPILEPSIE BIJ OUDEREN

R.P.W. Rouhl

Casus

De heer Jansen, een vitale man van 75 jaar oud, komt op de spoedeisende hulp met sinds een half uur bestaande verlammingsverschijnselen van de linker lichaamshelft. Hij spreekt onduidelijk en lijkt zijn linkerlichaamshelft te negeren. Zijn voorgeschiedenis vermeldt enkel een lang bestaande hypertensie die met hydrochloorthiazide goed onder controle is. Vanwege de mogelijkheid tot een intraveneuze trombolyse volgt met spoed een CT van de hersenen. Deze toont geen bloeding en daarom wordt met de diagnose herseninfarct behandeld met rt-PA (recombinanttissue plasminogeenactivator). Een uur na het inlopen van dit trombolyticum krijgt hij plots trekkingen van de linkerlichaamshelft, bij behouden bewustzijn. Door de CT-scan te herhalen sluit u een bloeding door de trombolyse uit. U duidt de aanval als een acuut-symptomatische epileptische aanval bij het herseninfarct.

Vraag 1. Is hier (achteraf gezien) juist gehandeld door trombolyse te geven? Is er wellicht een (eerdere) epileptische aanval geweest die de uitval veroorzaakt?

Een epileptische aanval direct voorafgaand aan uitvalsverschijnselen is een absolute contra-indicatie voor een trombolysebehandeling omdat een epileptische aanval, zeker bij een focaal karakter, halfzijdige uitvalsverschijnselen kan geven, de zogenoemde Toddse parese. Bij meneer Jansen lijkt er echter geen epileptische aanval geweest te zijn voordat de uitvalsverschijnselen optraden. De heteroanamnese laat in dit geval echter (zoals wel vaker) ruimte voor onduidelijkheid. Dat er later nog een epileptische aanval optreedt betekent overigens niet dat er eerder (vóór presentatie op de spoedeisende hulp) een aanval geweest moet zijn. De beschikbare gegevens overwegend kun je concluderen dat hier juist is gehandeld.

Vraag 2. Is het herseninfarct de oorzaak van de epileptische aanval?

Een herseninfarct kan door de acute weefselveranderingen door ischemie (er ontstaat onder andere een hyperexcitabiliteit) tot epileptische aanvallen leiden die starten in of rond het gebied van ischemie. Dit zijn zogenoemde acuut-symptomatische aanvallen.

Vraag 3. Dient er op dit moment met behandeling met anti-epileptica gestart te worden?

Bij acuut-symptomatische aanvallen kan men afwachten en is het niet noodzakelijk om behandeling met anti-epileptica te starten. Eventuele ondersteunende behandeling tijdens een aanval, zoals voorkomen van verwondingen en eventueel het geven van zuurstof of medicatie ter coupering van een aanval, dient wel gegeven te worden.

In de negentiende eeuw werd de Toddse parese beschreven door Robert Bentley Todd. Het is een postictaal verschijnsel, een verschijnsel dat ná een epileptische aanval optreedt. De oorzaak van postictale verschijnselen is niet exact bekend. Over het algemeen wordt aangenomen dat er sprake is van een langer durend hypometabolisme, een verminderde corticale prikkelbaarheid, een veranderde cerebrale bloeddoorstroming en een veranderd glucosemetabolisme, waardoor ook veranderingen optreden in neurotransmitters en receptoren. Deze processen kunnen ook op lokaal (en focaal) niveau voor disfunctie zorgen en zo ook voor focale uitvalsverschijnselen. Dit treedt vaker op als er ook een focaal letsel is, zoals een (kleine) corticale aanlegstoornis, een tumor, of littekens van een infarct, bloeding of contusiehaard. Wanneer er geen epileptische aanval is waargenomen door patiënt zelf (of patiënt deze is vergeten) en er ook geen betrouwbare heteroanamnese is, zijn de postictale uitvalsverschijnselen klinisch niet te onderscheiden van uitvalsverschijnselen door een herseninfarct of -bloeding. Het klinisch beeld en het verloop daarin kan dan nog behulpzaam zijn. Vaak herstelt een postictale parese snel (binnen uren tot dagen) en restloos, waar de uitval bij een herseninfarct trager (binnen dagen tot maanden), en vaak met enige restverschijnselen, herstelt. Bij snel herstel dient echter differentiaaldiagnostisch aan een TIA (transient ischemic attack) gedacht te worden. Bij een TIA treedt ook snel en restloos herstel op. Vaak is het het recidiverende, stereotiepe karakter van de epileptische aanvallen waarop uiteindelijk klinisch het onderscheid kan worden gemaakt. Overige hulpmiddelen zijn er niet, ook met een MRI-scan kan het onderscheid niet altijd worden gemaakt. Bij betrokkenheid van de cerebrale cortex bij een epileptische aanval kunnen de afwijkingen (inclusief restrictie van diffusie op de diffusiegewogen MRI*-opnamen) exact lijken op die bij een herseninfarct. Alleen wanneer er duidelijk een vers, diep gelegen lacunair infarct te zien is dat de uitval verklaart, kan men er zeker van zijn dat dit de oorzaak van de uitvalsverschijnselen is.*

Met name bij grote, corticale infarcten komen acuut-symptomatische insulten voor. In de richtlijn van zowel de International League Against Epilepsy als van de Nederlandse Vereniging voor Neurologie wordt er onderscheid gemaakt tussen vroege (acute) en late insulten na een beroerte. Hierbij veronderstelt men dat de vroege, acute insulten door de verstoring van de plaatselijke homeostase door de bloeding of het infarct worden veroorzaakt. De late insulten daarentegen zijn waarschijnlijk het gevolg van blijvende veranderingen in het weefsel. Het afkaptijdstip tussen 'vroege' en 'late' aanvallen lijkt echter wat arbitrair en varieert nogal in de literatuur tussen 24 uur en 4 weken. De richtlijnen houden wat dit betreft aan een goed gemiddelde vast, momenteel betreft dit één week. Het risico op herhaling van epileptische aanvallen verschilt duidelijk tussen vroege en late aanvallen: 33% na een vroeg insult en 72% na een laat insult. Dit leidt in het algemeen tot het idee dat acuut-symptomatische aanvallen een 'benigne' karakter hebben. Er wordt dan ook vaak bij een vroege acuut-symptomatische aanval besloten tot een afwachtend beleid.

Echter, vooral bij jongere patiënten met een herseninfarct zijn de acuut-symptomatische aanvallen geassocieerd met een hogere morbiditeit en mortaliteit. Dit verband houdt stand na correctie voor grootte of ernst van de beroerte. Ook is het bijzonder dat in een primaire preventiestudie van epilepsie na een beroerte met valproaat zowel de vroege insulten bij de behandelde patiënten wegbleven als dat het functieherstel (in beperkte mate) beter was. Wellicht zijn acuut-symptomatische aanvallen dus niet zo onschuldig als het behandelbeleid doet vermoeden. Er is echter nog onvoldoende bewijs om patiënten met primaire aanvalsprofylaxe te behandelen. Het is ook nog maar de vraag of dit bewijs er ooit gaat komen: randomized clinical trials met dit onderwerp kennen namelijk vele problemen en moeilijkheden.

> De MRI, die drie dagen na het begin van de verschijnselen wordt gemaakt, toont een infarct in een deel van het stroomgebied van de rechter arteria cerebri media. De heer Jansen krijgt op dag 4 en 5 nogmaals vier aanvallen met trekkingen in de linkerlichaamshelft bij behouden bewustzijn. U start met valproaat. Op dag 6 wordt hij ontslagen naar een revalidatieafdeling van een verpleeghuis. Bij policontrole zes weken na opname gaat het naar omstandigheden

> goed. De functie van de linkerlichaamshelft verbetert geleidelijk en hij loopt inmiddels weer. Bij navragen blijkt dat hij geen epileptische aanval meer heeft gehad. Zes maanden na het herseninfarct besluit u om de valproaat af te bouwen.

Vraag 4. Moet er in dit geval in de eerste week na de beroerte gestart worden met behandeling met anti-epileptica?

Bij snel recidiveren van acuut-symptomatische aanvallen of het voortduren van aanvallen en een status epilepticus kan worden gestart met anti-epileptica.

Vraag 5. Kan er op termijn ook weer gestopt worden met deze medicatie?

De anti-epileptica die in verband met acuut-symptomatische aanvallen gestart zijn kunnen binnen een (arbitraire) termijn van drie maanden ook weer gestopt worden.

Na een eerste acuut-symptomatische epileptische aanval ligt de recidiefkans rond de 33%, derhalve kan worden overwogen om te starten met een anti-epilepticum, maar meestal wordt er afgewacht. In het geval van een status epilepticus dient deze uiteraard gecoupeerd te worden. Bij recidiverende epileptische aanvallen (met een interval groter dan 24 uur), zoals bij deze patiënte, wordt in het algemeen gestart met een anti-epilepticum. Een andere reden dan het voorkomen van nieuwe aanvallen of een status epilepticus op korte termijn is er niet. Het starten van anti-epileptica in deze fase lijkt geen (remmende) invloed te hebben op het ontwikkelen van chronische epilepsie. Indien zich alleen acuut-symptomatische aanvallen hebben voorgedaan (dat wil zeggen aanvallen binnen een week na het herseninfarct) dan kunnen de anti-epileptica op termijn worden afgebouwd. In de richtlijn wordt arbitrair gekozen voor een periode van zes weken tot drie maanden. De kans op recidiefaanvallen is dan wel nog hoger dan wanneer er geen acuut-symptomatische aanvallen geweest zouden zijn. Echter, het chronisch gebruik van medicatie en de eventuele nadelen daarvan zijn ook een argument om af te bouwen. Het is belangrijk dat de behandelaar zich ervan bewust is dat de anti-epileptica na enige tijd weer afgebouwd kunnen worden en dat een patiënt(e) niet zonder meer levenslang behandeld hoeft te worden.

> Zeven maanden na het herseninfarct ziet u de heer Jansen opnieuw.
> Hij is door zijn familie gestuurd, die hem af en toe vindt wegzakken.

Navraag levert op dat hij in de afgelopen maand drie keer een wegraking heeft gehad. Deze deden zich in verschillende omstandigheden voor. De eerste toen hij aan het aanrecht zijn ontbijt stond te maken, de tweede in de nacht bij het opstaan voor een toiletgang en de laatste tijdens televisie kijken op een stoel, vlak voor het naar bed gaan. Verder verlopen de wegrakingen identiek: hij zakt slap in elkaar en hij heeft enkele schokken van alle vier de ledematen. Hij is dan enkele ogenblikken buiten bewustzijn en komt snel bij, zonder dat hij verward overkomt. Hij kan zich zelf alleen herinneren dat hij viel, hij ontkent buiten bewustzijn te zijn geweest, maar zijn partner, die alle drie de wegrakingen heeft gezien, is er zeker van dat er bewustzijnsverlies is geweest. U onderzoekt hem nogmaals en u vindt geen afwijkingen, behoudens een geringe hyperreflexie van de linkerlichaamshelft. De bloeddruk liggend is 115/72 mmHg en na 3 minuten staan 118/78 mmHg. De polsfrequentie blijft rond de 65 slagen per minuut.

Vraag 6. Wat zijn uw differentiaaldiagnostische overwegingen?

De wegrakingen passen het best bij een syncope, waarschijnlijk een reflexsyncope. Verder staan een syncope bij orthostase (minder waarschijnlijk vanwege de goede metingen van de bloeddruk) en een cardiale oorzaak van de syncope in de differentiële diagnose. Een epileptische aanval is op basis van de huidige informatie onwaarschijnlijk.

Het klinisch beeld bij een wegraking dient altijd, ook op oudere leeftijd, de differentiële diagnose en het verder te volgen beleid te bepalen. In dit geval betekent dat dat niet de voorgeschiedenis met epileptische aanvallen de overhand moet krijgen in de differentiaaldiagnostische overweging. Iedere nieuwe wegraking dient apart bekeken te worden.

Een syncope is een wegraking die wordt veroorzaakt door (globale) cerebrale hypoperfusie (zie hoofdstuk 7). De oorzaken hiervan kunnen liggen in een daling van bloeddruk (door een vagale reactie of door een tekortschieten van het autonome zenuwstelsel bij het gaan staan) of een daling van de cardiac output (bijvoorbeeld bij een cardiale ritmestoornis). Op oudere leeftijd is de reflexsyncope (de syncope bij een vagale reactie) evenals op jonge leeftijd de meest voorkomende oorzaak van een wegraking. De syncope bij ouderen lijkt vaker wel wat situationeel bepaald, zoals bijvoorbeeld een (reflex)syncope bij mictie. Ouderen hebben ook minder vaak prodromale verschijnselen (zij zien vaak geen zwarte vlekken, worden niet klam en herkennen het niet als u vraagt naar een licht gevoel in het hoofd). Zij vallen vaak slap in elkaar, zonder aankondiging, waarbij er ook schok-

ken kunnen voorkomen. Deze zijn vaak onregelmatig en minder heftig dan bij een epileptische aanval, maar voor een leek kunnen deze niet te onderscheiden zijn van epileptische myoclonieën. Ze zijn echter wel van korte duur, want schokken bij een syncope duren hooguit een seconde of 15. Het bewustzijnsverlies bij een syncope is kort (tot een halve minuut) en patiënten herstellen daarna snel. Opvallend is dat ouderen vaak een amnesie hebben voor het bewustzijnsverlies. Waar dit bij jongeren een aanwijzing is voor een epileptische genese van een aanval (vaak valt dan ook een deel van de postictale periode in de amnesie), kan dit bij ouderen niet zonder meer gebruikt worden als onderscheidende argument in de differentiaaldiagnose.

Een verhoogd risico op een cardiale oorzaak komt bij ouderen vooral voor bij een bekende cardiale voorgeschiedenis, palpitaties of pijn op de borst vóór de wegraking en bij aanwijzingen voor ritmeproblemen op een ECG.

Overigens, net zoals de syncope bij ouderen vaak weinig duidelijk gerapporteerde klachten geeft (ook niet bij navraag), komen bij ouderen epileptische aanvallen voor die ook weinig klachten of richtinggevende symptomen hebben. In geval van een onduidelijke wegraking of episode dient u daarom aanvullende (liefst ictale) diagnostiek te overwegen, zoals een kanteltafeltest (voor (de provocatie van) een reflexsyncope) of een langdurige (video-)EEG-registratie. Wanneer er provocerende factoren bekend zijn is het bijzonder handig om deze hierbij ook in te zetten zodat de vangkans tijdens het onderzoek wordt verhoogd.

> Uiteindelijk blijkt dat hij gaandeweg meer antihypertensiva is gaan gebruiken, hetgeen hem kwetsbaarder heeft gemaakt voor een reflexsyncope. Na fijnafstemming van deze medicatie zijn er geen wegrakingen meer. Negen maanden na het herseninfarct krijgt hij echter weer een nieuwe epileptische aanval. De aanval begint met trekkingen in de linkerlichaamshelft en leidt tot bewustzijnsverlies en een val met trekkingen van alle vier de ledematen. Na deze aanval wordt hij opgenomen in het ziekenhuis.

Vraag 7. Dient nu gestart te worden met anti-epileptica, en hoelang moet er behandeld worden?

Vanwege het hoge recidiefrisico wordt in het algemeen na een laatsymptomatische epileptische aanval na een beroerte gestart met een behandeling met een anti-epilepticum. Deze behandeling wordt in principe levenslang gecontinueerd vanwege het hoge recidiefrisico. Bij langdurige aanvalsvrijheid (zeker meer dan twee jaar) kan een afbouw- en stoppoging worden gedaan, echter wel met het risico op recidief.

Vraag 8. Is er een voorkeur voor een bepaald anti-epilepticum?
Voor een epilepsie na een beroerte gelden de eerstekeusmiddelen als bij focale epilepsie: carbamazepine, lamotrigine, levetiracetam, oxcarbazepine en valproaat (in alfabetische volgorde). Er is op dit moment geen voorkeur aan te geven, al zijn er vaak individuele overwegingen te maken op basis van eventuele bijwerkingen of interacties met en door comedicatie. Patiënten met een herseninfarct hebben vaak comedicatie, u dient hier in ieder geval goed op mogelijke interacties te letten.

Na een laat-symptomatische aanval (dat wil zeggen een epileptische aanval meer dan één week na een herseninfarct) wordt gezien het hoge recidiefrisico (dat rond de 72% zou liggen) over het algemeen gestart met anti-epileptica. Wel moeten de voor- en nadelen van het starten (zoals de eventuele effecten op de cognitie) worden besproken met de patiënt.

Er is geen specifieke voorkeur voor een bepaald anti-epilepticum. Het zijn dezelfde middelen die als eerstekeusmiddelen gelden voor de behandeling van focale epilepsie, te weten (in alfabetische volgorde): carbamazepine, lamotrigine, levetiracetam, oxcarbazepine en valproaat. Overigens dient hierbij, voor het starten, al rekening te worden gehouden met het bijwerkingenprofiel (denk aan eventuele gewichtstoename bij valproaat, onwenselijk bij een oudere met reeds overgewicht) en interacties met comedicatie (raadpleeg hiervoor de website van het farmacotherapeutisch kompas, www.fk.cvz.nl).

Na een beroerte zal een patiënt vaak behandeld worden met trombocytenaggregatieremmers. De huidige richtlijnen schrijven clopidogrel voor. Hierbij zijn er belangrijke interacties met oxcarbazepine (verlaagt de werkzaamheid van clopidogrel) en carbamazepine (verhoogt de werkzaamheid van clopidogrel). Deze beide middelen moeten dus niet in combinatie met clopidogrel gegeven worden. In sommige gevallen wordt gekozen voor andere trombocytenaggregatieremmers, zoals de combinatie van acetylsalicylzuur en dipyridamol. Bij deze combinatie is er een interactie mogelijk van het acetylsalicylzuur met valproaat: het kan zorgen voor een verdringing van valproaat van de eiwitbindingsplaats waardoor er toxiciteit van valproaat kan ontstaan.

Bij patiënten met een (mogelijke) cardiale emboliebron worden vitamine K-antagonisten gegeven (acenocoumarol en fenprocoumon). Carbamazepine en oxcarbazepine versnellen de afbraak van acenocoumarol, en valproaat vertraagt de afbraak. Bij deze anti-epileptica kan het lastig zijn om een adequate antistolling te bereiken. Aangezien de dosering van de anti-epileptica vaak ook nog wisselt, dienen deze bij voorkeur niet in combinatie te worden gegeven. De voorkeur gaat dan uit naar de andere van de hierboven genoemde anti-epileptica of naar fenprocoumon, dat de hier beschreven interacties met anti-epileptica niet kent.

Ook met nieuwe orale anticoagulantia (NOAC), de nieuwe antistollingsmiddelen, zijn er interacties: carbamazepine verlaagt de werkzaamheid van zowel rivaroxaban, dabigatran als apixaban. Combinatie dient daarom te worden vermeden en omdat er toch meerdere anti-epileptica van eerste keus zijn heeft het absoluut de voorkeur om een ander anti-epilepticum dan carbamazepine te kiezen.

> U herstart de valproaat en gedurende de daaropvolgende drie jaar doen zich geen epileptische aanvallen meer voor.

Literatuur

Arntz R, Rutten-Jacobs L, Maaijwee N, et al. Post-stroke epilepsy in young adults: a long-term follow-up study. Neurology. 2013;8:1907-13.

Gilad R, Boaz M, Dabby R, et al. Are post intracerebral hemorrhage seizures prevented by anti-epileptic treatment? Epilepsy Res. 2011;95:227-31.

Theodore WH. The postictal state: effects of age and underlying brain dysfunction. Epilepsy Behav. 2010;19:118-20.

Tuijl JH van, Raak EP van, Krom MC de, et al. Early treatment after stroke for the prevention of late epileptic seizures: a report on the problems performing a randomised placebo-controlled double-blind trial aimed at anti-epileptogenesis. Seizure. 2011;20:285-91.

28 UITGELOKTE AANVALLEN

D.G.A. Kasteleijn-Nolst Trenité

Casus

Een 19-jarige magere vrouw valt in een discotheek tijdens het dansen als een soort plank achterover op de grond en schokt met armen en benen. Als ze weer bij kennis is en verdwaasd naar haar hoofd grijpt, besluiten haar geschrokken vriendinnen om haar zo snel mogelijk met de auto naar de huisartsenpost te brengen. Haar ECG en bloedwaarden zijn normaal, er is geen medische voorgeschiedenis en men stelt de waarschijnlijkheidsdiagnose epileptische aanval. Behalve een afspraak op de polikliniek neurologie zijn ook EEG-diagnostiek en MRI-hersenen afgesproken. U ziet de uitslagen op het centrale patiëntensysteem: het EEG laat geen epileptiforme afwijkingen zien, de MRI is normaal. U reserveert extra tijd voor haar op de polikliniek.
Ze arriveert een half uur te laat op het spreekuur. Ze ziet er heel modieus en goed verzorgd uit. U vraagt haar uitvoerig naar de omstandigheden in de discotheek en mogelijke eerdere voorvallen van bewustzijnsverlies of schokken in armen of benen.
Ze vertelt dat ze voor het eerst in de desbetreffende discotheek was en op de dansvloer in het flikkerende discolicht al eerder die avond wat schokken in de armen en een raar soort duizelig gevoel in haar hoofd had gevoeld. Van de grote aanval had ze niets gemerkt – alleen enorme moeheid bij wakker worden op de vloer. Dat vond ze zelf niet zo vreemd omdat ze naast haar onregelmatige diensten extra stress had gehad. Veel alcohol had ze niet gedronken en ook gebruikt ze uit principe geen partydrugs. In de familie komt geen epilepsie voor, maar aan moederskant wel migraine.

> Bij verder navragen over andere situaties die vergelijkbare klachten en verschijnselen hadden gegeven, werd duidelijk dat ze al enige jaren in toenemende mate last heeft van zonlicht door de bomen, bepaalde tv-programma's en oude tl-lampen in winkels en openbare gebouwen. Ze klaagt over hoofdpijn, duizelingen en ook schokjes; dat laatste treedt vooral op als ze langer kijkt of als het licht extra fel is.
> Alle anamnestische gegevens passen bij een epilepsie met visuele gevoeligheid.

Vraag 1. Is de diagnostiek rond of is aanvullend onderzoek nodig?
Visuele gevoeligheid, dat wil zeggen het optreden van epileptische aanvallen uitgelokt door visuele prikkels, komt bij 5% van alle mensen met epilepsie voor en in het bijzonder bij jonge mensen in de leeftijdscategorie van 8-25 jaar (10%). Tijdens standaard-EEG-onderzoek met flikkerend licht van voldoende lichtsterkte is epileptiforme activiteit op te wekken, die meestal gepaard gaat met klinische verschijnselen in de vorm van myoclonieën of afwezigheden; deze EEG-verschijnselen worden fotoparoxismale responsies (PPR's) genoemd; de patiënt is (licht)flitsgevoelig.

De diagnostiek van visuele gevoeligheid is rond als de patiënte inderdaad een PPR in haar EEG heeft. Er zijn verschillende redenen waarom deze nog niet gevonden is in het eerste routine-EEG:
- er is niet getest met flitsen tijdens het sluiten van de ogen (10% van de visueel gevoelige personen is uitsluitend tijdens deze oogconditie gevoelig);
- de flitslamp was niet sterk genoeg (hoe lichtsterker de lamp is, hoe groter de kans op het opwekken van een PPR);
- ze keek niet recht in de lamp (uit angst voor schokken of opnieuw een aanval keek ze opzij), het centrale zien (de macula) is immers het meest gevoelig voor lichtflitsen;
- de afgelopen nachten had ze prima geslapen en ze voelde zich goed (nachtslaapdeprivatie is bij uitstek een provocatieve factor voor gegeneraliseerde vormen van epilepsie).

Daarnaast is het type epilepsie nog zeker niet duidelijk; visuele gevoeligheid komt weliswaar veel vaker voor bij gegeneraliseerde epilepsie, maar zeker niet uitsluitend (60% van de visueel gevoelige patiënten heeft een idiopathisch gegeneraliseerde vorm van epilepsie, dat wil zeggen: de epilepsie is leeftijdsgebonden, berust op erfelijke aanleg zonder onderliggend lijden). Visueel gevoelige epilepsie komt echter ook voor bij cryptogene (dat wil zeggen vermoedelijk, maar niet bewezen symptomatische) en symptomatische vormen van gegeneraliseerde epilepsie, alsook bij focale epilepsie.

Visuele gevoeligheid met prikkels zoals zonlicht, disco, tv, videogames, patronen is de meest voorkomende reflexepilepsie (5% van de in totaal 6% van alle mensen met een reflexepilepsie). Maar er zijn ook andere prikkels die een aanval kunnen uitlokken. Deze prikkels zijn: geluid (muziek), lezen, schrijven, denken, eten, heet water. Vaak zijn er meerdere prikkels die aanvallen geven of is er een emotionele component bij betrokken. Een typisch voorbeeld is het provocatieve effect van uitsluitend dat muziekstuk dat tijdens de begrafenis van een vader werd gespeeld. Bij de visuele prikkels, die per definitie hun oorsprong hebben in de visuele occipitale cortex, spelen emoties over het algemeen geen rol. Daarom is het eenvoudiger om deze vorm van reflexepilepsie systematisch door middel van anamnese en EEG-onderzoek aan te tonen. Wel is het belangrijk om ook specifiek navraag te doen naar mogelijk andere vormen van provocatie.

U vraagt opnieuw een EEG aan met extra aandacht voor flitsen met verschillende flitsfrequenties en flitsen tijdens het sluiten van de ogen, ogen dicht en ogen open, onder verwijzing naar de Europese richtlijnen van 2012. Een gelijktijdige video is aan te raden om meer subtiele klinische verschijnselen als oogknipperingen en schokjes in het gelaat te detecteren. Onze patiënte kan aangeven of de klachten die ze in het dagelijkse leven heeft overeenkomen met die van een PPR.
Als er ook dan geen epileptiforme activiteit wordt gezien in het EEG, kunt u een EEG na slaapdeprivatie aanvragen. Het is mogelijk dat ze een juveniele myoclonusepilepsie heeft – een vorm van idiopathisch gegeneraliseerde epilepsie die bij uitstek gekenmerkt wordt door provocatie van aanvallen door nachtslaapdeprivatie (zie hoofdstuk 14). Waarschuw wel voor de mogelijkheid dat slaapdeprivatie een aanval kan uitlokken (met gevolgen voor het rijbewijs).
Uitslag EEG: Ze blijkt nu duidelijk flitsgevoelig in het EEG met een gevoeligheidsbereik van 15-40 Hz bij het sluiten van de ogen, alleen bij 20 Hz is ze gevoelig met gesloten ogen en helemaal niet met geopende ogen. Spontaan zijn er geen ontladingen, terwijl hyperventilatie 2-3 seconden durende gegeneraliseerde epileptiforme ontladingen provoceert, identiek aan die bij de lichtflitsprikkeling. Haar klachten tijdens de PPR's zijn gelijk aan die welke optreden bij flikkerend zonlicht. Ze heeft dus een idiopathisch gegeneraliseerde epilepsie met flitsgevoeligheid.

Vraag 2. Wat gaat u haar adviseren ten aanzien van eventuele behandeling na het eenmalige tonisch-clonische insult in de disco?

Een epileptische aanval is een drempelfenomeen: intrinsieke en extrinsieke factoren bepalen of en wanneer er een aanval optreedt en welke ernst deze zal hebben. Profylactische behandeling met anti-epileptica vermindert de kans op aanvallen aanzienlijk en geeft ook in situaties van stress en slaaptekort bescherming ('leefregels'). Bij uitgelokte aanvallen is er een extra mogelijkheid om aanvallen te voorkomen, namelijk het vermijden van de betreffende prikkels.

Meestal worden de aanvallen bij visueel gevoelige patiënten uitgelokt door flikkerend of weerkaatsend zonlicht (door de bomen, in de auto of trein), discolampen, tl-buizen en door de televisie. Vooral flitsende kleurrijke programma's en ook een oud tv-beeldscherm zelf kunnen aanvallen uitlokken (50% van de flitsgevoeligen zijn tevens tv-gevoelig). Daarnaast zijn sommigen gevoelig voor streeppatronen of ruitjes met groot contrast zoals in (be)kleding, gordijnen, behang, roltrappen, muurplaten van gebouwen. Een blauwgetint brillenglas heeft een goed onderdrukkend effect en doet het strepencontrast in de meeste gevallen afnemen en kan eenvoudig tijdens een EEG onderzocht worden.

Een uitgebreider EEG en anamnestische analyse van de specifieke individuele gevoeligheid ten aanzien van patronen en tv helpen om een betere inschatting te maken van het risico dat iemand in het dagelijkse leven loopt en bij het geven van goed advies ter voorkoming van aanvallen. Leeftijd en leefwijze spelen daarbij ook een rol: bij een tiener van 12 jaar oud zal eerder bescherming moeten worden gegeven in de vorm van anti-epileptica dan bij iemand van 40 jaar oud.

In zijn algemeenheid heeft de technologische vooruitgang (auto, trein, tv, videospelen, computer, disco, enz.) de kans op visueel geïnduceerde aanvallen sterk doen toenemen en is het daarbij voor een individuele patiënt moeilijker een specifieke 'boosdoener' aan te wijzen.

> Onze patiënte, die trouwens ook tv-gevoelig blijkt te zijn, kan zelf goed bepalen aan de hand van haar duizeligheidgevoelens en lichte schokjes wanneer ze 'at risk' is en dan één oog afdekken om de hoeveelheid licht met 50% te beperken. Daarnaast kan ze een tv met ten minste 400 beeldwisselingen en led-lcd aanschaffen en deze op laag contrast zetten en afstand houden tot het scherm. Zijzelf kiest echter voor de zekerheid dat er ook na nachtslaapdeprivatie geen aanvallen meer zullen optreden en de hinderlijke dagelijkse schokjes verdwijnen. Een bril met blauwgetinte glazen wil ze niet dragen.

Bovenal kiest ze voor haar studentenleven (communicatie- en informatiewetenschappen).

Vraag 3. Welk anti-epilepticum schrijft u eventueel voor naast adviezen over preventie?

Het medicament van eerste keuze is valproaat; dit onderdrukt of vermindert de flits- en tv-gevoeligheid. Zelfs lage doseringen van eenmaal 300 en 500 mg per dag kunnen effectief zijn en voldoende bescherming geven tegen tonisch-clonische aanvallen. Naast klinische evaluatie van effectiviteit (verdwijnen van de myoclonieën) is herhaling van het EEG waardevol: het flitsgevoeligheidsbereik is een goede graadmeter voor de effectiviteit van behandeling. Het effect van de therapie is vaak zo sterk dat er geen aanvallen meer optreden en ook het EEG volkomen schoon is en blijft. Na enige tijd zal men de medicatie daarom willen afbouwen. Juist bij visueel gevoelige patiënten is de kans op recidiefaanvallen groot. Soms treedt zelfs een status epilepticus op. De visuele gevoeligheid is maximaal in de puberteit en neemt veelal pas af na het 25e levensjaar. Het afbouwen van de medicatie bij goed ingestelde patiënten moet dan ook onder EEG-controle gebeuren, na halvering van de dosis, kort na het stoppen van de medicatie en zes weken nadien. De werking van valproaat blijft namelijk in veel gevallen nog aanwezig gedurende zes weken na stoppen. Behalve het EEG kunnen ook heroptredende schokken of hoofdpijnen een teken aan de wand zijn en een reden de medicatie te herstellen. Het weer terugvinden van de flitsgevoeligheid duidt erop dat deze nog actief is en het risico op aanvallen is daarmee weer aanzienlijk. Bij gebruik van andere anti-epileptica geldt hetzelfde. Anti-epileptica van tweede keuze bij visueel gevoelige patiënten zijn lamotrigine en levetiracetam.

> Onze patiënte is een vrouw in de vruchtbare leeftijd en hoewel ze nu zelf absoluut niet denkt aan zwanger worden, is het raadzaam haar geen valproaat voor te schrijven (zie hoofdstuk 23). Valproaat is teratogeen (vooral in hoge doses en in combinatie met andere middelen) en kan ook op latere leeftijd gedragsproblemen geven bij blootgestelde foetussen. U schrijft haar daarom lamotrigine voor.

Vraag 4. Na drie maanden komt ze terug op de polikliniek. Ze is tevreden over de behandeling, maar haar ouders maken zich toch zorgen nu ze haar passie voor roeien op nationaal wedstrijdniveau heeft gebracht. Wat adviseert u haar?

Met de medicatie is ze voldoende beschermd om een normaal leven zonder aanvallen te leiden. Wedstrijdroeien is stressvol en als ze na een galafeest in de boot zit met veel zonneschitteringen op het water is het mogelijk dat ze toch haar epileptische drempelwaarde overschrijdt. Uitleg over verhoogde risico's en de mogelijkheid dit zelf in te schatten en te monitoren (ze voelt het immers zelf: duizeligheid en schokjes zijn een specifieke voorbode) zijn belangrijk. Op deze wijze kan ze tijdig maatregelen nemen zoals het dragen van een donkere zonnebril of een feest afzeggen.

> U legt haar bovenstaande uit, geeft haar het vertrouwen dat ze zelf goed kan inschatten wat haar risico's zijn en wanneer en hoe maatregelen te nemen en vraagt haar over een half jaar terug te komen op de polikliniek.

Literatuur

Covanis A, Stodieck SR, Wilkins AJ. Treatment of photosensitivity. Epilepsia. 2004;45:40-5.

Kasteleijn-Nolst Trenité D, Rubboli G, Hirsch E, et al. Methodology of photic stimulation revisited: updated European algorithm for visual stimulation in the EEG laboratory. Epilepsia. 2012;53:16-24.

Kasteleijn-Nolst Trenité DGA. Provoked and reflex seizures; surprising or common? Epilepsia. 2012;53:105-13.

Stroink H, Dekker E, Kasteleijn-Nolst Trenité DGA. Televisie, jeugd en epilepsie. Ned Tijdschr Geneeskd. 2002;146:1065-8.

Wassenaar M, Kasteleijn-Nolst Trenité DG, Haan GJ de, et al. Seizure precipitants in a community-based epilepsy cohort. J Neurol. 2014;261:717-24.

29 AANVALLEN NA EEN ONGEVAL

K. Vonck, S. Carrette,[1] A. Meurs en P. Boon

Casus

Een 36-jarige vrouw wordt op haar bromfiets aangereden door een vrachtwagen, waardoor zij een ernstig trauma capitis oploopt. Bij aankomst op de spoedeisende hulp (SEH) wordt een Glasgow Coma Scale (GCS) van 3/15 vastgesteld en de CT-hersenen toont een bilateraal subduraal hematoom, subarachnoïdaal bloed en een contusiehaard pariëtaal rechts met bovendien een schedelfractuur. De patiënte wordt opgenomen op de afdeling intensive care (IC) voor neurologische monitoring. Bij neurologische evaluatie enkele dagen na het ongeval is zij in een wakkere toestand, maar voert geen bevelen uit (GCS 8-9/15). De intracraniële druk wordt gemonitord, maar blijft laag en er worden geen klinische aanvallen opgemerkt. De patiënte vertoont geen motorische uitval, maar geeft blijk van belangrijke cognitieve stoornissen. Na twee maanden in het ziekenhuis wordt ze overgebracht naar de afdeling revalidatie, waar zij wordt opgenomen in een intensief programma voor amnestische en fatische stoornissen. Ongeveer zeven maanden na het ongeval kan de patiënte in behoorlijke algemene conditie het ziekenhuis verlaten. Een MRI van de hersenen bij ontslag toont op verschillende plaatsen hemosiderineneerslag en een duidelijk weefseldefect met gliose anterieur in de linkertemporaalkwab. Daarenboven is er een opvallende hypotrofie van de hippocampi beiderzijds, links meer dan rechts.

In de jaren daarop lijkt de patiënte goed hersteld, maar zo'n vier jaar na het ongeval ervaart zij voor het eerst en frequent herhalend epileptische aanvallen van het complex partiële type. Ze ervaart voorafgaand aan de aanval steeds een vreemd gevoel in het hoofd (aura), waarna bewustzijnsindaling en contactverlies optreden gevolgd

> door automatismen (plukken van de linkerhand en smakbewegingen van de mond) en semidoelgericht gedrag. De aanvallen zijn kortdurend en worden gevolgd door fatische stoornissen en postictale verwardheid.

Vraag 1. Wat is de link tussen het traumatisch hersenletsel en de epilepsie?

Trauma is een belangrijke oorzaak van epilepsie. Ongeveer 5% van alle epilepsieën en 10-20% van alle symptomatische epilepsieën zijn het gevolg van een trauma capitis. Posttraumatische epilepsie (PTE) is overigens de belangrijkste oorzaak van 'new-onset' epilepsie bij jongvolwassenen (15-24 jaar).

In deze context is het belangrijk een onderscheid te maken tussen PTE en het optreden van aanvallen in de acute fase van een traumatisch hersenletsel. Deze 'acute' aanvallen kunnen worden onderverdeeld in 'onmiddellijke' (< 24 uur) of 'vroege' (1-7 dagen) aanvallen en zijn het onmiddellijke gevolg van het hersenletsel. Deze aanvallen zijn uitgelokt en dus per definitie niet epileptisch. Ze zijn eerder te beschouwen als een epifenomeen van het hersenletsel (acuut-symptomatisch) en een marker voor de ernst ervan. De incidentie van acute aanvallen varieert erg van studie tot studie (3-16%) en is afhankelijk van de onderzochte populatie, maar over het algemeen is er een laag risico op herhalen als eenmaal de acute periode voorbij is. Het is niet uit te sluiten dat het optreden van acute aanvallen het ontwikkelen van late aanvallen bestendigt.

Deze 'late' aanvallen treden met een variabele tussentijd na de acute fase op (> 7 dagen) en worden wel gekenmerkt door een groot herhalingsrisico (tot > 80%). In het geval van recidiverende spontane aanvallen, en volgens de vernieuwde definitie van epilepsie volgens de ILAE zelfs al na een spontane aanval in combinatie met het opgelopen hersenletsel, spreekt men van epilepsie en in dit geval van 'posttraumatische epilepsie'.

Vraag 2. Hoe ontstaat posttraumatische epilepsie?

Het ontstaansmechanisme van epilepsie in het algemeen wordt epileptogenese genoemd. Dit mechanisme kan onder meer op gang gebracht worden door een hersentrauma.

Epileptogenese is het proces waarbij normale hersenen een verhoogde vatbaarheid ontwikkelen voor het herhaald optreden van spontane aanvallen. In detail is dit transformatieproces nog onbekend, maar aan de basis liggen vermoedelijk structurele en functionele veranderingen in de bestaande neurale circuits.

Een hoofdtrauma geeft in de eerste plaats aanleiding tot onmiddellijke schade van het betrokken weefsel. Dit wordt de 'primaire schade' genoemd en *veroorzaakt onder meer neuronale celdood, maar ook vasculaire schade en desintegratie van de bloed-hersenbarrière. Als gevolg van deze directe schade treden acute aanvallen op die zo mogelijk nog meer schade aanrichten.*

In tweede instantie, na uren tot dagen, treedt 'secundaire schade' op door een cascade van cellulaire en fysiologische processen die worden geactiveerd door het primaire letsel. Dit geeft aanleiding tot progressieve weefselschade met onder andere inflammatie, oedeem, mitochondriale disfunctie, oxidatieve stress, hypoxie en ischemie.

Parallel in tijd aan deze secundaire schade worden ook herstelmechanismen geactiveerd die de synaptische circuits heropbouwen en op die manier fysiologische herstel nastreven. Daarbij worden onder meer synaptische remodellering, axonale sprouting, gliose, neurogenese en angiogenese gezien. Vaak is hierbij echter sprake van aberrante reorganisatie, waardoor de hersenactiviteit in deze regio's een verhoogde synchroniciteit vertoont en de drempel tot het optreden van spontane aanvallen wordt verlaagd. Het optreden van dergelijke spontane aanvallen gaat gepaard met de diagnose van posttraumatische epilepsie.

Een structuur die uiterst gevoelig is voor de gevolgen van trauma en uitgesproken tekenen van structurele reorganisatie vertoont ongeacht de lokalisatie van het primaire letsel is de gyrus dentatus in de hippocampale formatie. In diermodellen voor traumatische hersenletsels werd in deze structuur de vorming van recurrente excitatoire verbindingen, bekend als 'mossy fiber sprouting', alsook verlies van inhibitoire interneuronen aangetoond. Dit zijn typische kenmerken van hippocampale sclerose, een frequente oorzaak van mesiotemporale epilepsie. Naast epileptogenese in de neocortex, ter plaatse van het hersenletsel zelf, kunnen epileptogene processen zich dus ook op afstand voordoen. In een groot deel van de patiënten met PTE (tot 53%) ziet men op beeldvorming tekenen van hippocampale atrofie als uiting van deze epileptogene reorganisatie. Deze bevinding is vrij consistent in alle studies en kan zelfs bilateraal optreden. Het is niet onmogelijk dat het optreden van (langdurige) aanvallen in de acute fase van het hersenletsel tot deze schade bijdragen.

Binnen de epileptogenese spelen ook individuele factoren en het type letsel een rol. De exacte bijdrage van deze factoren is niet goed bekend, maar verklaren mogelijk waarom sommige individuen wel en andere geen PTE ontwikkelen.

Vraag 3. Wat is het risico op posttraumatische epilepsie? Welke zijn de voornaamste risicofactoren?

Aan de hand van epidemiologische studies kon een duidelijk verband worden aangetoond tussen een traumatisch hersenletsel en de ontwikkeling van PTE, met een stijgend risico volgens toenemende ernst van het letsel. Het merendeel van de patiënten (85%) zal PTE ontwikkelen in de eerste twee jaar volgend op het trauma, maar bij een niet te verwaarlozen minderheid (10-20%) treedt de eerste spontane aanval pas op na een groter tijdsinterval.

De grootste determinant voor de ontwikkeling van PTE die uit alle studies blijkt, is de ernst van het hersenletsel. In geval van mild hersenletsel is het relatieve risico (RR) op epilepsie gelijk aan dat van de normale populatie (1,5 maal). Bij matig hersenletsel is het RR viermaal verhoogd en in geval van ernstig hersenletsel zelfs 29 maal. Een grote epidemiologische studie met dertig jaar follow-up toonde een cumulatieve incidentie van epilepsie van 2,1% na mild traumatisch hersenletsel, 4,2% na matig en 16,7% na ernstig traumatisch hersenletsel. In geval van een penetrerend hoofdletsel loopt de incidentie over tien jaar zelfs op tot 50%.

Het merendeel van de risicofactoren voor PTE zijn directe of indirecte markers van de ernst van het hersenletsel en omvatten penetrerende hersenletsels, bipariëtale of multipele contusies, parenchymale bloeding, subduraal hematoom, noodzaak tot een neurochirurgische ingreep, midline shift van > 5 mm, coma of bewustzijnsverlies gedurende > 24 uur, aanhoudende posttraumatische amnesie, een geassocieerde schedelfractuur en een frontale of temporale lokalisatie van het letsel. Verder zijn ook een hogere leeftijd en de ernst van de neurologische uitval (GCS) risicofactoren. Voor alle risicofactoren geldt van studie tot studie een variabele bijdrage.

Zoals eerder vermeld zou ook het optreden van 'vroege' aanvallen gelinkt zijn aan een latere ontwikkeling van PTE. Maar het is niet duidelijk of hiervoor een rechtstreeks verband bestaat, door een directe rol in de epileptogenese, of ook eerder een niet-rechtstreeks verband als marker van de ernst van het hersenletsel.

Sinds zeer recentelijk is men ook op zoek naar genetische factoren die het risico op PTE verhogen, maar onderzoek hiernaar is nog niet eenduidig.

Vraag 4. Kan de ontwikkeling van PTE worden voorkomen?
Met het oog op een niet te verwaarlozen aandeel epilepsie ten gevolge een trauma capitis tracht men te achterhalen hoe PTE kan worden voorkomen. Naarmate men meer leert over de epileptogenese hoopt men ook de sleutels tot de zogenoemde anti-epileptogenese te ontdekken. In tegenstelling tot de huidige louter symptomatische anti-epileptica zouden anti-epileptogene behandelingen de ontwikkeling van epilepsie en bijhorende complicaties kunnen voorkomen, en zouden zij bijgevolg erg kosteneffectief zijn.

Momenteel is dergelijke medicatie nog niet voorhanden, maar steeds meer dierexperimentele proof-of-concept-studies geven blijk van het potentieel van diverse strategieën om op het epileptogene proces aan te grijpen en het te modificeren. Zo werden onder andere de toediening van antioxidatieve of anti-inflammatoire moleculen en het instellen van hypothermie of lichaamsbeweging met enig succes getest. Klinische toepassing van deze strategieën ontbreekt nog.

Wel worden patiënten in de acute fase na matig of ernstig traumatisch hersenletsel vaak behandeld met een anti-epilepticum. Indien in de eerste week na het trauma geen aanvallen zijn opgetreden, wordt de medicatie afgebouwd en wordt de kans op latere aanvallen als laag ingeschat. In de eerste plaats stelt men deze behandeling in om acute aanvallen te voorkomen en zo ook verdere schade in de reeds kwetsbare hersenen te voorkomen (drukstijging, hypoxie, enz.). Idealiter zou hiermee ook het proces van de epileptogenese gemoduleerd worden en daarmee de ontwikkeling van PTE, maar tot op heden kon nog voor geen enkel anti-epilepticum een duidelijk effect op late aanvallen worden aangetoond.

Momenteel is het enige anti-epilepticum met bewezen evidentie voor deze indicatie fenytoïne, waarvoor in de acute setting een duidelijk aanvalsverlagend effect kon worden aangetoond, zonder effect op late aanvallen. Fenytoïne heeft echter een complexe kinetiek met moeilijk te onderhouden concentraties, veel interacties en mogelijk een negatief effect op cognitie, wat in de setting van een hersenletsel uiteraard niet aangewezen is. Valproaat is niet aangewezen wegens verhoogde mortaliteit in deze patiënten, al werd in verschillende diermodellen voor acuut hersenletsel een neuroprotectief effect aangetoond. Andere studies hebben tot op heden het gebruik van andere anti-epileptica nog niet met dezelfde evidentie als voor fenytoïne kunnen bewijzen. Toch wordt meer en meer gebruikgemaakt van levetiracetam vanwege het doseringsgemak, het gunstiger bijwerkingenprofiel en de mogelijke superieure uitkomst dankzij acute aanvalspreventie, verbeterde cognitieve uitkomst en bewezen neuroprotectieve mechanismen. In tegenstelling tot fenytoïne onderdrukt levetiracetam daarnaast ook interictale epileptische activiteit en verbetert het de basisactiviteit van het EEG.

Vraag 5. Kan de ontwikkeling van PTE vroegtijdig worden opgespoord en wat is daar het belang van?

Een moeilijkheid in het onderzoek naar epileptogenese en anti-epileptogenese is het feit dat na een hersenletsel de verantwoordelijke processen voor latere PTE ten eerste niet bij iedereen optreden en ten tweede dat dit gebeurt over een variabel en mogelijk breed tijdsinterval. Dit maakt de noodzaak duidelijk voor een grote studiepopulatie met langdurige en toch frequente opvolging, wat de haalbaarheid van dergelijk onderzoek bemoeilijkt. De identificatie van duidelijke factoren die het latere optreden van PTE voorspellen, zogenoemde biomarkers, zou dit onderzoek allereerst vergemakkelijken door een betere patiëntenselectie, maar zou het eveneens mogelijk maken patiënten op individueel niveau te identificeren om zo tijdig een anti-epileptogene behandeling in te kunnen stellen.

Tot op heden zijn er nog geen biomarkers geïdentificeerd. De zoektocht ernaar staat nog in de kinderschoenen, maar evolueert naarmate men meer leert over de epileptogenese zelf. EEG, weliswaar uitermate geschikt om epileptische activiteit in de hersenen vast te stellen, is niet nuttig gebleken in de voorspelling van PTE. Beeldvorming lijkt het op dat vlak iets beter te doen, al blijft de prognostische informatie met conventionele technieken beperkt. Acute focale hemorragische veranderingen in de hersenen zichtbaar op CT zijn een maat voor de ernst van het hersentrauma en lijken een sterke voorspellende factor voor de latere ontwikkeling van PTE. Daarnaast zou de aanwezigheid van hemosiderineneerslag en gliose op T2-gewogen MRI-beelden eveneens een voorspeller voor epilepsie kunnen zijn. Nieuwere MRI-sequenties, met verhoogde gevoeligheid voor microbloedingen (susceptibility weighted imaging, SWI) en schade of veranderingen aan de witte stof (diffusion tensor imaging, DTI, en tractografie) hebben potentieel, maar hier moet nog meer onderzoek naar gebeuren. Dit geldt ook voor functionele beeldvormingstechnieken (fMRI, PET). Daarnaast kan het in beeld brengen van de integriteit van de bloed-hersenbarrière of van lokale inflammatie ter hoogte van de opgelopen hersenletsels informatief zijn gezien de rol van beide processen in de epileptogenese.

De aanwezigheid van hippocampale atrofie zou, indien voldoende vroeg aanwezig (voor de eerste aanval), een marker van epileptogenese kunnen zijn, ook al is deze structuur niet steeds de oorzakelijke epileptische focus. Het is echter mogelijk dat de hippocampale schade zich pas later voordoet, als gevolg van de herhaaldelijke epileptische aanvallen wanneer PTE zich eenmaal heeft ingesteld, waardoor deze bevinding derhalve geen voorspellende waarde zou hebben. Daarnaast is het ook niet onmogelijk dat bij een aantal patiënten de aanwezigheid van mesiale temporale sclerose losstaat van het traumatisch hersenletsel, maar pas post hoc wordt vastgesteld met een anamnese van het hoofdtrauma. In dat geval zouden deze patiënten ook zonder dit voorgaande trauma epilepsie hebben ontwikkeld.

Meerdere anti-epileptica worden geprobeerd maar moeten worden gestaakt vanwege belangrijke nevenwerkingen (carbamazepine, levetiracetam, topiramaat). Uiteindelijk wordt lamotrigine wel goed verdragen, maar zonder overtuigend therapeutisch effect. Toevoegen van lacosamide en vervolgens valproaat veroorzaakt opnieuw te veel bijwerkingen. Vanwege het refractaire karakter van de epilepsie vindt een uitgebreide diagnostische en prechirurgische uitwerking plaats die op een lokalisatiegebonden epilepsie wijst uitgaande van de anterieure temporale neocortex links, passend bij het traumatisch weefseldefect. Omdat er tijdens een invasieve video-EEG-registratie met hippocampale diepte-elektroden eveneens hippocampale hyperexcitabiliteit wordt vastgesteld, wordt een linker temporale lobectomie (lesionectomie) met hippocampectomie voorgesteld.

Het eerste jaar na de ingreep blijft de patiënte aanvalsvrij, met uitzondering van vier (enkelvoudig partiële) aanvallen bij behouden bewustzijn met schokken in de rechtergelaatshelft. Deze aanvallen verschillen duidelijk van haar habituele complex partiële aanvallen. Inmiddels is zij reeds anderhalf jaar aanvalsvrij.

Vraag 6. Is er een verschil tussen PTE en andere vormen van epilepsie? Bijvoorbeeld verschil in semiologie, behandeling en/of prognose.

Op zich is deze vraag moeilijk te beantwoorden, omdat er net zoveel verschillen zijn tussen PTE en andere vormen van epilepsie als er verschillen zijn binnen de groep van PTE. Kliniek, behandeling en prognose hangen grotendeels af van de lokalisatie van de epileptische focus en in het geval van PTE kan dit divers zijn.

Aanvalssemiologie hangt af van de lokalisatie van het aanvalsbegin (zie hoofdstuk 16). Een stomp schedeltrauma veroorzaakt meestal letsels in de frontale en temporale cortex. Deze beide lokalisaties blijken risicofactoren voor PTE, waardoor het aanvalsbegin vaak deze zones zal omvatten (vaker temporaal dan frontaal). Penetrerende letsels, gekenmerkt door een erg hoog risico op PTE, zullen meestal de pariëtale cortex omvatten, maar zijn minder frequent. Ook occipitale letsels zijn eerder zeldzaam. Daarnaast ontstaat, zoals gezegd, vaak ook ongeacht de lokalisatie van het primaire letsel hippocampale atrofie. Daarom is mesiotemporale epilepsie dus ook mogelijk, al is dit zeldzaam en dan meestal wanneer het trauma zich in de eerste levensjaren (< 5 jaar) heeft voorgedaan. PTE gaat vrijwel altijd gepaard met focale aanvallen met of zonder secundaire generalisatie. In uitzonderlijke gevallen worden primair gegeneraliseerde aanvallen gedocumenteerd, maar daarbij moet men zich afvragen hoe de accuraatheid van de aanvalsclassificatie is en of er onderliggend geen sprake kan zijn van een idiopathische epilepsie waarbij het trauma hoogstens een uitlokkende factor en dus niet de oorzaak is geweest.

Wat de medicamenteuze behandeling betreft worden de structurele epilepsieën over het algemeen gekenmerkt door een hoger risico op medicatieresistentie, zo ook voor PTE. Daarnaast zijn structurele afwijkingen na traumatisch hersenletsel vaak multipel of diffuus, wat epilepsiechirurgie kan bemoeilijken en niet zelden volledige resectie van een focus onmogelijk maakt. Toch loont het de moeite om een patiënt met refractaire PTE uit te werken volgens een prechirurgische evaluatie aangezien de epileptische focus uniek kan zijn en resectie van deze focus tot aanvalsvrijheid kan leiden, zoals in deze casus. Net zoals voor niet-PTE geldt een hogere kans op chirurgisch succes voor temporale epilepsie vergeleken met frontale epilepsie.

Patiënten die onvoldoende geholpen zijn met of niet in aanmerking komen voor deze conventionele behandelingsopties kunnen tot slot ook nog behandeld worden met neurostimulatie. Er bestaan verschillende vormen van neurostimulatie, waarvan de meeste nog in onderzoeksfase zijn. Nervus vagus-stimulatie (NVS) daarentegen is reeds sinds de jaren negentig een ingeburgerde behandeling die met succes wordt toegepast bij epilepsiepatiënten die niet in aanmerking komen voor epilepsiechirurgie. Vergeleken met niet-PTE-patiënten blijkt NVS overigens een beter effect te hebben in patiënten met PTE (61% vs. 78% responders respectievelijk, zijnde patiënten met meer dan 50% aanvalsreductie).

Over de prognose van PTE is moeilijk te oordelen. Traumatisch hersenletsel op zich is wereldwijd één van de belangrijkste oorzaken van overlijden en invaliditeit met belangrijke sociale, economische en gezondheidsproblemen. De epilepsie als gevolg van een traumatisch hersenletsel is dus zelden tot nooit een alleenstaand feit.

De ziektelast van de epilepsie zelf is variabel, maar grotendeels afhankelijk van de patiënt en zijn draagkracht. Daarom moet, zoals voor elke vorm van epilepsie, iedere casus apart geëvalueerd worden in een poging de best mogelijke behandeling op maat van de patiënt op te stellen.

Noot
1   Sofie Carrette heeft een aspirantschap van het Fonds voor Wetenschappelijk Onderzoek (FWO) Vlaanderen.

Literatuur
Englot DJ, Rolston JD, Wang DD, et al. Efficacy of vagus nerve stimulation in posttraumatic versus nontraumatic epilepsy. J Neurosurg. 2012;117:970-7.
Lamar CD, Hurley RA, Rowland JA, Taber KH. Post-traumatic epilepsy: review of risks,

pathophysiology, and potential biomarkers. J Neuropsychiatry Clin Neurosci. 2014;26:iv-113.

Lowenstein DH. Epilepsy after head injury: an overview. Epilepsia. 2009;50 (Suppl 2):4-9.

Pitkänen A, Immonen R. Epilepsy related to traumatic brain injury. Neurotherapeutics. 2014;11:286-96.

Szaflarski JP, Nazzal Y, Dreer LE. Post-traumatic epilepsy: current and emerging treatment options. Neuropsychiatr Dis Treat. 2014;10:1469-77.

30 EEN JONGEN MET MOEILIJK BEHANDELBARE AANVALLEN

F.S.S. Leijten

Casus

John is een 15-jarige jongen die voor een second opinion is ingestuurd naar de polikliniek van een epilepsiecentrum. Anderhalf jaar geleden begonnen zijn aanvallen. Hij werd elders onderzocht en de diagnose epilepsie werd gesteld. Hij gebruikte hiervoor achtereenvolgens levetiracetam, dat wegens gedragsproblemen werd gestaakt, lamotrigine waarop hij een huiduitslag ontwikkelde, en inmiddels gebruikt hij sinds een half jaar carbamazepine 2 dd 200 mg. Onder levetiracetam had hij geen aanvallen, en de eerste maanden na de start met carbamazepine ook niet. De laatste tijd nemen zijn aanvallen echter toe. Hij wordt verwezen wegens therapieresistente (refractaire) epilepsie.

Vraag 1. Heeft hij therapieresistente epilepsie en is deze diagnose belangrijk?

Of John therapieresistent is, is de vraag. Hij heeft weliswaar drie anti-epileptica geprobeerd, maar de eerste twee zijn gestaakt wegens bijwerkingen en de derde is laag gedoseerd. Geen van de gebruikte medicijnen heeft dus zichzelf kunnen bewijzen. Anderzijds kan niet worden verwacht dat elk medicijn 'optimaal' kan worden geëvalueerd; daarvoor komen (dagelijkse) bijwerkingen te veel voor. Er zijn daarom onderzoekers die van resistentie spreken, ook wanneer een medicijn in 'te lage dosis' moest worden gestaakt vanwege bijwerkingen. Verder zullen puristen opmerken dat John pas 'therapieresistent' is als ook epilepsiechirurgie is mislukt, en daar is bij hem nooit naar gekeken. Zij geven in deze context de voorkeur aan de term medicatieresistent.

Het begrip resistentie komt uit de wereld van de antibiotica en chemotherapeutica. Niet een patiënt is resistent, maar een bacterie of kankercel. Middel X dat ooit werkzaam was, werkt niet meer doordat de bacterie of kankercel zich heeft aangepast en niet meer vatbaar is voor medicijn X. Voor het ontwikkelen van resistentie is blootstelling aan het middel een voorwaarde. Toegepast op epilepsie is het dus 'de epilepsie' die resistent wordt in een patiënt. Er zijn aanwijzingen dat dit ook bij epilepsie opgaat. In de praktijk vertellen de meeste resistente epilepsiepatiënten dat zij aanvankelijk wel baat hadden bij hun anti-epilepticum, maar dat het effect na enige tijd verdween. Verder is uit experimenteel onderzoek bij focale epilepsie duidelijk geworden dat in het gebied waar epileptische activiteit in de hersenen ontstaat, veranderingen optreden in membraanreceptoren en enzymsystemen waarop anti-epileptica inwerken. Juist op de plek waar het middel moet werken, werkt het door deze veranderingen niet meer. De parallel met antibiotica houdt hier op. Anders dan bij antibiotica is het bij epilepsie opvallend dat mensen die resistent zijn voor middel X, vaak resistent zijn voor alle anti-epileptica. De scheidslijn tussen 'responders' en 'non-responders' is bij epilepsie een schijnbare tweedeling. Reageer je op twee of drie anti-epileptica niet met aanvalsvrijheid, dan zul je op de andere twintig anti-epileptica ook niet aanvalsvrij worden. Vandaar dat het belangrijk is om elke epilepsiepatiënt te verwijzen voor alternatieve behandeling, zoals epilepsiechirurgie, wanneer dat punt bereikt is.

De scheidslijn tussen 'responders' en 'non-responders' moet ook niet te absoluut worden opgevat. Veel hangt af van de definitie van aanvalsvrijheid. In het spontane beloop van epilepsie zit veel variatie. In bijna alle cohortstudies is de horizon slechts enkele jaren, en is aanvalsvrijheid gedefinieerd als het niet hebben van aanvallen in het voorafgaande jaar. Net als bij tumoren wordt dan van 'eenjaarsremissie' gesproken. Veel 'non-responders' hebben echter, als zij bijvoorbeeld twintig jaar gevolgd worden, ergens wel een jaar zonder aanvallen. En er bestaan epilepsiepatiënten met een spontane lage aanvalsfrequentie van eenmaal per twee jaar, die bij korte follow-up ten onrechte als 'responder' te boek staan.

> John heeft aanvallen die vrijwel uitsluitend in de klas optreden. Hij zakt dan zonder waarschuwing uit zijn stoel en maakt op de grond langzame schokkende bewegingen van armen en benen. Dit kan 10-15 minuten duren. Soms stopt het schokken even in de aanval en gaat het even later door. Tijdens een aanval heeft hij zijn ogen dicht en reageert niet op zijn omgeving. Als de aanval over is, wordt hij op een bed gelegd in een ruimte die daartoe speciaal voor hem is ingericht, en valt hij in slaap. Een van zijn medeleerlingen wacht dan bij hem tot hij weer wakker is, wat meestal een half uur duurt. Als hij weer wakker is, weet John niet wat er

is gebeurd. Hij heeft nooit een tongbeet gehad, maar een paar maal wel bij een aanval zijn urine laten lopen. Bij aanvallen heeft hij vaker letsel opgelopen, zoals een bult op zijn achterhoofd en blauwe plekken omdat zijn arm of been tegen een tafelpoot sloeg.

MRI-onderzoek in het andere ziekenhuis liet geen afwijkingen zien. Op een EEG worden afwijkingen frontaal beschreven, waarop de diagnose epilepsie is gesteld.

Vraag 2. Wat zijn uw overwegingen bij de aanvalsbeschrijving?

De beschrijving roept de vraag op of het hier wel gaat om epileptische aanvallen. Dit is de eerste vraag die bij de diagnose 'medicatieresistente epilepsie' sowieso gesteld moet worden. Aanvallen die niet epileptisch zijn, zullen immers niet reageren op anti-epileptica. In het verhaal zitten enkele elementen die een epileptische origine minder waarschijnlijk maken. Allereerst zijn de omstandigheden niet willekeurig (wel overdag op school, blijkbaar niet overdag in het weekend of 's avonds thuis). Verder is een tonisch-clonisch insult zelden discontinu, maar iets wat zich opbouwt en dan geleidelijk afneemt en stopt. Vervolgens zijn bij een epileptische aanval vrijwel altijd de ogen spontaan geopend. Maar het belangrijkste punt is de duur van de aanval. Een epileptische aanval die langer dan 2 minuten duurt, is zeldzaam en dan al snel een status epilepticus te noemen. Een status epilepticus stopt echter meestal pas na interventie met medicatie, zoals benzodiazepinen. De aanvalsbeschrijving doet vermoeden dat het hier gaat om psychogene niet-epileptische aanvallen.

Als tegenwerping kan ingebracht worden dat John wel urine-incontinentie heeft vertoond, dat hij letsel heeft opgelopen en dat hij telkens een amnesie heeft. Urine-incontinentie is echter geen specifiek verschijnsel. Het is een misverstand dat psychogene niet-epileptische aanvallen geen letsel zouden kunnen veroorzaken. Verder is het bij deze aanvallen juist kenmerkend dat er een amnesie voor bestaat.

De amnesie bij psychogene niet-epileptische aanvallen is wel anders dan die optreedt bij epileptische aanvallen (natuurlijk zijn er ook epileptische aanvallen die niet met amnesie gepaard gaan). In principe is de amnesie bij psychogene niet-epileptische aanvallen te doorbreken, bijvoorbeeld onder hypnose, en dat geldt niet voor amnesie bij epileptische aanvallen. Bij epileptische amnesie is er immers geen inprenting doordat de hippocampus beiderzijds is uitgeschakeld in de aanval. Dit treedt vooral op bij gegeneraliseerde epileptische aanvallen, of bij complex partiële aanvallen in de temporaalkwab.

Vraag 3. Wat voor aanvullend onderzoek doet u?
Veel neurologen hebben de neiging om MRI en EEG te herhalen, maar beter is het om de reeds gemaakte MRI en EEG's te (laten) reviseren. De meeropbrengst van revisie is 10-15%. In het geval van John worden bij revisie van de MRI van elders evenmin afwijkingen gevonden. Bij revisie van het EEG blijkt er sprake van een normaal grondpatroon en er worden enkele scherpe golven gezien links en rechts hoogfrontaal. Dit is echter geen verschijnsel dat voldoende is voor een diagnose epilepsie.

Als tweede 'aanvullend onderzoek' wordt aan de ouders van John de opdracht gegeven om de docent een aanval te laten vastleggen op video. De week erop sturen zij een USB-stick met daarop een gefilmde aanval die met een mobieltje is vastgelegd. Te zien is hoe John op de grond ligt in het klaslokaal en onregelmatige trappende bewegingen met zijn benen maakt, die worden afgewisseld met opzijslaande bewegingen van de armen. Dit is niet een patroon dat kenmerkend is voor tonisch-clonische aanvallen.

De diagnose wordt nu gesteld op psychogene niet-epileptische aanvallen.

Het is niet ongebruikelijk dat patiënten met psychogene niet-epileptische aanvallen een EEG hebben dat 'lichte afwijkingen' vertoont, vaak in de vorm van frontale scherpe golven. Hetzelfde wordt gezien bij patiënten met andere psychiatrische aandoeningen. Psychogene niet-epileptische aanvallen kunnen echter ook optreden bij patiënten met epilepsie. Vaak is dan het verhaal dat er een nieuw aanvalstype ontstaat bij een reeds bekende epilepsie. Dit is een situatie waarin het bijna onvermijdelijk is om een aanvalsregistratie te doen met video-EEG in een epilepsiecentrum. De diagnose psychogene niet-epileptische aanval is bewezen wanneer een patiënt tijdens een aanval niet reageert en een amnesie heeft voor de aanval, terwijl in het EEG tijdens de aanval een α-ritme wordt gezien. Het α-ritme treedt alleen op wanneer iemand volledig bij bewustzijn is.

Vraag 4. Hoe behandelt u deze patiënt?
Het is onbekend hoe patiënten met psychogene niet-epileptische aanvallen het beste worden behandeld. Doorverwijzing naar een psychiater volstaat vaak niet. Er zijn wel enkele tips te geven voor de eerste benadering na het stellen van de diagnose:
- breng het nieuws positief ('er is gelukkig geen aanwijzing voor epilepsie');
- geef legitimatie ('er zijn veel patiënten die dit hebben', 'er is een naam voor');
- geef achtergrondinformatie ('we weten niet hoe deze aanvallen ont-

staan', 'vaak wordt er geen aanleiding voor gevonden', 'soms is er sprake van een ernstige gebeurtenis in de kinderleeftijd, fysiek of seksueel geweld');
- vermijd hoge verwachtingen ('veel mensen blijven aanvallen houden', 'het doel is om de aanvallen te verminderen en er goed mee om te gaan');
- bied een tijdelijke 'coaching' aan (zie hierna);
- geef de grenzen aan waarin je als neuroloog wat voor de patiënt kan betekenen ('als de aanvalsfrequentie meer dan x per week/maand wordt, dan moet u van mij naar de psycholoog/psychiater/epilepsiecentrum').

Het helpt soms om een parallel te schetsen met een andere, bekendere aandoening zoals migraine, zonder het misverstand te creëren dat dit een vorm van migraine is. Ook bij migraine is er sprake van aanvallen, is de aanleiding vaak onduidelijk, weten we niet wat de aandoening feitelijk is, en levert iedere aanval ongemak op. De manier waarop de meeste migrainepatiënten met hun aanval omgaan, is wat we willen bereiken met de psychogene niet-epileptische aanvallen. De kern is ontmedicaliseren. Er moet dus door iedereen (de patiënt zelf, de omgeving, de familie) 'matter-of-fact' op worden gereageerd. Er moet geen dokter bij komen. Bij een aanval wordt de patiënt naar bed gebracht en daarna gaat iedereen over tot de orde van de dag.

Het helpt om een soort 'coaching' te bieden. Het komt voor dat de patiënten na bovenstaande geruststelling en instructie aanvallen krijgen die er weer anders uitzien en onrust veroorzaken. In dat geval helpt het als ze op de neuroloog kunnen terugvallen, omdat die de aanvalsdeskundige is. Wanneer je dit in dezelfde hand houdt, voorkom je verdere medicalisering. Een snelle polikliniekafspraak is in het begin verstandig om de patiënt na te kijken en meteen weer gerust te stellen. De instructies worden herhaald en versterkt. In de praktijk blijkt dat patiënten hierna steeds minder een beroep op je doen.

Het stellen van een behandelgrens is een vorm van gedragstherapie. De patiënt wordt als het ware gestraft voor te veel aanvallen, doordat de behandelaar zich houdt aan het contract waarin een aanvalsmaximum staat. Patiënten willen meestal geen gang naar de psychiater of psycholoog. Maar onderdeel van het contract is dat zij dit toch doen.

Vraag 5. Zijn deze aanvallen een bewuste poging tot aandacht?
In het algemeen denken experts op dit gebied dat er geen sprake is van bewuste manipulatie. Er wordt gesproken van een dissociatieve stoornis, conversie of posttraumatische stressstoornis als onderliggend psychologisch mechanisme. Echte bewuste manipulatie zou zeldzaam zijn.

Toch is het grensvlak bewust-onbewust niet helder gedefinieerd. Bij John kan er sprake zijn van ziektewinst, bijvoorbeeld doordat hij eventueel falen in leerprestaties kan maskeren of pesters kan vermijden. Anderzijds zijn mensen met psychogene niet-epileptische aanvallen meestal slechter af met hun aanvallen, die hun kwaliteit van leven bijna altijd negatief beïnvloeden.

Vraag 6. Wat is de prognose?
Bij een belangrijk deel van de patiënten verminderen de aanvallen na bovenstaande uitleg en begeleiding. Dit zijn vooral de patiënten bij wie de aanvallen nog niet lang bestaan, die jong zijn en die niet eerst foutief zijn gediagnosticeerd epilepsiepatiënt. Zeker een derde ontwikkelt echter een chronisch patroon dat moeilijk is te doorbreken.

Literatuur
Kuyk J, Leijten FSS. Psychogenic epileptiform behaviour. In: Vinken PJ, Bruyn GW, ser. eds.; Meinardi H, vol. ed. The epilepsies, part I. Handbook of clinical neurology, vol. 72 (rev. ser. 28). Amsterdam: Elsevier, 1999. p. 267-79; chapter 15.
Shen W, Bowman ES, Markand ON. Presenting the diagnosis of pseudoseizure. Neurology. 1990;40:756-9.
Wichaidit BT, Østergaard JR, Rask CU. Diagnostic practice of psychogenic nonepileptic seizures (PNES) in the pediatric setting. Epilepsia. 2015;58:58-65.

31 DE RICHTLIJN ALS LEIDRAAD IN DE KLINISCHE PRAKTIJK

M.J.M. Majoie

Casus 1

Het is maandagochtend. Als eerste meldt zich een 15-jarige jongedame. Zij wordt vergezeld door haar moeder. Tijdens een vakantie op Texel heeft ze een paar nachten niet geslapen en heeft vervolgens een wegraking gehad. Ze was niet aanspreekbaar en vertoonde schokken met armen en benen. Bij EEG-onderzoek wordt interictale epileptiforme activiteit gezien. Haar moeder vraagt of ze voortaan anti-epileptica moet gaan gebruiken.

Bij deze casus is de vraag of er gestart moet worden met anti-epileptica na wat waarschijnlijk een gegeneraliseerd tonisch-clonisch insult was. In de richtlijn wordt aangegeven onder welke omstandigheden het verstandig is te starten met anti-epileptica. Ook wordt ingegaan op de overwegingen die in deze een rol spelen. De uitspraken zijn voornamelijk gebaseerd op aanbevelingen uit de Engelse richtlijn (NICE, 2012), aangevuld met ervaringen uit de praktijk. De richtlijn komt met de volgende aanbeveling:

'De keuze wel of niet starten met een anti-epilepticum moet in overleg met de patiënt en/of zijn of haar familie of verzorgers gemaakt worden. Hierbij moeten alle voor- en nadelen van wel of niet starten met een anti-epilepticum worden besproken. Daarbij moeten het type epilepsie, de ernst en frequentie van de aanvallen, de prognose, het leefpatroon van de patiënt en de voor- en nadelen van medicamenteuze behandeling in de overwegingen worden meegenomen.

Na een eerste insult heeft een afwachtend beleid de voorkeur. Starten met anti-epileptica moet overwogen worden wanneer de kans op een volgende aan-

val erg groot is, zoals bij symptomatische epilepsie of wanneer het EEG *duidelijk epileptiforme afwijkingen laat zien.'*

Casus 2

> De volgende polipatiënt heeft zich inmiddels gemeld. Het betreft een jonge vrouw met juveniele myoclonusepilepsie (JME). Ze gebruikt valproaat in een dosering van 300 mg daags en is hiermee aanvalsvrij. Ze wil zwanger worden en vraagt hoe het nu moet met de medicatie. Ze durft niet af te bouwen vanwege forse tonisch-clonische aanvallen die ontstonden bij een eerdere poging om dit middel te vervangen door lamotrigine.

De worsteling in deze casus is het gebruik van valproaat. De angst voor tonisch-clonische aanvallen bij wijziging van anti-epileptica is immers reëel. In de richtlijn wordt niet alleen ingegaan op de teratogene eigenschappen van valproaat maar ook op de nadelige gevolgen van de overige anti-epileptica. De adviezen worden gebaseerd op de aanbevelingen uit de NICE-richtlijn en op adviezen van het Pharmacovigilance Risk Assessment Committee van de European Medicines Agency. Aanvullend wordt een aantal relevante studies in de overweging meegenomen. De risicoprofielen verschillen per anti-epilepticum en per dagdosis. Dit alles plaatst het gebruik van anti epileptica tijdens de zwangerschap in realistisch perspectief. De richtlijn doet daarnaast ook een uitspraak over het nut en de noodzaak van het monitoren van anti-epileptica door middel van serumspiegelbepaling:

'Met alle vruchtbare vrouwen en toekomstig vruchtbare meisjes, hun ouders en/of verzorgers moet het risico worden besproken dat anti-epilepticagebruik met zich meebrengt. Meer specifiek gaat het hierbij om het risico voor het ongeboren kind ten aanzien van congenitale malformaties en mogelijke ontwikkelingsstoornissen. De voor- en nadelen van individuele medicatie moeten beoordeeld worden. Bespreek in het bijzonder het risico van voortgezet gebruik van valproïnezuur, waarbij met name hogere doseringen valproïnezuur (> 700 mg/dag) en polytherapie met valproïnezuur geassocieerd zijn met een grotere kans op congenitale afwijkingen. Gebruik valproïnezuur alleen bij vrouwen bij wie dit de enige optie is gebleken na verschillende andere behandelingen te hebben geprobeerd. Informeer deze vrouwen over de risico's van gebruik van valproïnezuur tijdens de zwangerschap en adviseer effectieve anticonceptie. Evalueer op regelmatige basis de behandeling van deze vrouwen en meisjes, met name in de puberteit en indien een zwangerschap wordt overwogen. Bepaal het medicatie-

beleid in overleg met de vrouw en schrijf alleen valproïnezuur voor op basis van informed consent.

Uiteraard wordt gestreefd naar aanvalsvrijheid zowel voor als tijdens de zwangerschap (met name bij vrouwen en meisjes met gegeneraliseerde tonisch-clonische aanvallen), maar daarbij moeten wel de negatieve effecten van anti-epileptica in beschouwing genomen worden. In alle gevallen wordt geadviseerd de laagst effectieve dosis voor te schrijven. Tevens moet gestreefd worden naar spreiding van de dagdosering over de dag al dan niet met een slow-releasevorm. Indien mogelijk moet polytherapie vermeden worden.'

Casus 3

Daarna ziet u een jongetje van 10 jaar met zijn ouders. Hij is bekend met Rolandische epilepsie. Hij heeft wekelijks aanvallen. U start met carbamazepine, maar zonder succes; ook onder lamotrigine treedt geen verbetering op. U overweegt topiramaat maar de ouders geven aan dat dat volgens de richtlijnen gecontra-indiceerd is.

Vanuit de gedachte dat de richtlijn bedoeld is voor een brede selectie aan (toekomstige) neurologen, is ervoor gekozen alleen de behandeling van de meest voorkomende vormen van epilepsie op kinderleeftijd te bespreken. Veelvoorkomende epilepsiesyndromen op kinderleeftijd zijn de absence-epilepsie van de kinderleeftijd, de juveniele myoclonusepilepsie, benigne Rolandische epilepsie (benigne kinderepilepsie met centrotemporale pieken), het Panayiotopoulos-syndroom en koortsconvulsies.

Bij Rolandische epilepsie is starten met anti-epileptica niet altijd noodzakelijk. Wordt echter wel gestart met anti-epileptica dan wordt primair gekozen voor middelen met een gunstig bijwerkingenprofiel. Leveren de eerstekeusmiddelen geen succes op dan zal opnieuw besproken moeten worden of, gelet op het aanvalsbeeld, middelen met minder gunstig bijwerkingenprofiel voorgeschreven moeten worden. Volgens de richtlijn:

'Over het algemeen wordt geadviseerd terughoudend te zijn bij de behandeling van kinderen met benigne Rolandische epilepsie. Behandeling kan worden overwogen als sprake is van frequente aanvallen, aanvallen overdag, en/of frequent optreden van secundair gegeneraliseerde aanvallen. Anti-epileptica mogen niet worden voorgeschreven met als doel verbetering van cognitieve problemen. Ook kan met het voorschrijven van anti-epileptica de kans op een status epilepticus of 'sudden unexpected death in epilepsy' (SUDEP) niet verlaagd worden. Anti-epileptica moeten ook niet worden voorgeschreven met

het idee het beloop van het syndroom te beïnvloeden of de angst van ouders te verminderen.

De volgende middelen worden bij een eventuele behandeling van een kind met benigne Rolandische epilepsie geadviseerd: carbamazepine, lamotrigine, levetiracetam, oxcarbazepine of valproïnezuur. Als er sprake is van negatieve myoclonieën wordt carbamazepine ontraden. Topiramaat wordt als eerstekeusmiddel ontraden vanwege de mogelijke negatieve cognitieve effecten van dit medicament.

Echter, bij kinderen met een benigne Rolandische epilepsie bij wie de aanvallen voortduren ondanks adequate behandeling met een anti-epilepticum kan ook gekozen worden voor middelen met een minder gunstig bijwerkingenprofiel. Behalve de al genoemde middelen kan aanvullend gekozen worden voor clobazam, gabapentine of topiramaat.

Als de klinische verschijnselen en/of aanvallen bij kinderen met een benigne Rolandische epilepsie veranderen dient het kind verwezen te worden naar een kinderneuroloog of epilepsiecentrum.'

Casus 4

De volgende patiënt betreft een jonge vrouw. Zij is 35 weken zwanger, is bekend met een idiopathisch gegeneraliseerde epilepsie waarvoor zij lamotrigine gebruikt. Zij wil borstvoeding geven. Eerder hebt u geadviseerd dat dat in relatie tot haar medicatie geen probleem is maar de gynaecoloog heeft gezegd dat borstvoeding gecontra-indiceerd is.

Vragen over de effecten van maternaal anti-epilepticagebruik op het kind dat borstvoeding krijgt komen veel voor. Door het ontbreken van voldoende onderzoeksgegevens is in de wetenschappelijke literatuur geen eenduidig advies te vinden. Behandelaars kunnen daardoor tegenstrijdige adviezen geven. In de richtlijn wordt met het beschikbare wetenschappelijk onderzoek een onderbouwd advies gegeven en de artikelen die dienen als ondersteuning van dat advies worden in de richtlijn geanalyseerd. Zo kan de lezer zelf oordelen over de bewijskracht en de tekortkomingen van de geraadpleegde studies. In de richtlijn kunt u lezen:

'*Het kind wordt tijdens de zwangerschap al blootgesteld aan medicatie, aangezien de anti-epileptica in meer of mindere mate de placenta passeren. De klinische consequenties van de blootstelling van pasgeborenen aan anti-epileptica via de borstvoeding zijn onvoldoende onderzocht. Dit kan leiden tot tegenstrijdige adviezen aan de (aanstaande) moeder over het geven van borstvoeding. In*

de afweging om wel of geen borstvoeding te geven moeten ook de positieve effecten van het geven van borstvoeding voor de pasgeborene en de moeder worden meegenomen. De volgende punten moeten dan ook met de (aanstaande) moeder en haar partner besproken worden:
- *er is weinig onderzoek verricht naar directe effecten van anti-epileptica in de borstvoeding op de pasgeborene;*
- *tot op heden zijn er geen ernstige negatieve effecten aangetoond;*
- *de effecten op lange termijn zijn onvoldoende onderzocht;*
- *het geven van borstvoeding heeft aantoonbaar gezondheidsvoordelen voor moeder en kind op zowel de korte als de langere termijn.*

Bij een baby die borstvoeding krijgt en van wie de moeder anti-epileptica gebruikt moet u alert zijn op het eventueel optreden van bijwerkingen.

Actuele informatie over mogelijke bijwerkingen van anti-epilepticablootstelling via de moedermelk bij het kind is te vinden in de database LactMed (http://toxnet.nlm.nih.gov/newtoxnet/lactmed.htm). Deze site wordt maandelijks bijwerkt.'

Casus 5

Dan ziet u een 56-jarige man met stabiele epilepsie onder carbamazepine. Hij komt jaarlijks op controle en vraagt dan steevast of bloed geprikt moet worden om de lever te controleren. Hij vraagt ook of de huisarts bericht mag ontvangen want deze heeft de afgelopen vijf jaar niets van u gehoord.

De richtlijn gaat niet alleen in op medisch inhoudelijke vragen maar doet ook een uitspraak over organisatie van zorg. Hierin is communicatie een belangrijk onderdeel. De huisarts dient eenmaal per jaar geïnformeerd te worden over het beloop van de epilepsie. In de correspondentie moeten minimaal de volgende punten beschreven worden: voorgeschiedenis, aanvalsclassificatie, epilepsiesyndroom, medicatieoverzicht (inclusief actuele medicatie, noodmedicatie, en indien van toepassing reden staken).

De routinematige bloedcontroles waar de patiënt in casus 5 naar vraagt worden niet aanbevolen. In de overwegingen van de uitgangsvraag 'Wat zijn indicaties voor het monitoren van serumspiegels van anti-epileptica?' wordt ingegaan op omstandigheden waaronder ernstige verstoringen van het bloedbeeld kunnen optreden. In die gevallen wordt wel om extra aandacht gevraagd.

Volgens de richtlijn:

'*Routinematige controles van de leverenzymen worden niet aanbevolen. Te overwegen valt een eenmalige controle te doen in de maanden na het starten van een behandeling met fenytoïne, fenobarbital, carbamazepine en oxcarbazepine. Deze middelen leiden bij een minderheid van de patiënten tot stijging van de leverenzymen. Een asymptomatische verhoging van de γ-GT, ALAT en ASAT van tweemaal de normale waarde of minder hoeft geen aanleiding te zijn tot wijziging van de behandeling.*

Valproïnezuur kan in zeer zeldzame gevallen leiden tot een fulminante leverontsteking. De incidentie is het hoogst bij kinderen onder 2 jaar met polytherapie en pre-existent cerebraal lijden. Bij aanwijzingen voor een mitochondriale aandoening moet valproïnezuur vermeden worden. Verder kan blootstelling aan valproïnezuur bij deficiëntie van het DNA-polymerase γ (POLG) leiden tot ernstige hepatotoxiciteit. Een controle bij de start van valproïnezuur heeft geen voorspellende betekenis ten aanzien van de kans op het ontwikkelen van fulminante hepatitis.

Middelen als carbamazepine en fenytoïne kunnen in een minderheid van de patiënten leiden tot een leukopenie. Valproïnezuur is geassocieerd met trombopenie en trombopathie. Een eenmalige controle van hematologische parameters in de maanden na start van de behandeling valt te overwegen. Bij valproïnezuur is aan te bevelen de stollingsparameters en bloedingstijd te controleren voorafgaande aan een microchirurgische ingreep.

Carbamazepine en oxcarbazepine kunnen in 20% van de gevallen aanleiding geven tot een hyponatriëmie. Het betreft een geleidelijke, stabiele daling vergelijkbaar met inappropiate ADH-secretie. Bij ouderen komt dit effect vaker voor dan op jongere leeftijd. Het risico is verhoogd wanneer tevens diuretica worden gebruikt. De afwijking gaat doorgaans niet met symptomen gepaard en wordt meestal bij toeval ontdekt. Bij een geringe daling (Na > 127 mmol/l) wordt een lichte vochtbeperking aanbevolen (intake < 1500 cc/dag) en jaarlijkse controle van het natriumgehalte. Bij daling van het natriumgehalte tot 120-127 mmol/l wordt strengere vochtbeperking aanbevolen (< 1000 cc/dag) en tevens maandelijkse controles. Bij waarden < 120 mmol/l wordt alternatieve behandeling geadviseerd, tenzij de daling het gevolg is van een passagère waterintoxicatie.

Een eenmalige bepaling van relevante parameters enkele weken na de start van een geneesmiddel kan van waarde zijn bij het voorschrijven van fenytoïne (leverenzymen), carbamazepine en oxcarbazepine (leverenzymen, leukocyten, natrium), fenobarbital (leverenzymen) en valproïnezuur (leukocyten en trombocyten).'

Casus 6

U roept de volgende patiënt, maar u treft alleen de ouders aan. Zij zijn zichtbaar aangeslagen en vertellen dat uw patiënt, een 26-jarige jonge man, dood in bed is aangetroffen. De man was bekend met therapieresistente epilepsie met nachtelijke hypermotore en tonisch-clonische aanvallen. Ze zijn ontdaan. De vorige neuroloog die patiënt had geconsulteerd had nog zo nadrukkelijk gezegd dat epilepsie geen dodelijke ziekte was.

'Sudden unexpected death in epilepsy patients' (SUDEP) hoort deel uit te maken van de voorlichting over epilepsie, met name als de kans op SUDEP is verhoogd: dit is een wezenlijk onderdeel van de begeleiding. De richtlijn geeft niet alleen informatie over de omstandigheden waaronder deze informatie niet mag ontbreken maar biedt ook toegankelijke patiënteninformatie met betrekking tot dit moeilijk bespreekbare onderwerp:

'De kans op een plotselinge, onverwachte dood is toegenomen bij mensen met epilepsie. Bij therapieresistente epilepsie wordt de kans op SUDEP geschat op 9 incidenten per 1000 patiëntjaren. Bij mildere vormen is het risico 1 op 1000 patiëntjaren. De oorzaak is onbekend. SUDEP hoort deel uit te maken van de voorlichting over epilepsie, met name als de kans op SUDEP is verhoogd, zoals bij met mensen met medisch refractaire tonisch-clonische aanvallen, bij een hoge aanvalsfrequentie, bij nachtelijke aanvallen en als er sprake is van onregelmatige medicatie-inname. Er kan gediscussieerd worden over de zin van het bespreken van SUDEP met mensen met goed behandelbare vormen van epilepsie, omdat bij hen de kans op SUDEP veel kleiner is.'

Casus 7

Aan het eind van uw spreekuur wordt u gebeld door de poortarts. Een 68-jarige corpulente dame met een recent a. cerebri media-infarct heeft op de eerste hulp een tonisch-clonische aanval gekregen. De bij haar inwonende ongetrouwde zoon zag het gebeuren en is helemaal van slag. Hij wil niet dat zijn moeder een dergelijke ontluisterende aanval ooit nog meemaakt en eist dat er meteen iets gedaan wordt om dat te voorkomen.

Ook voor de zoon van de corpulente dame met een a. cerebri media-infarct biedt de richtlijn houvast. Idealiter vindt profylactische behandeling plaats van patiënten met een hoog risico op het ontwikkelen van epilepsie zodat zij geen aanvallen krijgen. De richtlijn leert echter dat er geen bewijs is voor de profylactische werking van anti-epileptica op het ontwikkelen van epilepsie en ontraadt behandeling op deze indicatie, dus voordat er epileptische aanvallen optreden. Bij deze vrouw is er echter meer aan de hand. Ze heeft niet alleen een media-infarct maar ook een acuut-symptomatische aanval. In dat geval zegt de richtlijn:

'Coupeer een acuut-symptomatische aanval na een beroerte als de aanval niet vanzelf stopt, dat wil zeggen: als er sprake is van een aanval die langer dan 5 minuten duurt.

Start met behandeling met anti-epileptica wanneer acuut-symptomatische aanvallen na een beroerte recidiveren.

Overweeg om de behandeling met anti-epileptica na een acuut-symptomatische aanval na een beroerte weer te staken. Arbitrair wordt in deze richtlijn gekozen voor een periode van zes weken tot drie maanden na de beroerte.'

U verlaat de polikliniek, het spreekuur zit erop. Het patiëntenaanbod was variabel en de problemen veelzijdig. Een gewone dag? Het antwoord is aan u. Opvallend is wel dat nu net bij deze regelmatig voorkomende problematiek veel geactualiseerde informatie in de richtlijn terug te vinden is. Het is daarom verstandig om de richtlijn regelmatig te raadplegen. Of u de aanbevelingen overneemt is aan u, maar het is in alle gevallen goed te weten of en waarom u ervan afwijkt.

De richtlijn Diagnostiek en behandeling van epilepsie van de Nederlandse Vereniging voor Neurologie is webbased en is te vinden op http://epilepsie.neurologie.nl en op de richtlijnendatabase van de Federatie Medisch Specialisten, www.richtlijnendatabase.nl. In plaats van een eenmalige update om de vijf jaren vindt nu continue actualisatie plaats. Dit houdt in dat enkele malen per jaar literatuursearches plaatsvinden, waarna de werkgroepleden bepalen of er artikelen zijn verschenen die voldoen aan de selectiecriteria. De nieuwe referenties worden op de website geplaatst. Jaarlijks zal de werkgroep bepalen of de nieuwe literatuur aanleiding is om de aanbevelingen aan te passen.

Deze nieuwe richtlijn is geen allesomvattend handboek maar geeft antwoord op een aantal klinische vragen over de diagnostiek en behandeling van patiënten met epilepsie. Deze vragen worden aangeduid als *klinische kernvragen* of *uitgangsvragen*. De uitgangsvragen worden zo veel mogelijk volgens strenge 'evidence-based' criteria beantwoord. Toch zal het de lezer opvallen dat er verschillende aanbevelingen zijn waarbij de wetenschappelijke onderbouwing erg mager is. Deze vragen worden dan ook voornamelijk beantwoord aan de hand van wijsheden uit de praktijk, ook wel 'expert opinions' genoemd. De waarde van de 'expert opinions' is gebaseerd op het gezag van leermeesters en op ervaringen in de praktijk: dat is bij richtlijnen niet veel anders. De ervaringen van leermeesters, zorgverleners en van zorggebruikers – de patiënten die het aangaat – vormen dan ook een belangrijke aanvulling op de wetenschappelijke literatuur en zijn soms zelfs redenen van groter belang dan wetenschappelijke bewijzen om tot een bepaalde aanbeveling te komen.

Richtlijnen zijn geen wettelijke voorschriften, maar bevatten op 'evidence' gebaseerde aanbevelingen die zorgverleners dienen te volgen om kwalitatief goede zorg te verlenen. Aangezien deze aanbevelingen zijn gebaseerd op 'algemeen bewijs voor optimale zorg voor de gemiddelde patiënt', kunnen zorgverleners op basis van hun professionele autonomie zo nodig in individuele gevallen afwijken van de richtlijn. Afwijken van richtlijnen kan in bepaalde situaties zelfs noodzakelijk zijn. Wanneer van de richtlijn wordt afgeweken dient dit in overleg met de patiënt te gebeuren. Afwijken van de richtlijn dient altijd beargumenteerd en gedocumenteerd te worden.

De richtlijn houdt verschillende bronnen in het oog. Dat zijn buitenlandse richtlijnen en systematische reviews in PubMed, en voor specifieke onderwerpen de Cochrane Library, Embase en PsycINFO. Voor een aantal vragen is de recente Engelse evidence-based richtlijn 'The epilepsies' van het National Institute for Health and Care Excellence (NICE) als basis gebruikt. Om de individuele uitgangsvragen te kunnen beantwoorden zijn gerichte zoekstrategieën ontwikkeld die per module zijn vastgelegd. De belangrijkste bevindingen uit de literatuur worden beschreven in het hoofdstuk Onderbouwing. De relevante onderzoeksgegevens van alle geselecteerde artikelen worden weergegeven in 'evidence'-tabellen. Deze tabellen zijn te vinden in de bij de module behorende bijlagen. Internationale standaarden worden gebruikt bij de oordelen over de waarde van de 'evidence'. Wanneer er geen systematisch literatuuronderzoek is verricht, is de literatuur uiteraard niet beoordeeld op kwaliteit en is ook de kracht van het bewijs niet bepaald. Voor een aanbeveling zijn naast het wetenschappelijke bewijs ook andere aspecten belangrijk, zoals de expertise van de werkgroepleden, voorkeuren van patiënten, kosten, beschikbaarheid van voorzieningen en organisatorische zaken. Deze aspecten worden, voor zover geen onderdeel van de literatuursamenvatting, vermeld in het hoofdstuk Overwegingen. De aanbevelingen geven een antwoord op de uitgangsvraag en zijn gebaseerd op het beschikbare wetenschappelijke bewijs en de belangrijkste overwegingen.

Literatuur

Atkins D, Best D, Briss PA, et al. Grading quality of evidence and strength of recommendations. BMJ. 2004;328:1490.

Everdingen JJE van, Burgers JS, Assendelft WJJ, et al. Evidence-based richtlijnontwikkeling. Houten: Bohn Stafleu van Loghum, 2004.

National Institute for Health and Care Excellence (NICE). The epilepsies: the diagnosis and management of the epilepsies in adults and children in primary and secondary care, NICE Clinical Guideline 137. London: NICE, 2012. www.nice.org.uk/CG137.

Richtlijn Epilepsie van de Nederlandse Vereniging voor Neurologie. http://epilepsie.neurologie.nl/cmssite/index.php?pageid=107.

PERSONALIA

prof.dr. E. Achten, MD, PhD, afdeling Neuroradiologie, Universiteit van Gent

drs. J.J. Ardesch, neuroloog, Stichting Epilepsie Instellingen Nederland, Zwolle

prof.dr. P. Boon, Dienst Neurologie, Referentiecentrum voor Refractaire Epilepsie, Universitair Ziekenhuis Gent

prof.dr. K.P.J. Braun, kinderneuroloog, afdeling Kinderneurologie, UMC Utrecht Hersencentrum

dr. E.H. Brilstra, klinisch geneticus, afdeling Medische Genetica, UMC Utrecht

prof.dr. O.F. Brouwer, kinderneuroloog, afdeling Neurologie, Universitair Medisch Centrum Groningen

dr. J.A. Carpay, neuroloog, afdeling Neurologie, Tergooi Hilversum en Blaricum; wetenschappelijk onderzoeker, Leids Universitair Medisch Centrum

dr. S. Carrette, Dienst Neurologie, Referentiecentrum voor Refractaire Epilepsie, Universitair Ziekenhuis Gent

dr. B. Ceulemans, kinderneuroloog, Universitair Ziekenhuis Antwerpen; Epilepsiecentrum Pulderbos, Zandhoven

dr. C.A. van Donselaar, neuroloog, Maasstad Ziekenhuis, Rotterdam

dr. W.B. Gunning, neuroloog, Stichting Epilepsie Instellingen Nederland, Zwolle

dr. G.J. de Haan, neuroloog, Stichting Epilepsie Instellingen Nederland, Heemstede dr. E.E.O. Hagebeuk, kinderneuroloog, Stichting Epilepsie Instellingen Nederland, Zwolle

dr. F.E. Jansen, kinderneuroloog, Brain Center Rudolf Magnus, UMC Utrecht

dr. D.G.A. Kasteleijn-Nolst Trenité, arts-epileptoloog en klinisch farmacoloog, afdeling Medische Genetica, UMC Utrecht, en afdeling Kindergeneeskunde, Sapienza University, Rome

prof.dr. L. Lagae, kinderneuroloog, Universitair Ziekenhuis Leuven

dr. F.S.S. Leijten, neuroloog, Brain Center Rudolf Magnus, UMC Utrecht

dr. M.J.M. Majoie, neuroloog, Academisch centrum voor epileptologie Kempenhaeghe Maastricht UMC; voorzitster van de Richtlijnencommissie Epilepsie van de Nederlandse Vereniging voor Neurologie.

A. Meurs, Dienst Neurologie, Referentiecentrum voor Refractaire Epilepsie, Universitair Ziekenhuis Gent

dr. J. Nicolai, kinderneuroloog, Maastricht UMC

prof.dr.ir. Michel J.A.M. van Putten, neuroloog/klinisch neurofysioloog, Medisch Spectrum Twente en Universiteit Twente, Enschede

dr. J.C. Reijneveld, neuroloog, afdeling Neurologie, VU medisch centrum, Amsterdam

dr. R.P.W. Rouhl, neuroloog, Academisch Centrum voor Epileptologie Kempenhaeghe/Maastricht Universitair Medisch Centrum

dr. J.H. Schieving, kinderneuroloog, Radboudumc, Nijmegen

dr. H. Stroink, (kinder)neuroloog, Canisius-Wilhelmina Ziekenhuis, Nijmegen

dr. R.D. Thijs, neuroloog, Stichting Epilepsie Instellingen Nederland, Heemstede; Leids Universitair Medisch Centrum

prof.dr. K. Vonck, Dienst Neurologie, Referentiecentrum voor Refractaire Epilepsie, Universitair Ziekenhuis Gent dr. Al W. de Weerd, afdeling KNF en Slaap-waakcentrum, Stichting Epilepsie Instellingen Nederland, Zwolle

dr. I. Wegner, neuroloog, Stichting Epilepsie Instellingen Nederland, Zwolle

dr. Marie-Claire de Wit, kinderneuroloog, Erasmus MC-Sophia Kinderziekenhuis, Rotterdam

REGISTER

A
aanlegstoornis 161
aanval, eerste 75, 199
aanvalsvrijheid 57
achtergrondpatroon 19
acuut-symptomatische aanval 222, 236
ADHD 105
afbouwen van medicijnen 131
Angelman-syndroom 181
anticonceptie 191
anti-epileptica 57, 124
anti-epileptica, stoppen 165
apneu 96, 189
atypical benign focal epilepsy of childhood 115
aura 83, 135
auto-immuunencefalopathieën 178
autorijden 79

B
beeldvorming 25
benigne familiaire neonatale convulsies 189
beroerte 223, 258
biologische klok 93
bloedspiegels 196, 203, 255
borstvoeding 197, 254

C
cardiale syncope 66
classificatie 13, 21
corticale dysplasie 29, 129
coupeerbeleid 77, 202
CT 78

D
discognitieve aanval 15
DNA-onderzoek 37, 104
Doose-syndroom 109
Dravet-syndroom 109
dysplasie 29, 129

E
EEG 19
EEG-monitoring 209
eenvoudig partiële aanval 136
eerste aanval 75, 200, 251
eerste hulp bij aanvallen 77, 199
elektrische status epilepticus in slaap 93, 115
elementaire aanval 136
epilepsiechirurgie 33, 59, 127
epilepsie, definitie 14
epileptische encefalopathie 16, 21, 38, 127, 149
epileptogenese 236
erfelijkheid 122
erfelijkheidsonderzoek 123

F
focaal 15
frontale epilepsie 93, 101

G
gedrag 101
GEFS+ 109
gegeneraliseerd 15
genetisch onderzoek 37
glioom 215

H
hemisferotomie 128
herseninfarct 221, 257
hersentumor 215

I
idiopathisch gegeneraliseerde epilepsie 120
interictale epileptiforme activiteit 19

J
juveniele myoclonusepilepsie 169, 252

K
ketogeen dieet 145, 156
klinisch geneticus 104
koortsconvulsie 107, 173

L
Landau-Kleffner-syndroom 116
leefregels 79, 232
Lennox-Gastaut-syndroom 129, 144, 163

M
medicamenteuze resistentie 217, 245
mesiale temporale sclerose 28, 112, 240
metabole epilepsie 43, 150
migraine 83
MRI-protocol 32

N
nachtelijke aanvallen 91
nachtelijke frontaalkwabepilepsie 93, 101
neonatale convulsies 43, 149
nervus vagus-stimulatie 156
non-convulsieve status epilepticus 176, 200, 205

O
Ohtahara-syndroom 129
ontwikkelingsstoornis 181
ouderen 221

P
parasomnie 97, 103
piekgolfcomplex 19
postictale uitvalsverschijnselen 222
posttraumatische epilepsie 235

prikpil 193
prodromale verschijnselen 136
psychogene niet-epileptische aanvallen 245

R
reflexepilepsie 121, 231
reflexsyncope 63, 225
Rett-syndroom 184
richtlijn 251
rijbewijs 79, 126
Rolandische epilepsie 93, 113, 253

S
sequencing 40
serumspiegel 196, 203, 255
slaap 91
slaapapneusyndroom 96
slaaptekort 79
status epilepticus 181, 205
stofwisselingsziekten 43
sudden unexpected death in epilepsy 257
syncope 63, 76, 225

T
temporaalkwabepilepsie 27, 112
Toddse parese 222
tonisch-clonische aanval 119, 232
trauma 235
tubereuze sclerose 141
tumor 215

V
vasovagale syncope 63
verstandelijke beperking 182, 199
visuele gevoeligheid 119, 229
visuele verschijnselen 83, 137
vrouw 191

W
West-syndroom 129, 159

Z
zwangerschap 168, 194

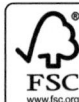

MIX
Papier aus verantwortungsvollen Quellen
Paper from responsible sources
FSC® C105338

If you have any concerns about our products,
you can contact us on
ProductSafety@springernature.com

In case Publisher is established outside the EU,
the EU authorized representative is:
Springer Nature Customer Service Center GmbH
Europaplatz 3, 69115 Heidelberg, Germany

Printed by Libri Plureos GmbH
in Hamburg, Germany